壮瑶矿物药

ZHUANG–YAO

KUANGWU YAO

组织编写　广西壮族自治区中医药研究院

总 主 编　钟　鸣

本书主编　邓家刚　侯小涛　刘布鸣

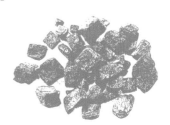

广西科学技术出版社

·南宁·

图书在版编目（CIP）数据

壮瑶矿物药 / 邓家刚，侯小涛，刘布鸣主编 . —南宁：广西科学技术
出版社，2022.10（2024.1 重印）
（壮瑶药现代研究丛书）
ISBN 978-7-5551-1840-4

Ⅰ . ①壮… Ⅱ . ①邓… ②侯… ③刘… Ⅲ . ①壮医—矿物药②瑶医—
矿物药 Ⅳ . ① R291.8 ② R295.1

中国版本图书馆 CIP 数据核字（2022）第 162500 号

壮瑶矿物药

邓家刚　　侯小涛　刘布鸣　主编

策划组稿：方振发
责任编辑：程　思　　　　　　　　　　装帧设计：韦娇林
责任印制：韦文印　　　　　　　　　　责任校对：苏深灿

出 版 人：卢培钊　　　　　　　　　　出版发行：广西科学技术出版社
社　　址：广西南宁市东葛路 66 号　　邮政编码：530023
网　　址：http://www.gxkjs.com
印　　刷：北京虎彩文化传播有限公司

开　　本：787 mm × 1092 mm　1/16
字　　数：394 千字　　　　　　　　　印　　张：18.5
版　　次：2022 年 10 月第 1 版　　　　印　　次：2024 年 1 月第 2 次印刷
书　　号：ISBN 978-7-5551-1840-4
定　　价：200.00 元

《壮瑶矿物药》
编委会

主　审：黄汉儒

主　编：邓家刚　侯小涛　刘布鸣

副主编：覃文慧　郝二伟　张　颖　杜正彩

编　委：（按姓氏笔画排序）

韦　韡　韦松基　邓家刚　冯　军　冯　斌

刘　强　刘布鸣　杜正彩　杜成智　李　彤

杨　柯　宋志钊　张　颖　陈明生　陈静梅

郝二伟　钟　鸣　侯小涛　秦华珍　袁健童

莫　滚　柴　玲　容小翔　黄　艳　黄克南

黄慧学　梁　威　覃文慧　覃骊兰　曾振东

赖克道　甄文全　谭小青

参与资料收集人员：

王星圆　李思维　秦柳柳　梁钰莹　覃豪丽

李　澄　王香颖　庄培钧　李泽宇　莫意龙

李海涛　周　旸　张　帆　曹　瑞　沈玉彬

肖　倩

图片摄影人员： 黄克南　邓家刚　韦松基

本书获广西壮瑶医药与医养结合
人才小高地专项资助

内容简介

民族药是中药的重要组成部分，分植物药、矿物药和动物药等大类，均属于天然药物的范畴。矿物药使用的历史悠久，长期以来在临床中有广泛的应用。本书系统地介绍广西有分布的常见矿物药，共收集整理51种，对每种矿物药均以常用或通用的中药名为正名，以地方习用名为别名，同时介绍壮药名或瑶药名。全书按药材正名（汉语拼音、英文）、壮药名或瑶药名、别名、原矿物、产地、性状、鉴别、炮制、性味（中医、壮医或瑶医）、功效（中医、壮医或瑶医）、主治（中医、壮医或瑶医）、用法用量、本草论述、传统验方、临床研究、化学成分、药理作用、注意事项、现行质量标准等内容编写，每种矿物药附有高清原色图片，并附有相应的索引以便于查阅。本书信息量大、实用性强，具有较高的科学参考价值，为矿物药的鉴定、研究、生产和临床应用奠定科学基础和提供参考，可作为壮瑶药科研、生产、检测、教学、贸易、临床等领域的专业工具书，供中药及相关领域的工作者、学生以及爱好者参考使用。

前　言

　　中药是中华民族的瑰宝，包含了中国各民族的传统医药。壮瑶药是中华民族传统医药的重要组成部分，在漫长的历史发展过程中，壮族、瑶族人民在与自然和疾病的斗争中，积累并掌握了丰富的治疗疾病和保健的方法，形成了自己独特的民族药风格，为本民族的身体健康和生存繁衍做出了巨大贡献。

　　我国具有丰富的天然产物资源，尤其是广西的资源极为丰富。壮瑶药是中药的重要组成部分，分植物药、矿物药和动物药等大类，均属于天然药物的范畴。矿物药使用的历史悠久，长期以来在临床、科研、生产等领域广泛应用。在中药现代化进程中，标准化、规范化是开展中药现代化研究的重要手段，在原材料基原、药材使用、药品生产与质量控制中极其关键，对中药的真伪优劣和品质质量评价、提高中药质量标准、保证临床用药的安全有效具有十分重要的作用。随着天然产物化学和分析检测技术以及药效药理学和临床的研究与发展，我国在矿物药方面的研究与应用也得到不断发展，业内也高度重视天然产物及矿物药的药学与临床研究，其体系和规模在不断扩大，科学技术水平也在不断提升，取得了越来越多的研究成果。从资源开发利用的角度出发，充分利用广西的资源优势，利用科学细致、完整严谨的方法与技术，加强壮瑶矿物药的基础研究，建立现代规范的质量标准，为提高药品质量提供技术保障，对于进一步开发利用民族药资源，将资源优势变为产业优势，推动民族药产业乃至民族区域经济的可持续健康发展具有重要意义。

　　本书编著者长期从事中药药效学、天然产物化学及其质量标准研究工作，在多年的科学实践过程中，积累了大量的实验数据与经验。矿物药品种繁多、种类复杂，为方便民族药的生产加工、质量检验、科学研究及临床应用，我们编撰了《壮瑶矿物药》一书。本书收集整理了多种在广西有分布的常见矿物药，对每种矿物药均以常用或通用的中药名为正名，以地方习用名为别名，同时介绍壮药名或瑶药名。全书按药材正名（汉语拼音、英文）、壮药名或瑶药名、别名、原矿物、产地、性状、鉴别、炮制、性味（中医、壮医或瑶医）、功效（中医、壮医或瑶医）、主治（中医、壮医或瑶医）、用法用量、本草论述、传统验方、临床研究、化学成分、药理作用、注意事项、现行质量标准等内容编写，每种矿物药附有高清原色图片，并附有相应的索引以便于查阅。本书信息量大、实用性强，具有较高的科学参考价值，为矿物药的鉴定、研究、生产和临床应用奠定科学基础，进一步推动壮瑶药材应用的标准化、规范化与信息化。希望本书能作为一部系统的专业工具书，为中药科研、生产、检测、教学、临床等领域提供专业的实用技术资料，为矿物药的应用和发展提供参考与帮助。

本书作为《壮瑶药现代研究丛书》的一册，自筹划、收集数据开始，历时数载，在全体编撰人员的共同努力下终于脱稿。感谢广西中药质量标准研究重点实验室、广西壮族自治区中医药研究院、广西中药药效研究重点实验室、广西中医药大学等单位在各方面给予的帮助，感谢在本书撰写过程中所有给予支持与帮助的人们。

本书的出版得到了广西壮瑶医药与医养结合人才小高地、广西中药质量标准研究重点实验室建设项目（20-065-25）、桂澳中药质量研究联合实验室建设项目（桂科 AD17195002）的资助，在此表示感谢！

由于编者水平有限，错漏之处在所难免，敬请读者不吝指正。

编者

2022 年 5 月

凡　例

本书共收集整理了在广西有分布的常见矿物药51种，对每种矿物药的正名（汉语拼音、英文）、壮药名或瑶药名、别名、原矿物、产地、性状、鉴别、炮制、性味（中医、壮医或瑶医）、功效（中医、壮医或瑶医）、主治（中医、壮医或瑶医）、用法用量、本草论述、传统验方、临床研究、化学成分、药理作用、注意事项、现行质量标准等进行分项介绍。

1. 药材名称：正名均以常用或通用的中药名表示，后附汉语拼音、英文，如"石灰 Shihui Calx"；壮药名采用汉译音和壮文表示，如石灰的壮药名为"伙（Hoi）"；瑶药名采用汉译音和瑶文表示，如石灰的瑶药名为"失灰（ziv hui）"；别名则是选用药材的地方习用名。

2. 原矿物：描述药材所属的矿物、矿物原料的加工品或动植物的化石。

3. 产地：描述药材的主要产地，分为全国主要产地或广西主要产地。其中，广西主要产地具体到市、县甚至乡镇。

4. 性状：描述药材的形态特征。

5. 鉴别：描述鉴定矿物药的方法，包括经验鉴别、理化鉴别。

6. 炮制：介绍药材采集和加工的方法。

7. 性味：描述药材的性味、毒性，分中医、壮医或瑶医介绍。其中，描述性味先介绍味，再介绍性，如"辛、苦、涩"（味），"温"（性）。中医性味一般按中医理论和经验对该矿物药的性味进行介绍，优先参照《中华人民共和国药典》（2020年版）、部（局）颁标准或权威中医药文献中的性味，原则上按照中医药术语规范论述，并经有经验的中医专家审定。其中，对"有大毒""有毒""有小毒"的表述，系沿用历代本草的记载，此项内容作为临床用药的警示性参考。壮医性味原则上按壮医药理论和临床用药经验进行系统的规范叙述。瑶医性味原则上按瑶医药理论和临床用药经验进行系统的规范叙述。

8. 功效：描述药材的主要功效，分中医、壮医或瑶医介绍。

9. 主治：描述药材主治的病证，分中医、壮医或瑶医介绍。其中，描述壮医的主治病证方面采用"壮医病名（中医病名或现代医学病名）"的形式，壮医病名为壮医汉译音病名，如"嗪冉（疥疮）"中的"嗪冉"为壮医汉译音病名；描述瑶医的主治病证方面采用"瑶医病名（中医病名或现代医学病名）"

的形式，瑶医病名为瑶医汉译音病名，如"囊暗（蛇虫咬伤）"中"囊暗"为瑶医汉译音病名。

10.用法用量：描述药材的使用方法和用量。除另有规定外，用量通常为成人一日常用剂量。注意不要擅自用药，请在专业医师的指导下用药。

11.本草论述：摘录各类典籍中关于药材的叙述。

12.传统验方：介绍各种引自典籍或现代医学中的良方及单方、复方，每个方子介绍药物组成、制法及用法、功效或主治。其中，制法及用法涉及的用量按原著引用，未进行用量折算。

13.临床研究：描述药材在治疗疾病方面的临床用法和疗效评估。

14.化学成分：描述药材含有的主要化学成分。

15.药理作用：描述使用药物后，药物与生物体相互作用的规律及对生物体的影响。

16.注意事项：提示药材使用需要注意的事项。

17.现行质量标准：列举目前药材使用方面的相关标准。

目录

无名异

Wumingyi

Pyrolusitum

【壮药名】浮名黑（Fouzmingzheih）。

【别名】土子、秃子、黑石子、铁砂。

【原矿物】为氧化物矿物软锰矿。

【产地】主产于广西、广东、四川、陕西、湖北、山西、辽宁、山东、北京等地区。广西主产于兴安、灌阳、恭城、平乐、荔浦等地。

【性状】本品黄棕色或黑棕色，常被有黄棕色细粉，呈类圆形或不规则块状，多数的表面凹凸不平或呈瘤状突起，少数光滑。体较轻，质脆，断面棕黑色或紫棕色。略有土腥味，味淡。

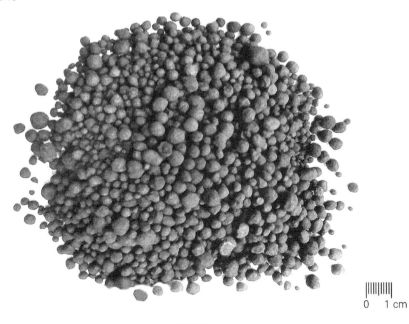

无名异

【鉴别】

1. 本品手摸有滑腻感，可染指，呈棕黄色。

2. 取本品粉末 0.1 g，加 30% 过氧化氢溶液 1 mL，即产生强烈的气泡，并冒出白烟。

3. 取本品粉末 0.3 g，加稀硫酸 2 ～ 3 mL，再加铋酸钠 0.1 g 使溶解，静置，上清液显紫红色。

4. 取本品粉末少许，加盐酸 1 ～ 2 mL，溶液呈棕黑色，并放出氯气，使湿润的碘化钾淀粉试纸变蓝色，再加入氢氧化钠试液，则生成棕色沉淀。

5. 用硼砂球蘸本品的盐酸溶液，置氧化焰中烧之，熔球呈紫色。

6. 在矿物表面上滴加醋酸联苯胺试剂，1 min 后用滤纸吸取薄膜，颜色显蓝色。

7. 取本品粉末少许于试管中，加磷酸显蓝紫色色晕。

【炮制】除去泥沙及杂质，洗净，晾干，碾碎即可。

【性味】

1. 中医：咸、甘，寒。

2. 壮医：咸、甜，寒。

【功效】

1. 中医：祛瘀止痛，消肿生肌，止血敛疮。

2. 壮医：化瘀血，消肿痛，止血。

【主治】

1. 中医：跌打损伤，痈疽肿毒，创伤出血，水火烫伤。

2. 壮医：林得叮相（跌打损伤），呗脓（痈疮），能喔勒（皮肤出血），渗裆相（烧烫伤）。

【用法用量】内服：研末，每次 2.5 ～ 4.5 g；或入丸、散。外用：研粉，香油调涂或磨汁搽患处。

【本草论述】

1.《本草图经》：无名异出大食国。生于石上。今广州山石中，及宜州南八里龙济山中亦有之。黑褐色，大者如弹丸，小者如墨石子，采无时。……味咸，寒。……消肿毒痈疽。

2.《本草衍义》：无名异，今《图经》曰，《本经》云，味甘，平。治金疮折伤，生肌肉。

3.《雷公炮炙论》：无名止楚，截指而似去甲毛。

4.《外丹本草》：无名异，阳石也。昔人见山鸡被网损其足，脱去，衔一石摩（磨）其损处，遂愈而去。乃取其石，理伤折，大效，人因傅之。

5.《神农本草经》：味甘，气平，无毒。

6.《开宝本草》：无名异出大食国，生于石上，状如黑石炭。番人以油炼如黛石，嚼之如饧。……主金疮折伤，内损，止痛，生肌肉。

7.《日华子本草》：无毒。

8.《品汇精要》：续骨长肉。

9.《本草蒙筌》：去瘀止痛。

10.《本草纲目》：收湿气。

11.《玉楸药解》：治痈疽，杨梅，痔瘘，瘰疬，脚气，臁疮。

12.《医林纂要》：能通乳。

【传统验方】

方1　无名异散　源自《太平圣惠方》

组成：无名异半两，没药、麒麟竭各三分，木香、人参（去芦头）、赤茯苓（锉）、白芷、当归（锉，微炒）各半两，虎杖三分，黄芩半两，黄耆（锉）一两，牡丹、桂心、生干地黄各半两。

制法及用法：上药为细散，每服二钱，空腹及晚食前以温酒调下。

主治：妇人乳结颗块，脓水缩滞，血脉壅闭，恶血疼痛，久不瘥者。

方2　大力丸　源自《良朋汇集》

组成：土鳖（酒洗，去肠秽）、地龙（去土，酒洗）、无名异（焙）、当归（酒洗）、自然铜（醋炒成粉）、乳香（去油）、白蒺藜（炒，去刺）。

制法及用法：上药为细末，炼蜜为丸，重二钱五分。每服一丸，空心盐汤或黄酒送下。

功效：增力。

方3　金丝接骨丹　源自《普济方》

组成：水蛭（炒去烟）、自然铜（烧红，醋淬七次）、当归（去节）、无名异、南乳香、没药各三钱，透罗绵（烧灰）三钱，血余（烧灰）三钱，苍术（去皮）九钱，五灵脂九钱，草乌头九钱半，半两钱五文（烧红，醋淬七次）。

制法及用法：上药为细末，醋和为丸，如小弹子大。每服一丸，温酒化开。再用温酒一大盏，按之疼痛立止，自然接上。如合药时，绵裹药，瓷器内盛，于药干时，捶碎一丸，温酒化下后再用温酒投之。

功效：接骨止痛。

方4　三七跌打酒　源自《正骨经验汇萃》

组成：三七、血竭、琥珀、大黄、桃仁、泽兰、红花、当归尾、乳香、没药、秦艽、川续断、杜仲、骨碎补、土鳖虫、苏木、无名异、制自然铜、马钱子（炸黄去毛）、重楼、三花酒（白酒）。

制法及用法：将前20味药，置容器中，加入三花酒，密封，浸泡2个月以上，过滤去渣，即成。口服：每次服15～30 mL，日服1或2次。外用：若肿痛者，擦患处，每日擦2或3次；创伤破口者，用消毒纱布或棉垫浸透敷之，绷带包扎，每日换药1次。

主治：肢体麻木。

方5 秘传紫金丹 源自《卫生鸿宝》

组成：乳香、没药各一钱（此二味与灯心同炒，研，去油净），硼砂（纸裹，水打湿煨，净）、天竺黄（揭起成片者真，令人多烧诸骨及蛤粉杂之）、土鳖虫〔即蟅虫，无甲有鳞，八足圆如棋子，雄者刀切断，碗覆之，其虫能自接上，否则是雌，不用，生米酒栈中、烧酒浸炒〕各一钱，牛膝一钱半，无名异（即小黑石子，出桂林，去铜净，煨，酒淬三次）、骨碎补（酒炒）、自然铜（煨，醋淬七次）、血竭（敲断有镜面，磨甲间透红者真）各二钱。

制法及用法：上药为极细末，瓷瓶收贮（勿泄气）。每服七厘，以酒送下。

主治：跌扑血胀，筋断骨折，昏迷晕倒。

方6 代杖丹 源自《外科大成》

组成：乳香、没药、无名异、地龙（去土）、木鳖子、丁香、牡丹皮、肉桂、自然铜（煨，醋淬七次）各等分（一方加苏木）。

制法及用法：上药研末，炼蜜为丸，每丸重二钱。每服一丸，黄酒化下。

功效：活血化瘀，通络止痛。

主治：外伤疼痛。

【临床研究】

1.腰肌劳损：无名异 100 g，威灵仙、乳香、没药、骨碎补、五爪龙各 80 g，九龙藤、爬山虎各 60 g。以上为 1 个疗程药量。制法及用法：将上药研成极细末，拌匀装瓶备用。治疗时，先将 1/2 的药粉装入 2 个棉纱布袋内，然后置于盛有 2.5 kg 清水的瓦锅内煮沸 30 min 后停火，待药水温度降至 60～70 ℃后，再以文火烧煮使药水维持在治疗温度（60～70 ℃），即可将药袋置于治疗部位（腰部），5～10 min 换药袋 1 次，2 个药袋交替使用。治疗时间为每次 30～40 min，早晚各 1 次，5 天后换上剩下的药粉继续治疗，方法同前，10 天为 1 个疗程，一般 1～2 个疗程即可显效。部分患者疼痛消失后予以壮腰健肾丸调理。结果：治疗 68 例，痊愈 43 例，占 63.2%；显效 23 例，占 33.8%；无效 2 例，占 2.9%；总有效率 97.1%。

2.骨质疏松症：无名异冲剂药物组成——无名异、陈皮各 10 g，麦饭石、续断各 15 g，淫羊藿 8 g，黄芪 25 g，当归 5 g，骨碎补、补骨脂各 12 g，炙甘草 6 g。用法：每包 15 g，日服 3 次，每次 1 包，12 天为 1 个疗程。结果：治疗 120 例，疗效优 104 例，占 86.7%；疗效良 9 例，占 7.5%；疗效可 5 例，占 4.2%；疗效差 2 例，占 1.7%；总有效率 98.3%。

【化学成分】本品主要成分是褐铁矿（limonite）、二氧化锰（MnO_2），并且含钴（Co）、镍（Ni）、铅（Pb）、镉（Cd）、砷（As）、汞（Hg）、铜（Cu）等。

【药理作用】肝脏毒性：小鼠灌胃无名异生品混悬液 0.2 mL，每天 2 次，分别于给药后 15 天和 30 天处死，取肝脏做病理切片。给药 15 天的小鼠肝细胞索排列轻度紊乱、肝细胞轻度颗粒变性并伴有灶性炎；给药 30 天的小鼠肝细胞索排列紊乱、肝细胞肿胀、胞质疏松、中度颗粒变性并伴有灶性炎。提示无名异生品灌胃给药会对小鼠肝脏造成轻微毒性。

【注意事项】不可久服。脾胃虚弱者、无瘀滞者慎服。

【现行质量标准】《江苏省中药材标准》（2016 年版）。

参考文献

［1］高天爱，马金安，刘如良. 矿物药真伪图鉴及应用［M］. 太原：山西科学技术出版社，2014：499.

［2］张文华，周瑞贞. 外敷热疗法治疗腰肌劳损 68 例［J］. 中国民族民间医药杂志，1994（5）：33-34.

［3］刘献样，许书亮，张建新，等. 无名异冲剂治疗骨质疏松症 120 例［J］. 浙江中医杂志，1994（11）：511.

［4］封秀娥. 对矿物药无名异的鉴定［J］. 中国中药杂志，1989（6）：11-13.

［5］南京中医药大学. 中药大辞典：上册［M］. 2 版. 上海：上海科学技术出版社，2014：397-398.

［6］刘青，陈新梅. 火煅醋淬对无名异中砷盐限度的影响［J］. 化工时刊，2014，28（8）：23-24.

［7］沈于兰，丁晴，孙鹏飞，等. 药材无名异中重金属的测定及可溶性砷形态分析［J］. 药学与临床研究，2018，26（5）：346-350.

［8］陈新梅，赵元，徐溢明. 小鼠口服无名异生品的生物相容性研究［J］. 化工时刊，2016，30（2）：9-11.

云母

Yunmu

Muscovitum

【壮药名】文乜（Vaenmeh）。

【别名】云华、云珠、云英、云液、云砂、磷石。

【原矿物】为硅酸盐类矿物白云母。

【产地】主产于江苏、山东、浙江、湖南、湖北、广西、安徽、江西、河南、内蒙古、河北、山西、辽宁、新疆等地区。广西主产于罗城、资源、恭城、富城、陆川等地。

【性状】本品为无色透明、绿色或略带浅绿色、灰黄色的片状集合体，呈板块状或板状，沿侧面边缘易层层剥离成很薄的叶片。表面光滑，具珍珠样光泽或玻璃样光泽。薄片体轻，质韧，有弹性，弯曲后能自行挺直，不易折断。气微，味淡。

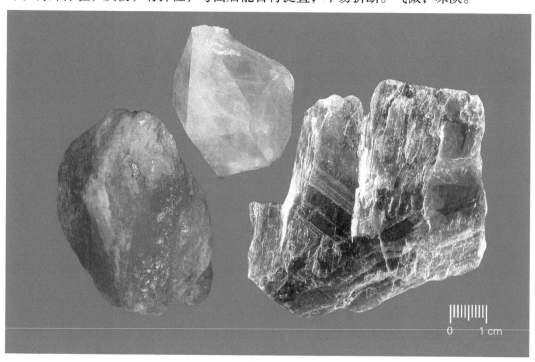

云母

【鉴别】取本品 1 g，剪碎，加 10 g 碳酸钾置电炉上灼烧，碳酸钾结块，待块状物红透后，冷却，加水溶解，滤过，滤液供下述试验：

（1）取滤液 1 mL，加 0.1% 四苯硼钠溶液 3 滴，即生成白色沉淀。

（2）取滤液 1 mL，加盐酸使成中性，即生成白色絮状沉淀，加过量氢氧化钾试液，沉淀溶解。

（3）取滤液加盐酸使成中性，生成白色絮状沉淀，离心，取上清液 1 mL 加氯化钡试液 3～5 滴，即生成白色沉淀。

【炮制】云母：洗净泥土，拣净杂质，捣碎。煅云母：取净云母装入砂罐内，置无烟炉中，烧至红透，取出放凉。

【性味】

1. 中医：甘，温。

2. 壮医：甜，温。

【功效】

1. 中医：纳气坠痰，安神镇惊，止血敛疮。

2. 壮医：调气机，化痰毒，定神志，止出血，收疮口。

【主治】

1. 中医：虚喘，心悸，失眠，眩晕，惊悸，癫痫，寒疟，久痢，带下，外伤出血，湿疹，痈疽疮毒。

2. 壮医：墨病（哮喘），心跳（心悸），年闹诺（失眠），瘴病（疟疾），阿意咪（痢疾），隆白带（带下病），叮相噢嘞（外伤出血），能啥能累（湿疹），呗脓（痈疮）。

【用法用量】内服：煎汤，10～15 g；或入丸、散。外用：适量，研末撒患处；或调敷。

【本草论述】

1.《药性论》：云母粉，君，恶徐长卿，忌羊血。粉有六等，白色者上，有小毒，主下痢肠澼，补肾冷。

2.《日华子本草》：凡有数种，通透轻薄者，为上也。

3.《本草图经》：云母生泰山山谷、齐庐山及琅邪（琊）北定山石间，今兖州、云梦山及江州、濠州、杭越间亦有之。生土石间，作片成层可折，明滑光白者为上。

4.《丹房镜源》：云母粉，制汞伏丹砂，亦可食之。

5.《神仙传》：宫嵩服云母数百岁，有童子颜色。

6.《本草衍义》：云母，古虽有服炼法，今人服者至少，谨之至也。市廛多折作花朵以售之。今惟合云母膏，治一切痈毒疮等，惠民局别有法。

7.《荆南志》：华容方台山出云母，土人候云所出之处，于下掘取，无不大获，有长五六尺可为屏风者，但掘时忌作声也。

8.《列仙传》：方回，炼食云母。

9.《抱朴子·仙药篇》：云母有五种，五色并具而多青者，名云英，宜以春服之；五色并具而多赤者，名云珠，宜以夏服之；五色并具而多白者，名云液，宜以秋服之；

五色并具而多黑者，名云母，宜以冬服之；但有青、黄二色者，名云沙，宜以季夏服之；晶晶纯白，名磷石，可以四时长服之也。

10.《玉篇》：磷，薄也，云母之别名。

11.《名医别录》：下气坚肌，续绝补中，止痢。

12.《神农本草经》：味甘，平。

13.《本草经疏》：甘，温。

14.《医林纂要》：补肺下气，坚固肌理，去热解毒。

【传统验方】

方1　云母膏　源自《理瀹骈文》

组成：云母、硝石、甘草各四两，槐枝、柳枝、桑白皮、侧柏叶、橘皮各二两，川椒、白芷、没药、赤芍、官桂、当归、黄芪、血竭、菖蒲、白及、川芎、白蔹、木香、防风、厚朴、桔梗、柴胡、党参、苍术、黄芩、龙胆草、合欢、乳香、茯苓各五钱。

制法及用法：上药清油熬，黄丹收，松香二两搅匀摊，另用水银二两，弹于膏上。临用刮去水银，贴。

主治：肺痈，口中辟辟燥咳，咳则胸中隐隐痛。

方2　云母石散　源自《医方类聚》卷一四一引《王氏集验方》

组成：云母石。

用法：上药研末，米饮调方寸匕，二服愈。

主治：积年赤白痢不愈。

【临床研究】

1.上消化道出血：云母洗净晾干，研为细粉，再过5号筛，高压灭菌备用。每次服2～3 g，每日3次或每6小时1次。结果：23例呕血患者中，除胃癌呕血1例外，22例均于入院后当天呕血终止。服药后第1次大便潜血试验转阴者5例，第2次转阴者32例，第3次转阴者19例，4次以上转阴者3例；无效1例，转外科手术治疗，发现系晚期胃癌，术后死亡。本组59例服云母粉止血成功，止血有效率达98.3%。

2.溃疡性结肠炎：云母粉6 g，加100 mL开水冷却至常温，用灌肠器将混悬液灌入结肠，灌毕嘱患者转动体位，使药液充分地与肠壁接触，然后保持头低臀高位坚持半小时以上，上午、下午各1次，连续1个月。重度溃疡性结肠炎患者同时服用云母粉，每日3次，每次3 g。结果：初发型、急性爆发型治愈率为100%，慢性复发型治愈率为92.85%，慢性持续型治愈率为87.5%。

【化学成分】本品主要成分为含铝钾的硅酸盐，其中有氧化铝（Al_2O_3）、二氧化硅（SiO_2）、氧化钾（K_2O）。此外，还含有钠（Na）、镁（Mg）、铁（Fe）、锂（Li）等，并含有微量的氟（F）、钡（Ba）、钛（Ti）、锰（Mn）、铬（Cr）等。

【药理作用】

1. **防治慢性胃炎、慢性萎缩性胃炎**：云母颗粒各剂量混悬液灌胃给药，连续 8 周，可降低血浆生长抑素（SS）的含量，提高血清胃泌素（GAS）浓度，有保护胃黏膜、促进腺体再生、增加胃黏膜血流，从而改善胃黏膜炎症反应的作用。云母还有抑制模型大鼠胃黏膜突变型抑癌基因 p53、p21 表达的倾向，对抑癌基因 p16 的缺失和细胞凋亡抑制基因 Bcl-2 的高表达有明显调节作用，对萎缩性胃炎的治疗和逆转作用也可能与对癌相关基因蛋白表达的调控作用有关。云母颗粒可以不同程度升高实验性萎缩性胃炎大鼠胃腺主细胞和壁细胞数，促进腺体再生、增加胃黏膜血流、保护胃黏膜，从而改善胃黏膜的炎症反应和控制腺体萎缩的作用。云母灌胃 2 周后发现，中、高剂量云母组大鼠一般情况、胃黏膜大体观察、组织电镜及光镜下观察其表现接近正常，胃液 pH 值明显高于模型组，肠化率（8 例中 1 例）较模型组大鼠（10 例中 4 例）有所降低。同时，中剂量云母组大鼠经治疗后，血浆前列腺素 E_2（PGE_2）水平明显上升，说明云母可吸附于胃黏膜表面，促进黏液分泌、抑制和中和胃酸、减少炎细胞浸润、促进 PGE_2 合成、逆转肠上皮化生，从而促进组织修复再生和维持胃黏膜完整性。云母灌胃 4 周后，云母组大鼠胃窦黏膜的炎症指数明显下降，黏膜腺体厚度和腺体数目显著增加。云母组胃黏膜氨基己糖水平、血清表皮生长因子（EGF）水平较模型组显著升高；云母组胃窦钻膜黏膜细胞增殖核杭原（PCNA）阳性表达高度为（117.29 ± 11.91）μm，较模型组大鼠（57.14 ± 6.57）μm 显著增加；模型组、云母组和正常大鼠表皮生长因子受体（EGFR）阳性表达率分别为 45.5%、62.5% 和 0%，C-erbB-2 阳性表达率分别为 72.7%、12.5% 和 0%。云母可以逆转萎缩改变，促进胃黏膜细胞良性增殖及萎缩性胃炎黏膜修复增殖，增加 PCNA 和表皮生长因子 / 表皮生长因子受体（EGF/EGFR）的表达水平，抑制癌基因 C-erbB-2 蛋白的表达，有明显的良性促胃黏膜增殖作用。此外，云母还可以增加血浆胃泌素及 PGE_2 水平，体外细胞实验显示云母可以吸附 THP-1 cells 分泌炎症因子、肿瘤坏死因子-α（TNF-α）和白介素-1β（IL-1β），并有量效关系。对微化处理前后的云母进行 IR 光谱和 X 射线晶体衍射测定可知，云母制成微化颗粒后，结晶水丢失，比表面积增大，晶体物相改变，宏、微量元素溶出改变且酸溶出液中元素的种类及含量明显增多。推测云母微化颗粒对胃黏膜的修复再生的作用机理，可能与改变胃黏膜 H^+、OH^-、H_3O^+ 等离子浓度，对胃黏膜细胞内外渗透压和体液容量的调节以及对胃黏膜的营养和保护作用有关。

2. **防治急性胃黏膜损伤**：云母颗粒和思密达预先灌胃于相应各组大鼠，3 h 后以 1 mL/100 g 无水乙醇灌胃致胃黏膜损伤，发现云母组（0.30 g/100 g、0.15 g/100 g、0.075 g/100 g）中超氧化物歧化酶（SOD）、谷胱甘肽过氧化物酶（GSH-Px）含量均显著高于模型对照组，而丙二醛（MDA）含量则明显低于模型对照组。云母颗粒通过升高大鼠血清和胃黏膜组织中 SOD、GSH-Px 含量并减少 MDA 的生成来保护大鼠胃黏膜，具有抗脂质过氧化作用。

3. 防治溃疡性结肠炎：采用三硝基苯磺酸（TNBS）诱导 SD 大鼠结肠炎，并予直肠给药治疗 14 d，发现云母能改善体重减轻及结肠组织大体和组织学评分，并存在剂量依赖性，能减低 TNF -α 和 IL-1β 的表达，使逆转粘蛋白 MUC2 的表达减少。此外，还发现云母能抑制 THP-1、HT-29 细胞经脂多糖（LPS）刺激后 TNF-α、IL-1β 及 IL-8 的表达，也呈剂量依赖性。用云母混悬液（0.72 g/100 g、0.36 g/100 g、0.18 g/100 g）灌肠，发现云母第 3 天和第 14 天时对乙酸性结肠炎大鼠结肠黏膜损伤组织学及大体观均有改善作用，同时使大鼠血清及结肠组织的致炎因子 TNF-α 含量相对降低，修复因子 EGF 含量相对升高。

4. 防治非甾体抗炎药（NSAIDs）相关小肠损伤：云母组将 12 mg/mL 云母混悬液按 1 mL/100 g 剂量对大鼠灌胃 1 次；次日起 3 组分别以蒸馏水、0.78 mg/mL 双氯芬酸溶液和"云母混悬液 + 双氯芬酸溶液"灌胃，剂量均为 1 mL/100 g，1 次 / 天。灌胃 5 天后处死大鼠，结果发现双氯芬酸可引起明显的小肠黏膜损伤，模型组大体、组织学评分中位数和 24 h 尿液乳果糖排出率显著高于空白组，云母组小肠黏膜损伤较模型组显著减轻，乳果糖排出率显著降低。3 组尿液中均未检出甘露醇，血清 D- 乳酸含量无明显差异。云母可降低小肠通透性，对 NSAIDs 肠病具有一定的预防保护作用。此外预防给药，云母（120 mg/kg）还能通过抑制小肠黏膜核转录因子 kappa B（NF-κB）活性，下调炎症因子 TNF-α 的表达来治疗大鼠 NSAIDs 相关肠损伤。

【注意事项】阴虚火旺及大便秘结者禁服。

【现行质量标准】《山西省中药材标准》（1987 年版）。

参考文献

[1] 廖松柏. 云母粉治疗上消化道出血 60 例 [J]. 中医杂志，1980（5）：76.

[2] 乔樵，周亨德，朱曙东，等. 云母粉灌肠治疗溃疡性结肠炎 30 例 [J]. 浙江中医学院学报，2003，27（1）：31.

[3] 中国医学科学院药物研究所，中医研究院中药研究所，中国科学院动物研究所，等. 中药志：第四册 [M]. 北京：人民卫生出版社，1961：218.

[4] 李焕. 矿物药浅说 [M]. 济南：山东科学技术出版社，1981：212.

[5] 朱方石，王良静，姒健敏，等. 云母单体颗粒对萎缩性胃炎大鼠胃泌素、生长抑素及胃窦黏膜 G，D 细胞的影响 [J]. 中国中药杂志，2004，29（6）：554-558.

[6] 朱方石，姒健敏，王良静，等. 云母单体颗粒对萎缩性胃炎大鼠胃黏膜癌相关基因蛋白表达的影响 [J]. 中国中药杂志，2006，31（4）：312-316.

[7] 朱方石，姒健敏，王良静，等. 云母颗粒对萎缩性胃炎大鼠胃黏膜主、壁细胞保护作用的研究 [J]. 中药药理与临床，2004，20（3）：19-21.

［8］钱云，姒健敏，王良静，等. 云母对胃黏膜保护作用机制研究［J］. 中国中药杂志，2004，29（8）：781-785.

［9］王良静，陈淑洁，姒健敏，等. 云母对鼠慢性萎缩性胃炎细胞增殖作用研究［J］. 中国药学杂志，2005，40（16）：1226-1230.

［10］WANG L J，ZHOU Q Y，CHEN Y，et al. Muscovite reverses gastric gland atrophy and intestinal metaplasia by promoting cell proliferation in rats with atrophic gastritis［J］. Digestion，2009，79（2）：79-91.

［11］丁霞，朱方石，蔡宝昌. 云母微化颗粒化学成分变化研究［J］. 中国中药杂志，2007，32（2）：123-125.

［12］钦丹萍，吕海丽，邵国民，等. 云母颗粒对无水乙醇诱导大鼠胃黏膜损伤的影响及机理探讨［J］. 浙江中医药大学学报，2008，32（5）：595-597.

［13］CHEN Y，CHEN Y，LIU W L，et al. Therapeutic effects of rectal administration of muscovite on experimental colitis in rats［J］. Journal of gastroenterology and hepatology，2009，24（5）：912-919.

［14］钦丹萍，杨莹莹，邵国民，等. 云母颗粒对大鼠乙酸性结肠炎炎症与修复反应的影响［J］. 浙江中医药大学学报，2007，31（5）：562-564.

［15］昊炜烽，吕宾，方莉，等. 云母对大鼠实验性 NSAIDs 肠病肠道通透性的影响［J］. 胃肠病学，2009，14（8）：478-482.

［16］孟立娜，方莉，吕宾，等. 云母对大鼠非甾体抗炎药相关小肠损伤的保护及对肿瘤坏死因子 -α、核因子 -κB 的影响［J］. 中国中西医结合杂志，2010，30（9）：961-965.

水银

Shuiyin

Hydrargyrum

【壮药名】恩涩（Ngaenzraemx）。

【别名】汞、姹女、铅精、神胶、元水、流珠、元珠、灵液。

【原矿物】主要为硫化物类辰砂族矿物辰砂，少数为自然汞。

【产地】主产于陕西、湖南等地区。广西主产于北海、百色，以及北流、南丹等地。

【性状】本品在常温下为不透明具金属光泽的银白色液体，易流动或分裂成小球。质重，无臭。

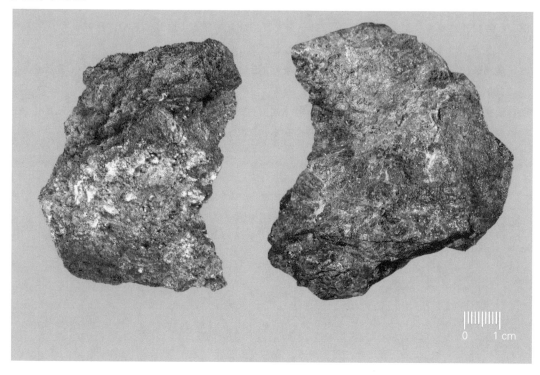

水银（砂汞）

【鉴别】

1.用比重瓶法测得本品在 20 ℃时的相对密度为 13.56。

2.将汞溶于硝酸，制成汞的硝酸溶液，供以下试验：

（1）取汞盐溶液，加硫化氢气体，即发生黑色沉淀。此沉淀在硫化铵试液及沸稀

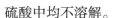

硫酸中均不溶解。

（2）取光亮的铜片，浸入汞盐溶液中，汞即游离，附在铜片上，摩擦即光亮如镜。将铜片加热，汞即挥发成小球。

3. 取本品约 1 g，加硝酸与蒸馏水的等量混合液 20 mL 使溶解，溶液供下列试验：

（1）取上述溶液，加氢氧化钠试液，即生成黄色沉淀。

（2）取上述溶液，加氢氧化钠试液调至中性，加碘化钾试液，即生成猩红色沉淀。此沉淀能在过量的碘化钾试液中溶解，再以氢氧化钠试液碱化，加铵盐即生成红棕色沉淀。

【炮制】本品与足量猪油、茶油或硫黄共研至不显银色光泽后，再配入其他药料。

【性味】

1. 中医：辛，寒；有毒。

2. 壮医：辣，寒。

【功效】

1. 中医：杀虫，攻毒。

2. 壮医：杀毒虫，疗毒疮。

【主治】

1. 中医：疥癣，梅毒，恶疮，痔瘘，顽癣，灭头虱。

2. 壮医：唪冉（疥疮），痂（癣），梅毒，呗脓（痈疮），仲嘿唪尹（痔疮），头虱等。

【用法用量】外用：适量，研末调敷或涂擦。

【本草论述】

1. 《新修本草》注云：水银出于朱砂，皆因热气，未闻朱砂腹中自出之者。火烧飞取，人皆解法，南人蒸取之，得水银虽少，而朱砂不损，但色少变黑尔。

2. 《药性论》：水银，君，杀金铜毒，姹女也，有大毒，朱砂中液也。此还丹之元母，神仙不死之药，伏炼五金为泥，生能堕胎。主疗病疥等，缘杀虫。

3. 《日华子本草》：水银，无毒。……安神镇心，治恶疮病疥，杀虫，催生，下死胎。

4. 《本草图经》：水银，生符陵平土，今出秦州、商州、道州、邵武军，而秦州乃来自西羌界。《经》云：出于丹砂者，乃是山石中采粗次朱砂，作炉置砂于中，下承以水，上覆以盎器，外加火煅养，则烟飞于上，水银溜于下，其色小白浊。

5. 《太清服炼灵砂法》：汞禀五阳神之灵，精会符合为体，故能轻飞玄化，感遇万灵。

6. 《丹房镜源》：可以勾金，可为涌泉，匮盖藉死，水银之气也。

7. 《本草衍义》：水银入药虽各有法，极须审慎，有毒故也。妇人多服绝妊。

8. 《神农本草经》：主疥、瘘、痂、疡、白秃，杀皮肤中虱，堕胎。

9.《本草纲目》：镇坠痰逆，呕吐反胃。

【传统验方】

方1　水银膏　源自《传家秘宝脉证口诀并方》

组成：水银（不结砂子）、硫黄（细研）、玄精石（细研）各一两。

制法及用法：上药用酽醋一斗，文武火熬成膏，瓷盒内盛，旋丸如梧桐子大。每服七丸，艾汤送下。

主治：诸般咳逆。

方2　水银丸　源自《太平圣惠方》

组成：水银半两、硫黄（与水银结为砂子）一分、白矾（灰）半两、硇砂半两。

制法及用法：上药捣研令细，煮枣肉和丸，如绿豆大。每服五丸，煎榆白皮酒下，以腹痛即胎下。

主治：妊娠，胎死腹中不出。

方3　水银丹　源自《鸡峰普济方》

组成：水银、牙硝、椒目、苦葶苈各一两。

制法及用法：上药为细末，炼蜜为丸，如梧桐子大。空心或临卧每服二十丸。其病当从大小便俱利出。以东引桑枝灰淋汁煮赤小豆令熟，每日空心吃一盏，如渴即饮。

主治：水气。

方4　甘露丹　源自《仙拈集》

组成：水银（烧酒研）一钱二分，银朱樟脑、花椒、佛香各五分。

制法及用法：上药为末，烧酒为十二丸。每晚火炉中慢火烧三丸，令鼻闻烟。四晚熏完。

主治：杨梅结毒。

方5　抱胆丸　源自《奇效良方》

组成：水银二两、朱砂（细研）一两、黑铅一两半、乳香（细研）一两。

制法及用法：将黑铅入铫子内，下水银结成砂子，次下朱砂、乳香，乘热用柳木槌研匀，丸如鸡头大。每服一丸，空心井花水下，病者得睡，切勿惊动，觉来即安，再服一丸，除根。

主治：男子、妇人一切癫痫疯狂，或因惊恐怖畏所致者，及妇人产后血虚，惊气入心，室女经脉通行，惊邪蕴结。

方6　臭灵丹　*源自《医宗金鉴》*

组成：硫黄末、油核桃、生猪脂油各一两，水银一钱。

制法及用法：上药捣匀成膏，擦患处。

主治：脓湿疥。

方7　养正丹　*源自《太平惠民和剂局方》*

组成：水银、硫黄（研细）、朱砂（研细）、黑锡（去滓，称，与水银结砂）各一两。

制法及用法：用黑盏一只，火上熔黑锡成汁，次下水银，以柳枝子搅匀，次下朱砂，搅令不见星子，放下少时，方入硫黄末，急搅成汁和匀。如有焰，以醋洒之，候冷取出，研如粉极细，用糯米粉煮糊为圆，如绿豆大。每服二十粒，加至三十粒，盐汤下。此药升降阴阳，既济心肾，空心食前枣汤送下，神效不可具述。

主治：元气虚亏，阴邪交荡，正气乖常，上盛下虚，气不升降，呼吸不足，头旋气短，心神怯弱，梦寐惊悸，遍体盗汗，腹痛腰疼；或虚烦狂言，口干上喘，翻胃吐食，霍乱转筋，咳逆不定。又治中风涎潮，不省人事，阳气欲脱，四肢厥冷。妇人产后血气身热，月候不均，带下腹痛。

方8　白降丹　*源自《医宗金鉴》*

组成：朱砂、雄黄各二钱，水银一两，硼砂五钱，火硝、食盐、白矾、皂矾各一两五钱。

制法及用法：先将朱、雄、硼三味研细，入盐、矾、硝、皂、水银共研匀，以水银不见星为度。用阳城罐一个，放微炭火上，徐徐倒药入罐化尽，微火烘令干取起。如火大太干则汞走，如不干则药倒下无用，其难处在此。再用一阳城罐合上，用棉纸截半寸宽，将罐子泥、草鞋灰、光粉三样研细，以盐滴卤汁调极湿，一层泥一层纸，糊合口四五层，及糊有药罐上二三层。地下挖一小潭，用饭碗盛水放潭底。将无药罐放于碗内，以瓦挨潭口，四边齐地，恐炭灰落碗内。有药罐上以生炭火盖之，不可有空处。约三炷香，去火，冷定开看，约得一两。炼时罐上如有绿烟起，急用笔蘸罐子盐泥固之。每次用少许（疮大者用五六厘，疮小者用一二厘），以清水调敷疮上，或制成药线插入疮内。初起者立刻起疮消散，成脓者即溃，腐者即脱消肿。

功效：化腐拔毒。

主治：痈疽发背，一切疔毒，无名肿毒，以及赘瘤、息肉、瘘管、恶疮等。

【临床研究】

1.银屑病：银屑丸由水银30 g、枯矾45 g、火硝30 g、雄黄6 g、银朱3 g组成。将火硝、枯矾、雄黄研细置铁锅内，摊1寸厚，药上捣小坑数个，倒入水银，瓷碗扣严，盐泥封固，外用细沙填至碗平。放置 3 个月以降火毒。取 30 g 研细末，面糊为丸，如绿豆大，银朱为衣。成人每 7 天服 1 丸，儿童酌减，晚饭后服。3 岁以下儿童及孕妇禁用。结果：痊愈 316 例，有效 169 例，无效 117 例，总有效率为 80.6%。治疗天数最短者 37 天，最长者 106 天，平均 71.5 天。

2. 婴幼儿臀红：选择臀红患儿 80 例，年龄 1～14 个月，随机分治疗组和对照组，每组 40 例。治疗组用温开水清洗臀部，待干后用大蒜红汞外敷创面。配置方法：大蒜捣碎用 75% 酒精浸泡，液面高出大蒜 3 cm，浸泡 1 个月后，取 2% 红汞与大蒜液按 1：1 混合即可。用棉签蘸适量涂患处，3 次／天，若患儿大小便，可清洗臀部后再次使用。对照组患儿大小便后温开水清洗臀部，待干后涂氧化锌油处理臀红创面。两组疗程均为 5 天。结果：治疗组总有效率为 100%，对照组总有效率为 82.5%，两组比较差异有统计学意义（$P < 0.05$）。

【化学成分】本品含金属元素汞（Hg）。

【药理作用】

1. 抗炎镇痛：热制水银可抑制大鼠足趾肿胀、延长热板刺激小鼠添足潜伏期，提高热板小鼠痛阈值。

2. 毒性：小鼠灌胃给药，热制水银、寒制水银、制水银、硬制水银最大耐受量分别为 2.8 g/kg、2.8 g/kg、2.8 g/kg、0.3 mL。给药后，热制水银、寒制水银、制水银都为黑色稀便，无明显的中毒症状。硬制水银给药后，尾巴、爪尖发青黑色，毛发竖起，行动迟缓，发抖，便水银原液体，分泌物发黑色，有中毒现象。

【注意事项】大毒之品，不宜内服，孕妇尤忌。外用亦不可过量或久用，用于溃疡创面时，尤须注意，以免吸收中毒。

【现行质量标准】《上海市中药材标准》（1994 年版）、《甘肃省中药材标准》（2009 年版）、《维吾尔药材标准：上册》（1993 年版）、《湖南省中药材标准》（2009 年版）。

参考文献

[1] 湖南省食品药品监督管理局. 湖南省中药材标准：2009 年版 [M]. 长沙：湖南科学技术出版社，2010：268.

[2] 新疆维吾尔自治区卫生厅. 维吾尔药材标准：上册 [M]. 乌鲁木齐：新疆科技卫生出版社，1993：47.

[3] 苗心志，丁成海，刘子昌，等. 自制银屑丸配合辨证治疗银屑病 647 例 [J]. 湖南中医学院学报，1989（4）：192-193.

[4] 徐蕊. 大蒜红汞外敷治疗婴幼儿臀红的效果观察 [J]. 中国现代药物应用，2014，8（22）：195-196.

［5］王翔朴.卫生学大辞典［M］.2版.北京：华夏出版社，1999.

［6］赛音那木拉.水银不同炮制品抗炎镇痛作用的实验研究［J］.中国民族医药杂志，2011，17（11）：67-68.

［7］侯敏，石文宏，盛惟，等.水银不同炮制方法与急性毒性的相关性研究［J］.中国民族医药杂志，2012，18（1）：63-64.

方解石

Fangjieshi

Calcite

【壮药名】寒水石（Rinhanzsuijsiz）。

【别名】黄石、寒水石、鹅管石。

【原矿物】为碳酸盐类方解石族矿物方解石。

【产地】主产于河南、安徽、江苏、浙江、江西、广东、湖北、广西等地区。广西主产于百色、贺州等地。

【性状】本品为白色或黄白色、透明或半透明的块状结晶，呈斜方扁块状、不规则的平板状或斜方柱状，有棱角。表面平滑，有玻璃样光泽。质较重，坚硬而脆，易砸碎，碎片多呈斜长方形或斜方形。无臭，无味。

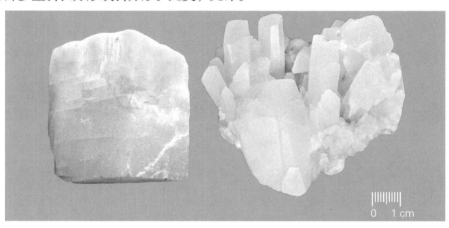

方解石

【鉴别】取少许（其量以肉眼能看见为限），置于载玻片上。用滴管加 1 滴稀盐酸（浓度为 5% 或稍浓），有气泡产生。

【炮制】采得后，除去泥土杂石，洗净晒干，砸成小块。

【性味】

1. 中医：咸，寒。

2. 壮医：咸，寒。

【功效】

1. 中医：清热泻火，解毒。

2. 壮医：清热毒。

【主治】

1.中医：胸中烦热，壮热烦渴，黄疸，丹毒，烧烫伤。

2.壮医：发得（发热），能蚌（黄疸），渗裆相（烧烫伤）等。

【用法用量】内服：煎服，9～15g；或入丸、散。外用：研末掺或调敷。

【本草论述】

1.《本草纲目》：唐宋诸方皆以此为石膏，今人又以为寒水石，虽俱不是，而其性寒治热之功，大抵不相远，惟解肌发汗不能如硬石膏为异尔。

2.《雷公炮炙论》：方解石虽白，不透明，其性燥。

【传统验方】

方1　源自《普济方》

组成：寒水石粉、朱砂、甘草、脑子各等分。

制法及用法：上药研为细末。每用少许，干掺有窍处。

主治：牙齿内血出，并有窍眼，时时吐血。

方2　源自《卫生易简方》

组成：寒水石。

制法及用法：上药烧研敷之。

主治：汤火伤灼。

方3　龙脑甘露丸　源自《姚僧坦集验方》

组成：寒水石半斤、甘草末二两、天竺黄二两、龙脑二分。

制法及用法：寒水石烧半日，净地坑内，盆合，四面湿土壅起，候经宿取出，入甘草末、天竺黄、龙脑。糯米膏丸，弹子大，蜜水磨下。

主治：风热心躁，口干狂言，浑身壮热及中诸毒。

方4　风引汤　源自《金匮要略》

组成：大黄、干姜、龙骨各四两，桂枝三两，甘草、牡蛎各二两，寒水石、滑石、赤石脂、白石脂、紫石英、石膏各六两。

制法及用法：上药杵，粗筛，以韦囊盛之，取三指撮，井花水三升，煮三沸，温服一升。

主治：肝阳亢盛，风邪内动之癫痫、风瘫等。

方5　源自《本草汇言》

组成：凝水石五钱、猪胆汁。

制法及用法：凝水石以水调和猪胆汁涂之。

主治：小儿丹毒，皮肤热赤。

方 6　鹊石散　源自《本事方》

组成：寒水石、黄连（去须）各等分。

制法及用法：上药为细末，每服二钱，浓煎甘草汤，放冷调服。

主治：伤寒发狂，或弃衣奔走，逾墙上屋。

方 7　源自《方脉正宗》

组成：凝水石、石膏、滑石各五钱，甘草二钱。

制法及用法：上药研末，每服一钱，白汤调服。

主治：五脏六腑积热，天行时气疫热，以致烦满消渴。

方 8　源自《永类钤方》

组成：寒水石二两、滑石一两、葵子一合。

制法及用法：上药以水一斗，煮五升，时服，一升即利。

主治：男女转脬，不得小便。

【临床研究】暂无。

【化学成分】本品主要含有氧化钙（CaO）、碳酸钙（$CaCO_3$），还含有镁（Mg）、铁（Fe）、锰（Mn）、锌（Zn）、锶（Sr）、钡（Ba）等元素。

【药理作用】暂无。

【注意事项】非实热者慎用；脾胃虚寒者忌服。

【现行质量标准】《四川省中药材标准》（1987 年版）、《贵州省中药材质量标准》（1988年版）、《江苏省中药材标准》（1989 年版）。

参考文献

[1]赵珍清.石膏与方解石的简便鉴别[J].山东中医杂志，1990（5）：44.

[2]杨作升.方解石和白云石在成分及结构上变异的分析及其应用实例[J].海洋湖沼通报，1981（1）：26-36.

[3]严作通，周红升，史兴俊，等.一种方解石化学成分标型方法及其在胶东金银矿中的应用[J].平顶山学院学报，2016，31（2）：77-79.

[4]郑曙，张素新.电子探针波谱准确定量分析方解石的方法研究[J].电子显微学报，2006（S1）：181-182.

石灰

Shihui

Calx

【壮药名】伙（Hoi）。

【瑶药名】失灰（ziv hui）。

【别名】垩灰、五味、染灰、散灰、白灰、锻石、石锻、矿灰、白虎、希灰、石垩。

【原矿物】为石灰岩经加热煅烧而成的生石灰，及其水化产物熟石灰，即羟钙石或两者的混合物。

【产地】全国各地均有产出。广西主产于阳朔、南丹、武鸣等地。

【性状】生石灰为白色或灰色、条痕白色的不透明块状物。多呈不规则致密块状或粒状，表面有微细裂缝，多孔。体较轻，质硬，易打碎，断面粉状。熟石灰为白色或淡灰白色，土状光泽，粉末状或疏松块体。无臭，无味。

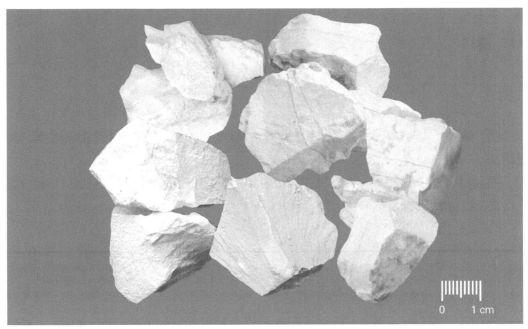

石灰

【鉴别】

1. 取生石灰 1 块，加入水，生成氢氧化钙并放出大量热量。

2. 取本品粉末约 0.2 g，加入稀盐酸 5 mL 使溶解，滤过，滤液供下述试验：

（1）取铂丝，用盐酸湿润后蘸取滤液，在无色火焰中燃烧，火焰即显砖红色。（检查钙盐）

（2）取滤液 1 mL，加甲基红指示液 2 滴，用氨试液中和，再滴加盐酸至恰呈酸性，加草酸铵试液，即生成白色沉淀。（检查钙盐）

【炮制】将初出窑的白色或灰白色石灰块取出后，除去杂质，即生石灰加水发热崩坏为粉末，或久暴露在空气中吸收水分后也能崩坏为粉末，即为熟石灰。

【性味】

1. 中医：辛、苦、涩，温；有毒。

2. 壮医：辣、苦，热。

3. 瑶医：辛，温。

【功效】

1. 中医：解毒蚀腐，敛疮燥湿，杀虫止痒，止血。

2. 壮医：解诸毒，去腐肉，除湿毒，杀毒虫，止瘙痒，止出血。

3. 瑶医：止血生肌，散血定痛，燥湿杀虫，蚀恶肉。

【主治】

1. 中医：疥癣湿疮，丹毒，瘰疬痰核，创伤出血，水火烫伤，下肢溃烂，痔疮，脱肛，赘疣，久痢脱肛。

2. 壮医：喯冉（疥疮），痂（癣），能啥能累（湿疹），呗（丹毒），呗奴（瘰疬），渗裆相（烧烫伤），下肢溃烂，仲嘿喯尹（痔疮），尊寸（脱肛）。

3. 瑶医：麻红痧（中暑、胃肠型感冒），卡滚锤（痔疮），布标（甲状腺肿大），赘疣，白癜风，懂牙杯（腮腺炎），补癣（皮肤顽癣），布方（疮疔），下肢溃疡，汪逗卜冲（烧烫伤），冲翠臧（外伤出血）。

【用法用量】内服：1～3 g，入丸、散；或加水溶解取澄清液服。外用：适量，研末调敷，或以水溶化涂洗。

【本草论述】

1. 《本草纲目》：今人作窑烧之，一层柴或煤炭一层在下，上累青石，自下发火，层层自焚而散。入药惟用风化、不夹石者良。……散血定痛，止水泻血痢，白带白淫，收脱肛阴挺，消积聚结核，贴口㖞，黑须发。

2. 《新修本草》：《别录》及今人用疗金疮止血大效，若五月五日采繁蒌、葛叶、鹿活草、槲叶、芍药、地黄叶、苍耳叶、青蒿叶，合石灰捣为团如鸡卵，暴干末，以疗疮生肌大妙，神验。

3. 《开宝本草》：烧青石为灰也，有两种：风化，水化。风化为胜。臣禹锡等谨按《蜀本》云：有毒，堕胎。

4. 《药性论》：石灰治病疥，蚀恶肉，不入汤服，止金疮血和鸡子白，败船茹甚良。

5.《日华子本草》：味甘，无毒，生肌长肉，止血，并主白癜、疬疡、瘢疵等。疗冷气，妇人粉刺，痔瘘疽疮，瘿赘疣子。又治产后阴不能合，浓煎汁熏洗，解酒味酸，令不坏，治酒毒，暖水脏，倍胜炉灰。又名锻石。

6.《本草图经》：石灰生中山川谷，今所在近山处皆有之，此烧青石为灰也，又名石锻。有两种：风化、水化。风化者取锻了石置风中自解，此为有力。水化者，以水沃之则热蒸而解，力差劣。古方多用合百草团末，治金创殊胜。今医家或以腊月黄牛胆取汁，搜和，却内胆中，挂之当风百日，研之更胜草叶者，又败船茹灰，刮取用亦同。又冬灰生方谷川泽，浣衣。黄灰烧诸蒿藜积聚炼作之。今用灰多杂薪蒸，乃不善，惟桑薪灰纯者入药绝奇。古方以诸灰杂石灰熬煎以点疣痣、黑子等，丹灶亦用之。又锻铁灶中灰，主坚积古方二车丸用之。灶中对釜月下黄土名伏龙肝，灶额上墨名百草霜，并主消化积滞，今人下食药中多用之。铛下墨，梁上尘，并主金创，屋尘煤，治齿断肿出血，东壁土，主下部疮，脱肛，皆医家常用，故并见此。伤寒黑奴丸用釜底墨、灶突墨、梁上尘三物同合诸药，盖其功用亦相近矣。

雷公云：凡使，用醋浸一宿，漉出待干，下火煅令腥秽气出，用瓶盛着密盖放冷，拭上灰令净，细研用。

7.《太平圣惠方》：治蝼蛄咬人，用石灰醋和涂之。

8.《千金要方》：治眉发髭落，石灰三升，右以水拌令匀，焰火炒令焦，以绢袋贮，使好酒一斗渍之，密封，冬十四日，春秋七日，取服一合，常令酒气相接，服之百日，即新髭发生，不落。又方：治瘘疮取古冢中石灰，敷厚调涂之。

9.《肘后备急方》：治产后阴道开不闭，石灰一斗熬之，以水二斗投灰中，适寒温入水中坐，须臾更作。又方：治汤火灼疮，石灰细筛，水和涂之，干即易。又方：治金刃所伤，急以石灰裹之，既止痛，又速愈。无石灰，灰亦可用，疮若深，未宜速合者，以滑石敷之。

10.《经验方》：治蚯蚓虫咬，其形如大风，眉须皆落。以石灰水浸身亦良。

11.《梅师方》：治产后阴肿下脱肠出，玉门不闭。取石灰一斗，熬令黄，以水三斗，投灰中，放冷澄清，取一斗三升，暖洗。又方：治金疮止血速瘥方。炒石灰和鸡子白，和丸如弹子大，炭火煅赤，捣末，以敷疮上。金疮血不止以血竭末敷之，立止。

12.《孙用和方》：治误吞金银或钱，在腹内不下方。石灰一杏核大，硫黄一皂子大，同研为末，酒调下，不计时候服。

13.《孙真人食忌》：治疥，淋石灰汁洗之。又方：去靥子，取石灰，炭上熬令热，插糯米于灰上，候米化即取米点之。

14.《斗门方》：治刀斧伤，用石灰上包，定痛止血，瘥。又方：治中风口面㖞斜，向右即于左边涂之，向左即于右边涂之，候才正如旧，即须以水洗下，大妙。

15.《崔氏方》：治血痢十年方。石灰三升，熬令黄，以水一斗，搅令清澄，一服一升，日三服。

16.《抱朴子》：古大墓中，多石灰汁，夏月行人有疮者，见墓中清水，因自洗浴，疮偶便愈。

17.《新唐书·李百药传》：百药劝杜伏威朝京师，既至历阳中，悔欲杀之，饮以石灰酒，因大利，顿欲死，既而宿病皆愈。

18.《丹房镜源》：石灰伏硫黄，去锡上晕，制雄黄，制硇砂可用之。

19.《本草衍义》：石灰，水调一盏如稠粥，拣好糯米粒全者，半置灰中半灰外，经宿，灰中米色变如水精。若人手、面上有黑靥子及纹（文）刺，先微微以针头拨动，置少许如水精者于其上，经半日许，靥汁自出。剔去药不用，且不得着水，三二日愈。又取新硬石灰一合，以醋炒，调如泥，于患偏风牵口蜗斜人口唇上不患处一边涂之，立便牵正。

【传统验方】

方1　源自《简便单方》

组成：石灰。

制法及用法：醋调石灰敷之。

主治：疟腮肿痛。

方2　源自《活人心统》

组成：石灰、白果肉。

制法及用法：石灰火煅为末，以白果肉同捣贴之，蜜调亦可。

主治：痰核红肿寒热。

方3　源自《孙真人食忌》

组成：石灰。

制法及用法：淋石灰汁洗之。

主治：疥疮。

方4　源自《太平圣惠方》

组成：葛粉一两、石灰（微炒）一两、甘草（生用为末）二两。

制法及用法：上药相和，研令匀，用绵扑之。

主治：夏月痱子及热疮。

方5　源自《元希声秘验方》

组成：石灰。

制法及用法：上药随多少和醋浆水调涂。

主治：卒发疹。

方 6　　源自《医方摘要》

组成：陈石灰（炒）、五倍子、山栀子等分。

制法及用法：上药为末，面和醋调敷之。

主治：偏坠气痛。

方 7　　源自《千金要方》

组成：石灰。

制法及用法：苦酒渍石灰六七日，取汁滴点疣上。

功效：去疣目。

方 8　　源自《丹溪心法》

组成：风化石灰半斤、大黄末一两、桂末半两。

制法及用法：风化石灰用瓦器炒极热，入大黄末，炒红取起，入桂末，略烧，入米醋和成膏，摊绢上贴之，内服消块药，甚效。

主治：腹胁积块。

方 9　　源自《千金要方》

组成：石灰三分、马齿菜二分。

制法及用法：上药捣，以鸡子白和敷之。

主治：疔肿。

方 10　　源自《单方验方新医疗法选编》

组成：陈石灰二两、冰片二钱、白矾（煅）二钱。

制法及用法：将石灰炒黄，加入冰片及白矾，研成细末，撒于创面，包扎即可。

主治：外伤出血。

方 11　　源自《太平圣惠方》

组成：石灰。

制法及用法：上药熬令热，以故帛裹，坐其上，冷即换。

主治：大肠久积虚冷，每因大便脱肛，不能收入。

方 12　源自《太平圣惠方》

组成：风化石灰三两、芫花三两、灶突内黑煤二两。

制法及用法：上药捣罗为末，分作两份于铫子内点醋炒，候稍热，以帛裹熨之，冷则再换。

主治：痔疾。

方 13　源自《外台秘要》

组成：石灰三大升。

制法及用法：上药炒令黄，以水一斗搅，令澄清，每服一升，二服。

主治：痢血数十年。

方 14　源自《集玄方》

组成：风化石灰一两、白茯苓三两。

制法及用法：上药为末，糊丸梧子大，每服二三十丸，空心米饮下。

主治：白带白淫及水泻不止。

方 15　石灰散　源自《太平圣惠方》

组成：石灰一升、地松苗汁二两、细辛末二两、旋覆根汁一两、葛叶汁一两、青蒿汁一两、麦门冬苗汁一两、莓苗汁一两、猪脂一斤（炼了者）。

制法及用法：上以诸药汁，并石灰入脂，和作饼子，晒干，捣末如粉，以敷疮上。

主治：金疮久不愈。

【临床研究】

1. 寻常疣：（1）将患部用温热水浸洗，疣体局部酒精消毒后，用刀片刮去母疣表面角质层，止血后将风化的石灰粉适量掺于疣上，外用纱布、胶布固定，1 周后拆开揭下。结果：共治疗 84 例，治愈 71 例，占 84.5%；好转 11 例，占 13.1%；未愈 2 例，占 2.4%。总有效率为 97.6%。

（2）根据疣发生的不同部位，采取舒适的体位，局部常规消毒（发际内的疣应将局部头发剃去或剪短，眼周围施治时应注意防护）。医者用左手拇指和食指固定疣周围的皮肤，以右手拇指和食指摄取石灰粉放在疣上，并用食指指尖揉摩，经反复多次，可见疣逐步脱落。揉摩时间，小的疣需 2 ～ 3 min，大的需 5 ～ 7 min。有时大的疣可能有少许渗血，但只要有足够的石灰粉揉摩，渗血即止。一般要求统根部有明显的石灰粉沉着为好，然后用酒精棉球擦拭，以敷料胶布包扎。结果：50 例于治后 2 ～ 3 天局部呈石灰样沉着，结成硬痂，5 ～ 7 天硬痂脱落，表面平滑，不留疤痕，在头部发际内的疣脱落部位，毛发生长无影响。所有病例均一次治愈，其中 23 例经随访 1 年未见复发。

2. 带状疱疹：用石灰酒精（石灰粉 40 g，50% 酒精 50 mL，甘油 20 mL）治疗，用时摇匀涂抹患处，每日 6～7 次，涂后石灰酒精即干燥结成石痂附着于皮肤表面，不用包扎，若结成厚痂，即将石灰布除掉，再涂新的药水。经观察的 50 例中只有 3 例治愈时间较长，能于短期治愈者达 94%。

3. 压疮：将生石灰、蛋清、菜籽油制成石灰乳膏用于治疗压疮患者，取配制好的石灰乳膏用消毒棉签均匀涂敷创面，略大于创面，自然待干，石灰乳膏干燥前勿搬动患者，以防脱落及污染被服。用药过程中加强翻身，尽量避免压迫创面，药膏若有脱落立即补加。做好皮肤、饮食、创面护理，尤其是用药后避免压迫局部。结果：治疗 3 例，1 例敷药 7 天后创面结痂，21 天痊愈；2 例敷药 16～18 天痊愈。

【化学成分】本品含氧化钙（CaO）、氧化镁（MgO）、二氧化硅（SiO_2）、氧化铁（Fe_2O_3）、氧化铝（Al_2O_3）、氧化钾（K_2O）、二氧化锰（MnO_2）、磷（P）、硫（S）。

【药理作用】

1. 止泻：本品主要含氧化钙、氢氧化钙，内服后能与各种酸类结合而中和，并可收敛黏膜表面，减少分泌物渗出，而起止泻作用。

2. 止血：吸收入血能助长白细胞繁殖和增加钙离子浓度，促进血液凝固，故对出血症有一定的凝血作用。

【注意事项】内服不入汤剂。疮口红肿禁用；孕妇慎用；外用腐蚀，只局限于病变部位，不得波及周围健康皮肤。

【现行质量标准】《青海省藏药标准》（1992 年版）、《中华人民共和国卫生部药品标准：藏药（第一册）》（1995 年版）。

参考文献

[1] 李启允. 石灰治疗寻常疣 84 例临床观察 [J]. 中国民族民间医药杂志，2002（2）：89.

[2] 熊新安. 石灰粉揉摩治疗寻常疣 [J]. 中医杂志，1980（9）：33.

[3] 山东省立第一医院皮科. 石灰酒精治疗带状疱疹 [J]，山东医刊，1959（3）：27.

[4] 陈芳，李昌连. 自制石灰乳膏治疗压疮效果观察：附 3 例报告 [J]. 护理学杂志，2009，24（11）：80-81.

[5] 李玉琳. X- 射线荧光光谱法测定石灰成分 [J]. 化工管理，2015（11）：160.

[6] 谢宗源，黄汉强. 药用矿物 [M]. 南宁：广西科学技术出版社，1990.

石炭

Shitan

Coal

【壮药名】石炭（Sigdanq）。

【别名】煤炭、铁炭、焦石、乌金石。

【原矿物】为可燃性有机岩、煤岩中的烟煤或无烟煤。

【产地】主产于山西、陕西、新疆等地区。广西主产于百色、河池、来宾、崇左等地。

【性状】本品色黑，有的带褐色调，条痕黑色或微带褐色，呈不规则块状或碎粉状，不透明，有半金属或树脂光泽。体轻，质硬而脆，易砸碎，断面不平坦，呈层状或贝壳状，光泽较强。气微，味淡。

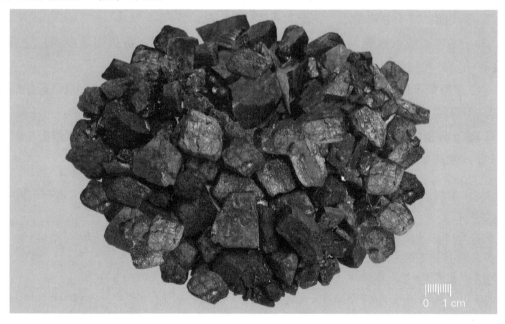

石炭

【鉴别】以体轻、色黑、有光泽、易燃者为佳。

【炮制】采挖后去除泥土和杂石。

【性味】

1.中医：甘、辛，温；有毒。

2.壮医：甜、微辣，温；有毒。

【功效】

1. 中医：活血止血，化积止痛。

2. 壮医：通火路，调龙路，解毒，止血，止痛。

【主治】

1. 中医：血瘀疼痛，月经不调，金疮出血，疮毒。

2. 壮医：邦印（痛症），经乱（月经不调），渗勒（出血），呗（疮毒）。

【用法用量】内服：0.3～0.6 g，研末，酒或米粥送服。外用：适量，研末掺。

【本草论述】

1.《医学集成》：治金疮出血，急以石炭末厚敷之，疮深不宜速合者，加滑石。

2.《儒门事亲》：治腹中积滞，乌金石（即石炭）三两，自然铜为末，醋熬一两，当归一两，大黄（童尿浸晒）一两。为末，每服二钱，红花酒一盏，童尿半盏，同调，食前服，日二服。

3.《卫生易简方》：治月经不调，巴豆去油，如绿豆大三丸，以乌金石末一钱，调汤送下，即通。

4.《洁古保命集》：治产后儿枕刺痛，乌金石烧酒淬七次，寒水石煅为末，等分，每用粥饮服一钱半，即止，未止再服。

【传统验方】

方1　调圣膏　源自《普济方》

组成：新石炭半钱、荞麦杆灰半钱、胡椒三十粒、巴豆（去壳）三十粒、木鳖子（去壳）半斤、落藜草灰半斤。

制法及用法：以三灰一处和匀，三药一处研细，别置箱箕，摊帛于箕内，置灰帛上，下置丸钵盛贮。用沸汤五盏，淋取汁，候稍澄，勿用脚，将汁入铫熬沸，才干又添，直待煎至半盏许，如两呷多大，干即划起，入瓷器内，以椒、豆、木鳖等药搅令匀，便用黄蜡封固，勿泄气，候冷。挑一星许，微点舌头上，即时溃烂些少，过一刻便无事，此其验也。

主治：24种疮毒。

【临床研究】外伤：外伤性软组织损伤、骨折后肿胀患者28例，直接用煤炭250 g打碎过80～120目筛，与20 g猪板油合调成软饼状贴敷伤处。贴敷1～3次。结果：28例患者贴敷煤炭后均收到较好的疗效，治愈率高。

【化学成分】本品主要含有碳（C）46%～97%，另含氢（H）、氧（O）、硅（Si）、铝（Al）、铁（Fe）、镁（Mg）、钙（Ca）等元素。

【药理作用】暂无。

【注意事项】内服宜慎。

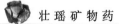

【现行质量标准】暂无。

参考文献

[1] 赵学盛. 巧用煤炭治外伤 [J]. 湖北中医杂志, 2005, 27 (6): 51.

[2] 高天爱, 马金安, 刘如良. 矿物药真伪图鉴及应用 [M]. 太原: 山西科学技术出版社, 2014: 529.

石膏

Shigao

Gypsum

【壮药名】醒膏（siggau）。

【瑶药名】失高（ziv gun）。

【别名】细理石、纤维石膏、冰石、白虎、大石膏、玉大石、软石膏、寒水石。

【原矿物】为硫酸盐类矿物硬石膏族石膏。

【产地】主产于湖北、河南、西藏、安徽、四川、甘肃、新疆、贵州、云南等地区。广西主产于钦州，以及三江、合浦等地。

【性状】本品为白色、灰白色或淡黄色纤维状的集合体，呈板块状、长块状或不规则块状，有的半透明。大块者上下两面平坦，无光泽及纹理，纵面通常呈纵向纤维状纹理，具绢丝样光泽。体重，质软。气微，味淡。

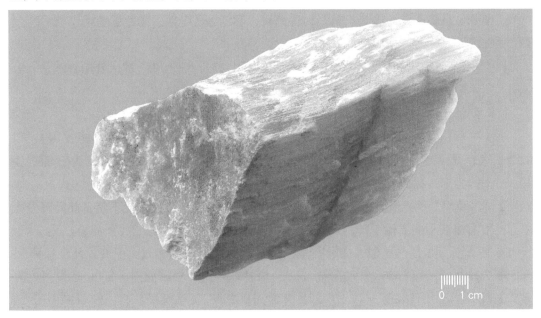

石膏

【鉴别】

1. 取本品一小块（约 2 g），置于具有小孔软木塞的试管内，灼烧，管壁有水生成，小块变为不透明体。

2. 取本品粉末 0.2 g，加稀盐酸 10 mL，加热使溶解，溶液显钙盐与硫酸盐的鉴别反应。

【炮制】全年可采，去净泥土及杂石。

【性味】

1. 中医：辛、甘，大寒。

2. 壮医：辣、甜，寒。

3. 瑶医：辛、甘，大寒。

【功效】

1. 中医：清热泻火，除烦止渴，敛疮生肌，收湿，止血。

2. 壮医：泻火毒，除烦躁，止口渴，敛肌肤，止出血。

3. 瑶医：清热泻火，除烦止渴。

【主治】

1. 中医：壮热不退，神昏谵语，烦渴，口舌生疮，头痛身热，胃热牙痛，肺热喘咳，大渴引饮，中暑潮热，发斑，疮疡溃不收口，烧烫伤。

2. 壮医：高热，迷给（昏睡），言语不清，吧呵（口渴），口疮（口腔溃疡），巧尹（头痛），诺嚎哒（牙周炎），中暑，呗脓（痈疮），渗裆相（烧烫伤）。

3. 瑶医：高烧不退，烦热口渴，神昏谵妄，麻红痧（中暑、胃肠型感冒），牙闷（牙痛），泵歌怒（肺热喘咳），斑疹。

【用法用量】内服：煎汤，15～60 g，宜打碎先煎；或入丸、散。外用：适量，宜煅用，研末撒患处，或调敷。

【本草论述】

1. 《本草衍义补遗》：石膏，本阳明经药，阳明主肌肉，其甘也，能缓脾益气，止渴去火，其辛也，能解肌出汗，上行至头，又入手太阴、少阳，而可为三经之主者。……研为末，醋研丸如绿豆大，以泻胃火、痰火、食积。

2. 《本草纲目》：东垣李氏云，立夏前多服白虎汤者，令人小便不禁，此乃降令太过也，阳明津液不能上输于肺，肺之清气亦复下降故尔。甄立言《古今录验方》：治诸蒸病有五蒸汤，亦是白虎加人参、茯苓、地黄、葛根，因病加减。王焘《外台秘要》：治骨蒸劳热久嗽，用石膏文如束针者一斤，粉甘草一两，细研如面，日以水调三四服。言其无毒有大益，乃养命上药，不可忽其贱而疑其寒。《名医录》言，睦州杨士丞女，病骨蒸内热外寒，众医不瘥，处州吴医用此方，而体遂凉。愚谓此皆少壮肺胃火盛，能食而病者言也。若衰暮及气虚、血虚、胃弱者，恐非所宜。广济林训导年五十，病痰嗽发热，或令单服石膏药至一斤许，遂不能食，而咳益频，病益甚，遂至不起。此盖用药者之瞀瞀也，石膏何与焉。

3. 《药征》：《名医别录》言，石膏性大寒，自后医者怖之，遂至于置而不用焉。仲景氏举白虎汤之证曰，无大热，越婢汤之证亦云，而二方主用石膏，然则仲景氏之用药，不以其性之寒热也，可以见已。余也笃信而好古，于是乎为渴家而无热者，投以石膏之剂，病已而未见其害也；方炎暑之时，有患大渴引饮而渴不止者，则使其服石膏末，烦渴顿止，而不复见其害也；石膏之治渴而不足怖也，斯可以知已。

4.《神农本草经》：主中风寒热，心下逆气，惊喘，口干舌焦，不能息，腹中坚痛，产乳，金疮。

5.《温病条辨》：温病气血两燔，症见壮热、神昏谵语、发斑者，配清热凉血之玄参等，如化斑汤。

6.《伤寒论》：暑热初起、伤气耗阴或热病后期、余热未尽、气津两亏，症见身热、心烦、口渴者，如竹叶石膏汤。肺热喘咳、发热口渴者，配止咳平喘之麻黄、杏仁等，如麻杏石甘汤。

【传统验方】

方1　源自《保寿堂经验方》

组成：石膏一两，防风、荆芥、细辛、白芷各五分。

制法及用法：石膏火煅，淡酒淬过，为末，入防风、荆芥、细辛、白芷，为末。日用揩牙。

主治：胃火牙痛。

方2　源自《小儿卫生总微论方》

组成：石膏、槟榔、黄连（去须）各一两，黄柏半两。

制法及用法：上药为细末，随多少掺敷疮上，血定，便入水不妨。

主治：诸金刃所伤，血出不止。

方3　源自《肘后备急方》

组成：石膏。

制法及用法：上药捣末以敷之。

主治：汤火烂疮。

方4　九一丹　源自《医宗金鉴》

组成：石膏（煅）九钱、黄灵药一钱。

制法及用法：上药研极细末，瓷瓶收贮。每用少许，撒于患处。

功效：搜脓、清热、生肌。

主治：疔疮溃破。

方5　源自《验方新编》

组成：熟石膏一斤、黄丹（飞净）一两。

制法及用法：上药研极细末和匀，香油调搽，上盖油纸，每日换药一次。

主治：一切痈疽，疮毒，烂腿，臁疮连年不愈。

方 6　源自《中草药新医疗法资料选编》

组成：煅石膏 500 g、冰片 5 g。

制法及用法：上药共为细末，外敷患处。

主治：痔漏。

方 7　石膏鼠粘子散　源自《奇效良方》

组成：石膏、鼠粘子（炒）各等分。

制法及用法：上药为细末，每服二钱，食后用温酒或茶清调服。

主治：偏正头疼，连睛疼。

方 8　玉泉散　源自《景岳全书》

组成：石膏（生用）六两、粉甘草一两。

制法及用法：上药为极细末，每服一二三钱，新汲水或热汤或人参汤调下。此方加朱砂三钱亦妙。

主治：阳明内热，烦渴，头痛，二便闭结，温疫斑黄，热痰喘嗽。

方 9　玉屑散　源自《三因方》

组成：石膏。

制法及用法：上药煅，研细，每服葱白点茶调下二钱。小儿量大小，加减与之。

主治：伤寒发热，涎潮上厥，伏留阳经，头疼眩晕，不可忍者。

方 10　双玉散　源自《素问病机保命集》

组成：寒水石、石膏各等分。

制法及用法：上药为细末，煎人参汤，调下三钱，食后服。

主治：痰热而喘，痰涌如泉。

方 11　石膏散　源自《普济方》

组成：石膏二两、甘草（炙）半两。

制法及用法：上药为末，每服三钱，新汲水调下，残生姜汁、蜜调下。

主治：热嗽喘甚者，久不愈。

方 12　　源自《外台秘要》

组成：石膏（碎，绵裹）六两、大乌梅二十枚。

制法及用法：上药，以水七升，煮取四升，去滓，以蜜三合，稍稍饮之。

主治：骨蒸，唇干口燥，欲得饮水止渴。

方 13　石膏粥　源自《太平圣惠方》

组成：石膏半斤、粳米一合。

制法及用法：以水五大盏，煮石膏，取二大盏，去石膏，用米煮粥，入葱白二茎、豉汁二合，同煮，候熟，空心食之。石膏可三度用之。

主治：风邪癫痫，口干舌焦，心烦头痛，暴热闷乱。

方 14　石膏汤　源自《喉科秘诀》

组成：石膏一两、知母三钱、甘草一钱、元参五钱、天花粉三钱。

制法及用法：上药以水煎服。

主治：喉风。

方 15　石膏粳米汤　源自《医学衷中参西录》

组成：生石膏（轧细）二两、生粳米二两半。

制法及用法：上药用水三大碗，煎至米烂熟，约可得清汁两大碗。乘热尽量饮之，使周身皆汗出，病无不愈者。若阳明腑热已实，不必乘热顿饮之，徐徐温饮下，以消其热可也。

主治：温病初得，其脉浮而有力，身体壮热者；感冒初起，身不恶寒而心中发热者。

方 16　红桃散　源自《普济方》

组成：石膏、寒水石各一两，龙脑、麝香各半字。

制法及用法：上药为末，灯心汤调下。大小加减服之。

主治：小儿夹惊伤寒，头痛，壮热，涎潮，惊悸多哭，气粗心烦，以及气壅，膈节不通。

方 17　白虎汤　源自《伤寒论》

组成：知母六两、石膏（碎）一斤、甘草（炙）二两、粳米六合。

制法及用法：上药以水一升，煮米熟，汤成去滓。温服一升，日三服。

主治：三阳合病，腹满身重，难以转侧，口不仁，面垢，谵语，遗尿，发汗则谵语，下之则额上生汗，手足厥冷，若自汗出者。

方 18　石连散　源自《仙拈集》

组成：石膏（火煅）二钱、黄连（姜炒）一钱。

制法及用法：上药为末，开水送服。

主治：胃热呕吐。

方 19　玉露散　源自《儒门事亲》

组成：石膏、寒水石、滑石、瓜蒌根各四两，甘草二两。

制法及用法：上药为细末，每服五钱，新汲水调下，每日二三次。

主治：中暑烦渴。

方 20　玉女煎　源自《景岳全书》

组成：石膏二至五钱、熟地三至五钱、麦冬二钱、知母一钱半、牛膝一钱半。

制法及用法：上药用水一盅半，煎七分，温服或冷服。

主治：胃热阴虚，头痛，牙痛，舌糜烂，牙龈肿痛，鼻衄。

方 21　源自《伤寒总病论》

组成：石膏、甘草（炙）等分。

制法及用法：上药为末，每服二钱匕，浆水调下。

主治：湿温多汗，妄言烦渴。

方 22　源自《明目方》

组成：石膏、猪肝。

制法及用法：石膏末每服一钱，猪肝一片薄批，掺药在上，缠定，沙瓶煮熟，切食之，一日一服

主治：雀目夜昏，百治不效。

方 23　源自《卫生杂兴》

组成：石膏三钱、飞罗面七钱。

制法及用法：上药为末，水和，煅红，冷定，滚酒化服，被盖取汗，连服三日。

主治：筋骨疼痛，因风热者。

方 24　一醉膏　源自《仁斋直指方》

组成：石膏。

制法及用法：上药不以多少，煅通赤，取于地上，碗覆出火毒，细研。每服三钱，温酒下，添酒尽醉，睡觉再进一服。

主治：乳痈。

方 25　玉露散　源自《小儿药证直诀》

组成：寒水石、石膏各半两，甘草（生）一钱。

制法及用法：上药为细末，每服一字或半钱至一钱，食后，温汤调下。

主治：小儿伏热吐泻黄瘦。

【临床研究】

1. 高热：（1）石膏当用武火速煎，待药温频频饮服，不拘时限，热退为止。剂量以 100 g 左右比较合适，热邪重者可用至 160 g 左右，药液宜温服，服药间隔时间宜短。结果：治疗 36 例患者（其中 27 例体温在 39 ~ 40 ℃，9 例在 40 ℃以上），5 例曾用西药治疗 3 天以上而热不退，12 例用药 3 天以内热未退，19 例未用西药直接使用大剂量石膏；使用石膏治疗的患者高热即退。

（2）40 例患儿均以服用单味生石膏为基础，若仅见高热、汗出、口渴三症者即用单味生石膏；兼有便秘者加大黄；兼有手足瘛动者加钩藤；兼烦躁者加知母或栀子；兼咳者加杏仁。所用生石膏用武火单味速煎，待药温频频引服（呼渴即服），不拘时限，热退为止。若加大黄，当先煎生石膏，另以麻沸扬（沸开水）将大黄渍之，兑服。为发挥生石膏的特有功效，本组 40 例均采用速煎、温药、频频送服法。结果：40 例用药后都达到了退热的满意效果，其中 24 h 内退烧者 5 例，占 12.5%；24 ~ 48 h 退烧者 27 例，占 67.5%；48 h 后退烧者 8 例，占 20.0%。

（3）采用石膏溶液滴鼻治疗小儿高热 80 例。选用洁净的生石膏 10 g，研成细末放入 100 mL 蒸馏水中溶化即可。用前振摇。患儿体温至 39.0 ℃后，宜取仰卧位给药。3 岁以下者每侧鼻孔滴 1 滴，3 ~ 9 岁者每侧鼻孔滴 2 滴，9 岁以上者每侧鼻孔滴 3 滴。滴药后轻揉两侧鼻翼，30 min 后测体温。视体温变化每间隔 30 min 可重复 1 次，高热期间暂不用退热药及其他降温法。结果：上呼吸道感染 26 例，有效率为 96%；支气管肺炎 8 例，有效率为 88%；细菌性痢疾 16 例，有效率为 88%；流行性腮腺炎 9 例，有效率为 78%；幼儿急疹 5 例，有效率为 60%；咽结合膜热 10 例，有效率为 80%；高热惊厥 6 例，随体温下降惊厥停止。

2. 三叉神经痛：用生石膏 30 ~ 120 g、细辛 3 ~ 6 g，水煎温服，每日 1 剂。根据辨证，或配以化痰通络之牵正散；或伍以祛风散热之选奇汤；或佐以活血理气之散偏汤；或参以平肝解痉之芍甘止痉汤。结果：60 例中治愈 49 例（症状、体征消失，随访

1 年未见复发），缓解 11 例（症状、体征消失，但停药后每因情绪波动或劳累而有轻度复发），全部有效。

3. 混合痔术后水肿：将 268 例患者分为两组，对照组 122 例采用中药熏洗配合红外线理疗治疗，治疗组 146 例在对照组治疗的基础上采用自制的煅石膏粉局部外敷水肿处及伤口处，每天 1 次。结果：治疗组伤口平均愈合时间为（9.72±1.42）天，对照组为（11.36±1.62）天，两组比较，差异有显著性意义（$P < 0.05$），治疗组优于对照组。

4. 带状疱疹：治疗组 98 例采用自制麻油双石膏外敷疱疹处。取煅石膏粉、滑石粉各等分，加入适量麻油调制呈膏状，取名麻油双石膏，将其涂敷于患处皮肤，厚度 1.0～1.5 mm，外覆消毒敷料，每 24 h 换药 1 次。对照组 81 例采用阿昔洛韦软膏外擦患处。两组疗程均为 14 天。结果：治疗组与对照组治疗有效率分别为 97.96% 和 86.42%，差异有显著性意义（$P < 0.05$），治疗组优于对照组。

5. 耳郭假性囊肿：取侧卧位，患耳朝上，用碘伏原液消毒患处及耳郭内外侧面皮肤。取 10 mL 7 号针头一次性注射器，针头自囊肿最下部直接刺入囊腔，尽可能抽取囊腔内的液体，抽尽后用无菌纱布按压局部 1～3 min，外耳道口放置橡皮管（直径与外耳道口相同），用无菌蒸馏水调匀混有无菌棉花的石膏糊涂敷于患处，并扩展到耳郭的内外侧面。患处石膏略厚于周围，待石膏凝固后，拔出橡皮管，用无菌纱布包扎、压实。固定 2 周后剥离石膏即可。结果：共治疗 375 例，1 次治愈 272 例，占 72.5%；2 次治愈 81 例，占 21.6%；多次治愈 22 例，占 5.9%；均无感染发生。

6. 阑尾周围脓肿：（1）141 例阑尾周围脓肿患者分成两组，使用相同抗生素治疗，同时治疗组 71 例加用石膏桐油糊外敷（煅石膏粉加适量桐油捣拌成糊状，视肿块大小，敷于相应处 0.5～1.0 cm 厚，范围超过肿块边缘 3～5 cm，每天 1 次，每次敷药 12～16 h，直到肿块消失或患者出院）。对照组 70 例不加用其他任何治疗方法。结果：治疗组有效率为 98.86%，对照组有效率为 92.86%，治疗组疗效优于对照组。

（2）将 168 例患者随机分成治疗组和对照组，每组 84 例，两组均用"灭滴灵 + 先锋必"抗炎。治疗组加用"生桐油 + 生石膏粉"外敷右下腹包块：用 1 份生桐油加 2 份生石膏粉混成黏稠状后外敷右下腹包块处，即阑尾脓肿体表部位，每天换药 1 次，并用微波理疗 30 min，每天 2 次。结果：治疗组平均住院时间为 6.9 天，对照组为 10.7 天；治疗组包块完全消失率为 82.1%，对照组为 48.8%。

7. 感染创面：感染创面上的分泌物和窦道用新洁尔灭组液及双氧水、生理盐水清洗，切除坏死组织。彻底清创后，用雷佛奴尔纱布覆盖创面，煅石膏粉洒匀，或用鸡蛋清与煅石膏粉和匀外敷创面，窦道则用煅石膏粉纱条引流，无菌纱布包扎，每日换药 1 次。结果：治疗 56 例，创面愈合长则 19 天，短则 5 天，平均 12.5 天。

8. 溃疡期压疮：将 80 例患者分为观察组和对照组各 40 例，未感染创面用无菌生理盐水冲洗待干；感染创面用 3% 过氧化氢溶液清洗，除去脓痂，剪除坏死组织，再用无菌生理盐水冲洗待干。对照组将磺胺嘧啶银粉与生理盐水调成糊状，用无菌棉签涂于创面，并予以无菌纱布覆盖；观察组采用无菌棉签取自制油石膏均匀涂于创面。结果：观察组治疗效果显著优于对照组，且治愈时间显著缩短。

【化学成分】本品主要含含水硫酸钙（$CaSO_4 \cdot 2H_2O$）。

【药理作用】

1. 解热作用：石膏是治疗温病的常用药，对多种原因引起的高热不退、大热烦渴有较好的疗效。对伤寒、副伤寒混合疫苗或消毒牛乳致热的家兔，石膏煎剂灌胃或灌肠有解热作用。含石膏的白虎汤解热作用更强，但用草酸钠去钙后，白虎汤即无解热作用，而内服氯化钙也能产生解热作用，故认为其解热作用与其中所含的钙有关。天然石膏有轻度解热作用，而合成石膏（纯度99.9%）或硫酸钙则无解热作用，认为石膏的解热成分是硫酸钙以外的其他物质。

2. 促进免疫功能作用：石膏能加强离体兔肺泡巨噬细胞对白色葡萄球菌的吞噬能力，并能促进吞噬细胞成熟，此作用可能与石膏所含的钙离子有关。

3. 毒性：生石膏煎液小鼠静脉注射半数致死量（LD_{50}）为14.70 g/kg。

【注意事项】本品为大寒之品，易伤阳气，故脾胃虚寒及血虚、阴虚发热者忌服。

【现行质量标准】《中华人民共和国药典：一部》（2020年版）。

参考文献

[1] 国家药典委员会.中华人民共和国药典：2020年版 一部［M］.北京：中国医药科技出版社，2020.

[2] 李亚萍.单味石膏治疗高热［J］.中国民间疗法，1999（6）：34-35.

[3] 范国文.大剂石膏治疗小儿高热40例临床观察［J］.中医杂志，1989（10）：28-29.

[4] 唐友福.石膏溶液滴鼻治疗小儿高热80例疗效观察［J］.中级医刊，1997（1）：55.

[5] 朱树宽，杨茹斌.石膏治疗三叉神经痛［J］.中医杂志，2000，41（4）：199.

[6] 余成林.煅石膏粉外敷辅助治疗混合痔术后水肿146例［J］.新中医，2009，41（11）：83-84.

[7] 曹忠民，赵伍，郭立.麻油双石膏治疗带状疱疹的临床观察［J］.四川中医，2010，28（5）：109.

[8] 陈琴兰，庄丽，王亚红.石膏棉花糊治疗耳廓假性囊肿375例［J］.实用中医药杂志，2015，31（7）：672-673.

[9] 李康.石膏桐油糊外敷辅助治疗阑尾周围脓肿71例［J］.广西中医学院学报，2001，4（3）：41-42.

[10] 王庆淮.桐油石膏治疗阑尾脓肿的应用［J］.华夏医学，2004，17（2）：222-223.

[11] 汪洪河.煅石膏粉剂外用治疗感染创面［J］.中国民间疗法，1998（2）：28.

[12] 毛永霞，郑应芳.自制油石膏治疗溃疡期压疮效果观察［J］.护理学杂志，2011，26（9）：35-36.

[13] 孙晓静，邹戬，范彦博，等.不同产地石膏中主要成分含量比较［J］.医药导报，2013，32（8）：

1078-1080.

[14] 陈建新，潘翠琦，薛春香. 不同产地石膏成分含量的比较分析 [J]. 中国医药指南，2014，12（25）：26-27.

[15] 郭协埙，陆汝逊. 天然石膏的初步研究 [J]. 上海中医药杂志，1958（3）：33-35.

[16] 张鸿祺，商登鑫，张翠华. 石膏解热作用的实验报告 [J]. 天津医药杂志，1962（1）：8-9，18.

[17] 杨群智，田瑞泉，章京，等. 石膏再生前后、石膏及麻杏石甘汤之退热作用研究 [J]. 中成药研究，1984（6）：21-22.

[18] 张树峰，郭晓庄. 中药石膏退热作用研究概况 [J]. 临床医学杂志，1988（3）：158-159.

[19] 时钧华，魏文章. 白虎汤退热作用的研究 [J]. 药学通报，1983，18（11）：32-34.

[20] 王爱芳，华卫国，徐永康. 白虎汤的研究 [J]. 药学通报，1981（3）：61.

[21] 孙本韬，张忠英，薛润梅. 石膏对气管支气管肺树的清除防御机能的作用《增强肺泡巨噬细胞的吞噬活性》[J]. 医卫通讯，1978，6（1）：10-13.

[22] 岳旺，刘文虎，王兰芬，等. 中国矿物药的急性毒性（LD_{50}）测定 [J]. 中国中药杂志，1989（2）：42-45，63.

石燕

Shiyan

Fossilia Spiriferis

【壮药名】凛惜燕（Rinsigenq）。

【别名】土燕、石燕子、燕子石、大石燕、灵石燕。

【原矿物】为古生代腕足类石燕子科动物中华弓石燕及弓石燕等多种近缘动物的化石。

【产地】主产于湖南、广西、四川、山西、江西等地区。广西主产于融水、象州、邕宁等地。

【性状】本品表面青灰色至土棕色，似完整的瓦楞子状，长 2～3 cm，宽 1.5～4.0 cm，厚 1～2 cm。两面均有从后端至前缘的放射状纹理，其中一面凸度低于另一面；中部有似三角形的隆起，另一面有与隆起相应形状的凹槽，槽的纹理较细密，前端向下略弯曲，呈半圆弧形凸出。质硬，不易砸碎，断面较粗糙，断面呈黄色至青灰色，对光照之具闪星样光泽。气微，味淡。

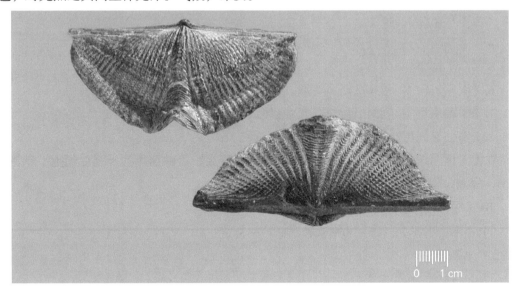

石燕

【鉴别】

1. 取本品粉末约 1 g，滴加稀盐酸 5 mL，即泡沸，产生二氧化碳气体，将此气体通入氢氧化钙试液中，即产生白色沉淀。（检查钙盐）

2. 取上述反应后的液体，滴加氢氧化钠试液中和后，滤过，滤液加草酸铵试液，

即产生白色沉淀。（检查钙盐）

【炮制】挖出后，洗净表面泥土。

【性味】

1. 中医：甘、咸，凉。

2. 壮医：甜、咸，凉。

【功效】

1. 中医：除湿热，利小便，通淋止带，退翳消障。

2. 壮医：利湿毒，通水道，止白带，消眼障。

【主治】

1. 中医：淋病，小便不通，带下，尿血，肠风痔漏，小儿疳积，眼目障翳。

2. 壮医：幽扭（热淋），肉卡（癃闭），隆白带（带下病），肉裂（尿血），仲嘿喯尹（痔疮），嗨疳（疳积）等。

【用法用量】内服：煎汤，3～9g；或磨汁。外用：适量，水磨点眼；或研末搽。

【本草论述】

1.《新修本草》：以水煮汁饮之，主淋有效。

2.《本草拾遗》：主消渴。

3.《本草图经》：催生。

4.《本草衍义》：溃虚积药中多用。

5.《品汇精要》：明目。

6.《医学入门》：治年久肠风痔漏。

7.《本草纲目》：利窍行湿热，疗眼目障翳。

8.《雷公炮制药性解》：主五淋，小便不利。

9.《玉楸药解》：利水通淋，止带。泻膀胱湿热，治淋沥热涩，溺血便血，消渴，带下，痔漏，障翳，齿动牙疼，卷毛倒睫。

10.《医林纂要》：能祛风去瘀。

11.《本草求原》：（主）儿嗽吐乳。

【传统验方】

方1 源自《乾坤生意》

组成：石燕子。

制法及用法：上药磨水点搽眼。先以镊子摘去拳毛，乃点药，后以黄连水洗之。

主治：拳毛倒睫。

方2 源自《本草纲目》

组成：石燕（火煅，醋淬七次）三对，青盐、乳香各一两，细辛半两。

制法及用法：上药为末，揩之，荆芥汤漱口。

功效：牢牙止痛。

方3　石燕散　源自《小儿卫生总微论方》

组成：石燕。

制法及用法：上药火煅为末，葱白汤调下一字。

主治：伤寒小便不通，小腹胀满。

方4　源自《简要济众方》

组成：石燕子、新桑根白皮。

制法及用法：上药拌匀，分作七贴，每贴用水一盏，煎七分，空心、午前各一服。

主治：小便淋痛。

方5　源自《太平圣惠方》

组成：石燕子、商陆、赤小豆、红花。

制法及用法：上药等分为末，和匀，每服一钱，葱白汤调下。

主治：血淋心烦。

方6　石燕丸　源自《三因方》

组成：石燕子（烧令通赤，水中淬一两次，捣研水飞，焙干）、滑石、石苇（去毛）、瞿麦穗各一两。

制法及用法：上药为末，糊丸如梧桐子大。煎瞿麦、灯心汤下十丸，食前服，日二三。

主治：沙石淋痛不可忍。

【临床研究】

1. 肝病：23例肝病患者，采用佛手石燕汤治疗，主方为佛手、石燕、马牙槟榔、白术、白芍、茯苓、陈皮。结果：临床治疗23例，其中临床治愈15例，显效4例，有效3例，总有效率为95.65%。

2. 营养不良儿合并长期腹泻：营养不良儿合并长期腹泻30例，采用石燕粉治疗。石燕火煅、米醋淬、打碎磨细末贮瓶备用。1岁以下病儿每次2～3 g，一日2次；1～3岁病儿每次4～6 g，一日2次；均放适量红糖，米汤饮服。结果：大部分病儿服药后4～5天大便开始变好，6～10天便次逐渐减少，大便成形，平均半月方可痊愈。痊愈23例，明显好转5例，无效2例，总有效率93.33%。

【化学成分】本品主要含碳酸钙（$CaCO_3$），尚含少量磷（P）及二氧化硅（SiO_2）等。

【药理作用】暂无。

【注意事项】孕妇及体虚、无湿热者慎服。

【现行质量标准】《中华人民共和国卫生部药品标准：中药材（第一册)》(1992 年版)、《四川省中药材标准》(1987 年版)。

参考文献

[1] 国家中医药管理局《中华本草》编委会. 中华本草：2 [M]. 上海：上海科学技术出版社，1999：321.

[2] 李振雄，张成道. 佛手石燕汤治疗肝病 23 例 [J]. 湖北中医杂志，1983（2)：37.

[3] 王明福. 石燕散治疗营养不良儿久泻 [J]. 四川中医，1986（4)：14.

石蟹

Shixie

Fossilia Brachyurae

【壮药名】剖廪（Baeurin）。

【别名】蟹化石、大石蟹、石螃蟹。

【原矿物】为古生代节肢动物石蟹及其近缘动物的化石。

【产地】主产于台湾、四川、广东、广西等地区。广西主产于防城港，以及合浦县。

【性状】本品灰色或浅灰棕色至浅棕褐色，全形似蟹，多呈扁椭圆形或近六边椭圆形，极少数为梭形，长 3.5 ～ 8.0 cm，宽 3 ～ 6 cm，厚 1 ～ 2 cm。全体凹陷处及足断处常填满泥岩；背部稍隆起，有的较光滑，有光泽，有的尚附着其他生物残壳，有的留有蟹背上的纹理；腹部多略低凹，表面有时已破坏；节状足大多数残缺不全。体较重，质坚硬，断面蟹壳部分呈薄层状，灰棕色，中间似石灰岩，灰色，较粗糙。气微，味淡。

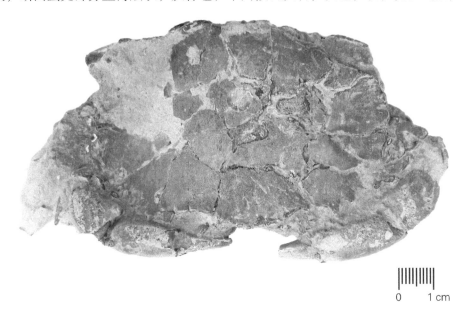

石蟹

【鉴别】

1. 取本品粉末 0.2 g，加盐酸 1 mL，即产生大量气泡。

2. 取本品粉末 1 g，滴加稀硝酸 3 mL，随滴随振摇，俟泡沸停止，加氢氧化钠试液中和，溶液显钙盐的鉴别反应。

【炮制】净石蟹除去杂质，洗净，干燥，捣碎。

煅石蟹：取净石蟹，置耐火容器内，用火煅至红透，取出，放冷，捣碎或研成细粉。

煅淬石蟹（醋石蟹）：取净石蟹，照煅（淬）法，煅至红透，趁热用醋淬透，再以水飞法制成极细粉末，干燥。

【性味】

1. 中医：咸，寒。

2. 壮医：咸，寒。

【功效】

1. 中医：清热利湿，消肿解毒，明目。

2. 壮医：通水道，清热毒，除湿毒，消肿，明目。

【主治】

1. 中医：湿热淋浊，带下，喉痹，痈肿，漆疮，青盲，目赤，翳膜遮睛。

2. 壮医：肉扭（淋证），隆白带（带下病），货烟妈（咽喉肿痛），呗脓（痈疮），答蒙（青盲），答红（目赤），翳膜遮睛。

【用法用量】内服：用水磨汁，6～9g；或入丸、散。外用：研细点眼，或以醋磨涂。

【本草论述】

1.《开宝本草》：石蟹生南海。云是寻常蟹尔。年月深久，水沫相着，因化成石，每遇海潮即漂出。皆细研水飞过，入诸药相助用之。

2.《本草图经》：今岭南近海州郡皆有之。体质石也，而都与蟹相似，但有泥与粗石相着尔。

3.《海搓录》：崖州榆林港内半里许，土极细腻，最寒，但蟹入则不能运动，片时成石矣。人获之名石蟹，置之几案，云能明目也。复有石虾似虾，出海边；石鱼似鱼，出湘山县。石鱼、虾并不入药用。

【传统验方】

方1　源自《圣济总录》

组成：石蟹一枚。

制法及用法：上药以醋磨之，频搽即消。

主治：小儿小便外肾作肿。

方2　源自《圣济总录》

组成：石蟹。

制法及用法：上药冷水磨饮之，兼涂喉上。

主治：喉痹，水浆不入。

方3　源自《普济方》

组成：石蟹。

制法及用法：上药以醋磨，敷痈肿。

主治：痈未溃及痈肿，解金石毒。

方4　石蟹丸　源自《卫生家宝方》

组成：石蟹三两、地骨皮一两、枳壳一两（麸炒）、牛藤三两（酒浸）、防风一两、破故纸半两（炒）、甘草半两、木贼半两、枸杞子半两、甘菊花半两、生地黄半两。

制法及用法：上药为细末，炼蜜为丸如梧桐子大。每服二十丸，热汤送下。

功效：退翳明目，去肝热。

方5　石蟹散　源自《圣济总录》

组成：石蟹（碎）一枚、乳香一分、滑石一两半。

制法及用法：上药研细为散。每服一钱匕，煎灯心汤调下。

主治：妊娠子淋，日夜频数涩痛。

方6　点翳眼方　《普济方》

组成：石蟹二钱、密陀僧一钱、白丁香一钱、硇砂一钱、铜绿半钱、乳香半钱、蕤仁半钱。

制法及用法：上药研细保存。用时取一二钱，冰片少许研匀，点眼。一日二三次。

主治：角膜炎，角膜血管翳，翼状胬肉。

【临床研究】

1.治疗卡他性结膜炎、病毒性结膜炎、流行性出血性结膜炎、滤泡性结膜炎、眼睑炎症等，常与黄连、熊胆相配外用，如黄连膏。

2.治疗角膜炎、角膜血管翳、翼状胬肉等，常与白丁香、硇砂同伍点眼，如点翳眼方。

【化学成分】本品主要成分为碳酸钙（$CaCO_3$）、重金属、微量元素、砷盐等。

【药理作用】暂无。

【注意事项】体虚无热者及孕妇慎用。

【现行质量标准】《中华人民共和国卫生部药品标准：中药材（第一册）》（1992年版）、《四川省中药材标准：增补本》（1987年版）、《广西中药材标准》（1990年版）。

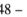

参考文献

[1] 张仁俊，毕宏生，张铭连，等. 实用眼科药物学 [M]. 北京：人民军医出版社，2015.

[2] 张晓平，张文平，牛凤菊，等. 石蟹质量标准研究 [J]. 山东中医杂志，2015，34（3）：211-213.

[3] 王昌亚. 四种化石生品煅制后对微量元素的影响 [J]. 中国实用医药，2007，2（3）：21-22.

龙齿

Longchi

Dens Draconis

【壮药名】奋龙（Faenzlungz）。

【别名】白龙齿、青龙齿。

【原矿物】为古代哺乳动物象类、犀类、三趾马、鹿类、羚羊、猪、牛等的牙齿化石。

【产地】主产于山西、河南、陕西、甘肃、内蒙古、四川、广西等地区。广西主产于崇左、阳朔等地。

【性状】本品表面为白色或黄白色者，习称"白龙齿"；青灰色或暗棕色者，习称"青龙齿"。具棕黄色条纹及斑点，有的表面呈有光泽的珐琅质，呈破碎成不规则或齿状的块状，完整者可分为臼齿及犬齿。臼齿呈方柱形或圆柱形，略弯曲，一端较细，长2～20 cm，直径1～9 cm，有深浅不同的沟棱。犬齿呈圆锥形，先端较细或略弯曲，长约7 cm，直径0.8～3.5 cm，先端断面常中空。质坚硬，断面常分为两层，层间有空隙，有时间有石化的牙髓。无臭，无味。

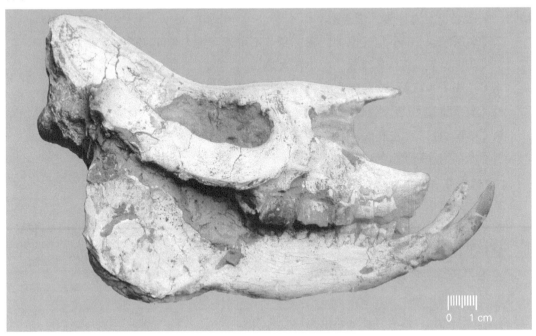

龙齿

【鉴别】取本品粉末约2 g，滴加稀盐酸10 mL，即泡沸，产生二氧化碳气体，将此气体通入氢氧化钙试液中，即发生白色沉淀。待泡沸停止，滴加氢氧化钠试液中和后，滤过，滤液呈钙盐和磷酸盐的鉴别反应。

【炮制】挖出后，除去泥土。

【性味】

1. 中医：甘、涩，凉。

2. 壮医：甜、涩，寒。

【功效】

1. 中医：镇惊安神，清热除烦。

2. 壮医：清心热，定神志。

【主治】

1. 中医：惊痫癫狂，心悸怔忡，失眠多梦，身热心烦。

2. 壮医：勒爷狠风（小儿惊风）、勒爷发羊癫（小儿癫痫）、心跳（心悸）、年闹诺（失眠）等。

【用法用量】内服：煎汤，10～15 g，打碎先煎；或入丸、散。外用：适量，研末撒或调敷。

【本草论述】

1.《神农本草经》：主小儿大人惊痫，癫疾狂走，心下结气，不能�‍嘴息，诸痉。杀精物，久服轻身，通神明，延年。

2.《名医别录》：小儿五惊十二痫，身热不可近，大人骨间寒热。又杀虫毒。

3.《药性论》：镇心安魂魄，主小儿大热。

4.《日华子本草》：治烦闷癫痫热狂，辟鬼魅。

5.《本草蒙筌》：男妇邪梦纷纭者急服。

6.《本草纲目》：主肝病。

7.《本草用法研究》：治怔忡不眠。

【传统验方】

方1　龙齿散　源自《太平圣惠方》

组成：龙齿、黄矾、白石脂各二两，桂心一分，川芎半两，皂荚刺（微炒）一两。

制法及用法：上药为末，不津器中盛之。每食后，用少许贴之，有津勿咽。

主治：牙齿根宣露挺出，烂肉，黑血不止，疼痛摇动，臭气，欲脱落。

方2　龙齿丸　源自《圣济总录》

组成：龙齿、铁粉、凝水石各一两，茯神一两半。

制法及用法：上药为末，炼蜜丸如梧桐子大。每服二十丸，温米饮下。

主治：因惊成痫，狂言妄语。

方 3　龙齿散　*源自《朱氏集验方》*

组成：龙齿、茯苓、白附子（炮）、蝉蜕、甘草各等分。

制法及用法：上药为细末，每服一小钱，临卧薄荷汤下。

主治：小儿惊悸夜啼。

方 4　龙齿汤　*源自《圣济总录》*

组成：龙齿、麦门冬、人参各一两，远志三分，甘草（炙）一分。

制法及用法：上药为粗末，每服五钱匕，水煎去滓，食后温服。

主治：鬼黄，病人汗不出，渐加困重，吸气心胀，唇黑，遍身黄，妄见异物。

方 5　龙齿散　*源自《小儿卫生总微论方》*

组成：龙齿。

制法及用法：上药为末，调服。

主治：小儿惊热如火，温壮。

方 6　龙齿散　*源自《太平圣惠方》*

组成：龙齿（细研）半两，钩藤、白茯苓各半两，蝉壳（微炒）二七枚，黄丹、甘草（炙微赤，锉）、铁粉（细研）、朱砂（细研）、川大黄（锉碎，微炒）各一分。

制法及用法：上药捣罗为末，入研了药令匀。每服一钱，以水一小盏，煎至六分，量儿大小，分减温服。

主治：小儿天钓，手脚掣动，眼目不定，有时笑啼或嗔怒，爪甲皆青。

【临床研究】癫痫：43 例癫痫患者，予自拟芍药龙齿汤为主方，辨证分型治疗。白芍、龙齿、甘草各 30 g，治疗 2～3 个月。结果：观察 5 年以上未发病者 21 例，占 48.8%；观察 3～5 年未复发者 11 例，占 25.6%；观察 1～2 年未复发者 8 例，占 18.6%；观察 1 年以内复发，再用药治疗仍复发者 3 例，占 7.0%；本组 43 例经治疗后停止发作时间，最长 6 个月，最短 20 天，一般为 2～3 个月。

【化学成分】主要含碳酸钙（$CaCO_3$）、磷酸钙［$Ca_3(PO_4)_2$］，尚含少量铁（Fe）、钾（K）、钠（Na）、硫酸根（SO_4^{2-}）等。

【药理作用】

1. 抑制中枢：龙齿水煎液按 0.2 mL/20 g 灌胃给药，连续 10 天，对小鼠脑组织中单胺类神经递质及其代谢物含量有影响，可降低多巴胺和高香草酸水平，起到抑制中枢神经的作用。20% 龙齿混悬液按 0.2 mL/20 g 灌胃给药，连续 4 天，能显著提高戊巴比妥钠诱导小鼠入睡的催眠率，同时能对抗回苏灵所致惊厥。

2. 止血：20% 龙齿混悬液按 0.2 mL/20 g 灌胃给药，连续 4 天，能缩短正常小鼠凝血时间。

【注意事项】感冒发烧者不宜饮用；体质虚寒者慎用。

【现行质量标准】《广东省中药材标准》（2011 年版）、《湖南省中药材标准》（2009 年版）、《甘肃省中药材标准》（2009 年版）、《北京市中药材标准》（1998 年版）、《上海市中药材标准》（1994 年版）、《山西省中药材标准》（1987 年版）。

参考文献

[1] 甘肃省食品药品监督管理局. 甘肃省中药材标准：2009 年版 [M]. 兰州：甘肃文化出版社，2009：367.

[2] 蔺伟斌. 以芍药龙齿汤为主方治疗癫痫：附 43 例临床小结 [J]. 湖南中医杂志，1986（3）：6-8.

[3] 国家中医药管理局《中华本草》编委会. 中华本草：2 [M]. 上海：上海科学技术出版社，1999：320.

[4] 张家俊，陈文为. 中药酸枣仁、龙齿、石菖蒲对小鼠脑组织单胺类神经递质及其代谢物的影响 [J]. 北京中医药大学学报，1995（6）：64-66.

[5] 黄寅墨，刘淑花. 龙骨、龙齿、花蕊石微量元素及药理作用比较 [J]. 中成药，1990（6）：31-32.

龙骨

Longgu

Os Draconis

【壮药名】龙骨（Lungzguz）。

【别名】白龙骨、土龙骨、粉龙骨、骨化石、龙骨头。

【原矿物】为古代哺乳动物如三趾马、犀类、牛类、象类等的骨骼化石或象类门齿的化石。

【产地】主产于山西、内蒙古、四川、陕西等地区。广西主产于阳朔、临桂、融水、武鸣等地。

【性状】本品表面灰白色、白色或黄白色至淡棕色，呈不规则块状或骨骼状，表面多较平滑，有的具纵纹裂隙或具棕色条纹与斑点。质硬，砸碎断面不平坦，色黄白或白，有的中空。关节处膨大，断面有蜂窝状小孔。无臭，无味。

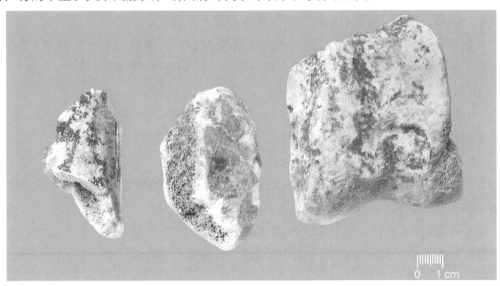

龙骨

【鉴别】

1. 取本品粉末约 2 g，滴加稀盐酸 10 mL，即泡沸，产生大量气体，将此气体通入氢氧化钙试液中，即产生白色沉淀。

2. 取上述泡沸停止后的液体，滴加氢氧化钠中和后，滤过，滤液照下述方法试验：

（1）取滤液 1 mL，加草酸铵试液，即产生白色沉淀；分离，所得沉淀不溶于醋酸，

溶于盐酸。(检查钙盐)

（2）取滤液 1 mL，加硝酸银试液，即产生浅黄色沉淀；分离，沉淀在氨试液或稀硝酸中均易溶解。(检查磷酸盐)

（3）取滤液 1 mL，加钼酸铵试液与硝酸后，加热即产生黄色沉淀；分离，沉淀能在氨试液中溶解。(检查磷酸盐)

【炮制】挖出后，除去泥土及杂质。五花龙骨骨质酥脆，出土后若露置空气中极易破碎，故常用毛边纸粘贴。

【性味】

1.中医：甘、涩，平。

2.壮医：甜、涩，平。

【功效】

1.中医：镇惊安神，平肝潜阳，敛汗固精，止血涩肠，生肌敛疮。

2.壮医：通调龙路、火路，调养巧坞，除湿毒。

【主治】

1.中医：惊痫癫狂，怔忡健忘，失眠多梦，头晕目眩，自汗盗汗，遗精淋浊，吐衄便血，崩漏，带下，泻痢，脱肛，溃疡久不收口，湿疮。

2.壮医：年闹诺（失眠），心跳（心悸），优平（汗症），漏累（滑精），瀨幽（遗尿），楞喔勒（鼻出血），兵淋勒（崩漏），隆白带（带下病），阿意咪（痢疾），尊寸（脱肛），呗脓（痈疮），能啥能累（湿疹）。

【用法用量】内服：煎汤，10～15 g，打碎先煎；或入丸、散。外用：适量，研末撒；或调敷。

【本草论述】

1.《神农本草经》：主心腹鬼疰，精物老魅，咳逆，泻痢脓血，女子漏下，症瘕坚结，小儿热气惊痫。

2.《名医别录》：疗心腹烦满，四肢痿枯，汗出，夜卧自惊，恚怒，伏气在心下不得喘息。肠痈内疽，阴蚀。止汗，缩小便溺血，养精神，定魂魄，安五脏。白龙骨疗梦寐泄精，小便泄精。

3.《药性论》：逐邪气，安心神，止冷痢及下脓血，女子崩中带下，止梦泄精，夜梦鬼交，治尿血，虚而多梦纷纭加而用之。

4.《日华子本草》：健脾，涩肠胃，止泻痢，渴疾，怀孕漏胎，肠风下血，鼻洪，吐血。

5.《本草衍义》：治精滑及大肠滑不可缺也。

6.《珍珠囊》：固大肠脱。

7.《本草纲目》：益肾镇惊，止阴疟，收湿气脱肛，生肌敛疮。

8.《医林纂要》：补心益肺，敛散泻肝，固精宁神，解毒辟邪。

9.《医学衷中参西录》：善利痰。治肺中痰饮咳嗽，咳逆上气。

【传统验方】

方1　神仙止血散　源自《普济方》

组成：龙骨（五色紧者）一两、诃子一两、白石脂半两、苎麻叶（系五月采来阴干者）半两。

制法及用法：上药为细末，水调服之。

主治：金疮出血。

方2　桂枝去芍药加蜀漆龙骨牡蛎救逆汤　源自《伤寒论》

组成：桂枝（去皮）三两、甘草（炙）二两、生姜（切）三两、大枣（擘）十二枚、牡蛎（熬）五两、蜀漆（去腥）三两、龙骨四两。

制法及用法：上药以水一斗二升，先煮蜀漆，减二升，纳诸药，煮取三升，去滓。温服一升。

主治：伤寒脉浮，医以火迫劫之，亡阳，必惊狂，卧起不安者。

方3　龙骨散　源自《景岳全书》

组成：龙骨（煅）、当归、香附（炒）各一两，棕毛灰五钱。

制法及用法：上药为细末，每服四钱，空心米饮调下。忌油腻、鸡、鱼、炙博物。

主治：血崩不止。

方4　桂枝加龙骨牡蛎汤　源自《金匮要略》

组成：桂枝、芍药、生姜各三两，甘草二两，大枣十二枚，龙骨、牡蛎各三两。

制法及用法：上药以水七升，煮取三升，分温三服。

主治：虚劳之心肾不交证。

方5　龙骨丸　源自《魏氏家藏方》

组成：糯米饭（晒干）四两，赤石脂（炒令焦黄）、龙骨（煅，别研）、白茯苓（去皮）各二两。

制法及用法：上药为细末，醋煮面糊丸，焙干。每服五十丸，空心盐汤送下，食前服。

主治：白浊。

【临床研究】

1.内痔出血：采用龙骨苦酒汤（煅龙骨 30 g、食醋 100 mL，加凉水 100 mL）治疗，大多数患者服药3剂后，便血停止，肛门坠胀感消失。随访半年未复发。

2. 慢性化脓性中耳道炎：治疗慢性化脓性中耳道炎患者180例。煅龙骨研末，过200目筛，适量。采用过氧化氢溶液清洗耳道，用干燥的消毒棉签擦干（但用力应柔和，避免刺伤耳道和朦膜），然后将药置于细管之内轻轻吹入，每日1～3次或视其病情而定。结果：用药1天脓液渗出量明显减少有176人，有效率为97.78%；用药2天治愈有46人，治愈率为25.56%；用药3天治愈有56人，治愈率为31.11%；用药4天以上治愈有72人，治愈率为40%；总治愈率为96.67%。

3. 急慢性化脓性中耳炎：治疗急慢性化脓性中耳炎患者85例。取煅龙骨30 g、煅白矾10 g、黄柏15 g、白芷10 g、珍珠1 g，均研细过筛装瓶备用。应用时取药粉少量，用纸管吹入耳内，每日1～2次。结果：临床观察85例，其中急性33例、慢性52例，年龄4～60岁，病程3天至20年，85例经治疗均获痊愈。

4. 骨梗：治疗骨梗患者83例。成人1次用生龙骨30 g，温开水50～60 mL冲服；小儿1次15 g，用温开水30～40 mL冲服；未愈者可立即重服1剂。结果：临床观察83例，服药1次治愈71例，服药2次治愈12例。总治愈率为100%。

5. 带状疱疹：带状疱疹90例，予外敷龙骨膏（自制外用中药）治疗。取药用煅龙骨25 g、煅石膏25 g、轻粉5 g、冰片5 g共研为末，和匀过筛。用香油把细末调成糊状，涂于带状疱疹皮损处，约五分钱币厚，每日1次，7天为1个疗程。结果：共治疗90例，1个疗程内治愈79例，好转10例，未愈1例。

【化学成分】本品主要含有碳酸钙（$CaCO_3$）、磷酸钙［$Ca_3(PO_4)_2$］，以及铁（Fe）、钾（K）、钠（Na）、氯（Cl）、硫酸根（SO_4^{2-}）等。

【药理作用】

1. 镇静催眠：按龙骨水煎液12.5 g/kg、25 g/kg、50 g/kg（生药量）给小鼠灌胃，均能显著提高小鼠戊巴比妥钠阈下剂量的入睡率，龙骨液50 g/kg、25 g/kg（生药量）组均可显著缩短戊巴比妥钠阈下剂量小鼠的入睡时间，并能显著延长小鼠的睡眠时间，明显减少小鼠的自主行为活动。另外，按35 g/kg（生药量）的剂量，连续灌胃给药7天后，龙骨水煎液能延长自由活动大鼠总的睡眠时间，在睡眠时相上主要表现为延长慢波睡眠Ⅱ期（SWS2），对慢波睡眠Ⅰ期（SWS1）和快动眼睡眠（REMS）没有明显的影响。

2. 抗惊厥：龙骨水煎液25 g/kg、50 g/kg组均可显著延长戊四唑引起小鼠惊厥的潜伏期和降低小鼠惊厥的百分率。

3. 增强免疫：龙骨水煎液（50 g/kg）灌胃给药1周和3周后，可明显增强小鼠单核巨噬细胞对血清碳粒的吞噬能力，增加小鼠胸腺和脾脏的相对重量，减少小鼠坐骨神经损伤后爬网的漏脚率，具有增强免疫和促进损伤组织修复的药理作用。

4. 止血：20%龙骨混悬液按0.2 mL/20 g灌胃给药，连续4天，有缩短正常小鼠凝血时间的作用。

【注意事项】湿热积滞者慎服。

【现行质量标准】《甘肃省中药材标准》（2009 年版）、《湖南省中药材标准》（2009 年版）、《广东省中药材标准：第一册》（2004 年版）、《北京市中药材标准》（1998 年版）、《上海市中药材标准》（1994 年版）、《山西省中药材标准》（1987 年版）。

参考文献

[1] 广东省食品药品监督管理局.广东省中药材标准：第一册［M］.广州：广东科技出版社，2004：68-69.

[2] 国家中医药管理局《中华本草》编委会.中华本草：2［M］.上海：上海科学技术出版社，1999：317.

[3] 金西海.龙骨苦酒汤治疗内痔出血的疗效观察［J］.甘肃中医，1996（2）：12.

[4] 顾叔贤，罗洪军，汤林昌.煅龙骨治疗慢性化脓性中耳道炎 180 例［J］.光明中医，1998（2）：37.

[5] 闫承先，闫承文.龙骨枯矾散治疗急慢性化脓性中耳炎 85 例［J］.中国民间疗法，1996（3）：28.

[6] 王文娟，姜仁太.生龙骨治疗骨梗［J］.山东中医杂志，1995（11）：521.

[7] 王玉.龙骨膏外治带状疱疹 90 例分析［J］.实用中医内科杂志，2004（4）：352.

[8] 李光华，周旭，贺弋，等.龙骨对小鼠镇静与抗惊厥作用的初步研究［J］.宁夏医学院学报，2002（3）：163-164，176.

[9] 李光华，周旭，贺弋.龙骨、磁石对小鼠镇静催眠作用的研究［J］.宁夏医学院学报，2001（2）：82-83，87.

[10] 游秋云，王平，章程鹏.龙骨、酸枣仁对小鼠镇静催眠作用的对比研究［J］.辽宁中医药大学学报，2007（5）：28-29.

[11] 王冬，刘颖，李廷利.龙骨对自由活动大鼠睡眠时相的影响［J］.时珍国医国药，2008（9）：2129-2130.

[12] 李光华，周旭，贺弋，等.龙骨免疫作用的实验研究［J］.江苏中医药，2003（4）：54-55.

[13] 黄寅墨，刘淑花.龙骨、龙齿、花蕊石微量元素及药理作用比较［J］.中成药，1990（6）：31-32.

代赭石

Daizheshi

Ochra Haematitum

【壮药名】赭石（Cejsizgvang）。

【别名】赤赭石、赭石、铁朱、赤土。

【原矿物】为氧化物类刚玉族矿石赤铁矿。

【产地】主产于山西、河北、广东、山东、河南、湖南、四川、广西等地区。广西主产于柳州、桂林、玉林、河池等地。

【性状】本品为棕红色至暗棕红色或铁青色，条痕为樱红色或棕红色的鲕状、豆状、肾状集合体，呈不规则厚板状或块状，有棱角，具半金属光泽。一面分布较密的"钉头"，呈乳头状；另一面与凸起相对应处有同样大小的凹窝。体重，质坚硬，断面层叠状或颗粒状。无臭，无味。

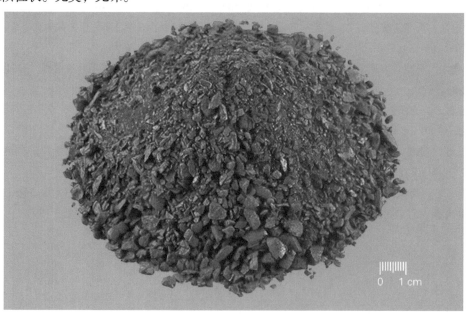

代赭石

【鉴别】取本品粉末 0.1 g，置试管中，加盐酸 2 mL，振摇，静置。取上清液 2 滴，加亚铁氰化钾试液 1 ～ 2 滴，即生成蓝色沉淀；再加 25% 氢氧化钠溶液 5 ～ 6 滴，沉淀变成棕色。

【炮制】取净代赭石块，置适宜的容器中，用无烟武火加热，煅至红透，取出，放凉，碾碎或捣碎。

【性味】

1. 中医：苦、甘，平、寒；无毒。

2. 壮医：苦，寒。

【功效】

1. 中医：平肝潜阳，重镇降逆，凉血止血。

2. 壮医：调龙路，调谷道，通气道，止血。

【主治】

1. 中医：头痛，眩晕，心悸，癫狂，惊痫，呕吐，噫气，呃逆，噎膈，咳嗽，气喘，吐血，鼻衄，崩漏，便血，尿血。

2. 壮医：兰奔（眩晕），朌聍（耳鸣），鹿（呕吐），咪胴噓（噫气），沙呃（呃逆），墨病（哮喘），鹿勒（呕血），渗裂（衄血），兵淋勒（崩漏）。

【用法用量】内服：煎汤，0.3～1.0两；或入丸、散。

【本草论述】

1.《神农本草经》：主鬼疰贼风蛊毒，杀精物恶鬼，腹中毒邪气，女子赤沃漏下。

2.《名医别录》：主带下百病，产难，胞衣不出，坠胎，养血气，除五脏血脉中热，血痹血瘀，大人小儿惊气入腹及阴痿不起。

3.《药性论》：主治女子崩中，淋沥不止，疗生子不落。末温服之，辟鬼魅。

4.《日华子本草》：止吐血，鼻衄，肠风，痔瘘，月经不止，小儿惊痫，疳疾，反胃，止泻痢脱精，尿血遗溺，金疮长肉，安胎健脾，又治夜多小便。

【传统验方】

方1　旋覆代赭汤　源自《伤寒论》

组成：旋覆花三两、人参二两、生姜五两、代赭一两、甘草（炙）三两、半夏（洗）半升、大枣（擘）十二枚。

制法及用法：上药以水一斗，煮取六升，去滓，再煎取三升，温服二升，日三服。

主治：胃虚痰气逆阻证。

方2　赭遂攻结汤　源自《医学衷中参西录》

组成：生赭石（轧细）二两、朴硝五钱、干姜二钱、甘遂（轧细，药汁冲服）一钱半。

制法及用法：热多者去干姜，寒多者酌加干姜数钱。呕多者，可先用赭石一两、干姜半钱煎服，以止其呕吐。呕吐止后再按原方煎汤，送甘遂末服之。

主治：宿食结于肠间，不能下行，大便多日不通。其证或因饮食过度，或因恣食生冷，或因寒火凝结，或因呕吐既久，胃气冲气皆上逆不下降。

方 3　代赭石汤　*源自《御药院方》*

组成：代赭石（打碎）三两，陈皮二两，桃仁、桂、吴茱萸各半两。

制法及用法：上药加姜，水煎服。

主治：逆气上冲奔逼，息道滞塞不通。

方 4　*源自《普济方》*

组成：土砆（朱）。

制法及用法：上药不拘多少为极细末，米醋调，时时进一二服。

主治：诸呀呷有声，卧睡不得。

方 5　*源自《仁斋直指方》*

组成：代赭石。

制法及用法：上药火烧醋淬十次，细研水飞，日干。每服一钱或半钱，白汤调下，连进三服。

主治：急慢惊风，吊眼撮口，搐搦不定，见脚胫上有赤斑，即是惊气已出，病当安也。无斑点者不可治。

方 6　*源自《斗门方》*

组成：血师。

制法及用法：上药火煅、米醋淬、尽醋一升，捣罗为面。每服一钱，白汤下。

主治：衄血。

方 7　*源自《方脉正宗》*

组成：代赭石、柿饼。

制法及用法：上药捣为丸，梧子大。每早服二钱，白汤下。

主治：肠风血痢久不愈。

方 8　*源自《普济方》*

组成：大赭石。

制法及用法：上药研为细末，醋汤调服。

主治：崩中淋沥不止。

方 9　*源自《千金要方》*

组成：地黄、代赭。

制法及用法：以生地黄汁一小盏，调代赭末一钱，日三服。

主治：妊娠胎堕，下血不止。

方 10　源自《百一选方》

组成：赤土、荆芥。

制法及用法：上药为细末，揩齿上，以荆芥汤漱。

主治：牙宣。

方 11　源自《普济方》

组成：紫朱。

制法及用法：上药煮汁饮。

主治：喉痹肿痛。

方 12　源自《仁斋直指方》

组成：土朱、石膏。

制法及用法：上药为末，新汲水调敷眼头尾及太阳穴。

主治：赤眼肿闭。

方 13　源自《朱氏集验医方》

组成：土朱、铅丹、牛皮胶。

制法及用法：上药为末，好酒一碗冲之，澄清服。以渣敷之，干再上。

主治：一切疮疖。

方 14　源自《仁斋直指方》

组成：土朱、青黛、滑石、荆芥。

制法及用法：上药为末，每服一钱半，蜜水调下，仍外敷之。

主治：诸丹热毒。

【临床研究】

1.晕动病：60 例患者采用代赭石汤加减治疗。药物组成：代赭石 60 g，藿香 12 g，法半夏 20 g，竹茹 15 g，香薷 12 g，陈皮 15 g，甘草 3 g。随症加减：口苦舌燥者加连翘、芦根，以清热解毒、生津止渴；胃脘灼痛、胀闷者加黄连、木香；纳呆厌食者加神曲。用法：每日 1 剂，煎汤 60 ～ 200 mL，口服。发作时一般 1 剂即愈，一般于不发病时服用，4 天为 1 个疗程，治疗 1 ～ 3 个疗程。结果：52 例乘坐交通工具时头晕、恶心、呕吐等症状消失，长时间乘坐亦无任何不适；6 例乘坐交通工具时轻微头晕，但无恶心、呕吐等症状；2 例乘坐交通工具时头晕、恶心、呕吐等症状无改善。

2. 顽固性呕吐：58 例患者用人参汤送服代赭石粉治疗。用生晒参 15 g，水煎取汁 150 mL，送服代赭石粉 30 g，分 3 次服，每日 1 剂。结果：49 例患者呕吐消失，正常进食；6 例呕吐明显减轻，次数明显减少，可进半流质饮食；3 例呕吐无明显减轻。一般 3 剂呕吐止。

3. 妊娠恶阻：62 例患者重用代赭石治疗。组方：代赭石 30 g（先煎）、白术 15 g、茯苓 10 g、白芍 10 g、寸冬 15 g、半夏 10 g、竹茹 10 g、焦三仙 10 g；肝胃不和兼热症者加知母、栀子、生地、黄芩各 15 g，黄连 10 g；脾胃虚弱兼寒症者加砂仁、茯苓皮、枇杷叶各 10 g。每日 1 剂，浓煎取汁 200 mL，少量多次饮服，且均以生姜汁为药引。伴严重水电解质紊乱者给予输液纠正酸中毒和电解质紊乱，7 天为 1 个疗程，共 1～2 个疗程。结果：45 例单纯中药治疗后，恶心呕吐停止，临床症状完全消失，尿酮体检查连续 3 次（－），胚胎发育正常；16 例以中药治疗为主，配合输液支持治疗后临床症状消失，尿酮体检查连续 3 次（－）；1 例经综合治疗后呕吐不止，酸中毒得不到纠正或纠正后又反复，出现严重肝肾功能损伤，须终止妊娠。总有效率为 98.4%。

【化学成分】本品主要含有氧化铁（Fe_2O_3），其中铁（Fe）约占 70%、氧（O）约占 30%；尚含有硅（Si）、铝（Al）、钛（Ti）、镁（Mg）、锰（Mn）、钙（Ca）、铅（Pb）、砷（As）等元素。

【药理作用】

1. 镇静、抗炎、抗惊厥、止血：腹腔注射给予阈剂量的戊巴比妥钠诱导小鼠睡眠实验结果表明，生、煅赭石均能降低戊巴比妥钠阈剂量，且煅赭石优于生赭石；煅赭石能显著对抗戊四氟诱发小鼠的惊厥作用，延长抽搐潜伏期时间，减少惊厥动物数。用角叉菜胶造小鼠足趾肿胀模型中，生、煅赭石显著抑制小鼠足肿胀度，且生赭石优于煅赭石。凝血、出血实验结果表明生、煅赭石均能显著缩短凝血时间，缩短小鼠出血时间。说明生、煅赭石具有镇静、抗炎、抗惊厥、止血等药理作用。

2. 保护胃黏膜：由醋酸制成的大鼠胃溃疡模型观察到，旋覆代赭汤保护胃黏膜作用的机理可能与其阻滞 H2 受体，抑制组织胺对胃酸的分泌有关。同时与其具有促进血液循环，消除胃的组织水肿等作用有关，从而防止胃黏膜的损伤和增强胃黏膜损伤的修复。旋覆代赭汤水煎剂在治疗酸性反流性食管炎的过程中，能够明显提高血浆胃动素和胃窦黏膜胃动素水平，从而可增加食管下括约肌（LES）的压力，促进胃排空，防止酸反流，促进疾病的恢复。旋覆代赭汤能改善模型大鼠食管黏膜的病理状况，其作用机制可能为降低模型大鼠食管黏膜一氧化氮浓度，减轻炎症反应，减轻下食管括约肌松弛。

【注意事项】孕妇慎服；下部虚寒者，不宜用；阳虚阴痿者忌之；气不足、津液燥者禁用。

【现行质量标准】暂无。

参考文献

［1］梁文能.代赭石汤加减治疗晕动病60例［J］.中国民族民间医药，2011，20（11）：79.

［2］李可法，范荣娥.人参代赭石治疗顽固性呕吐58例［J］.湖北中医杂志，1995，17（5）：27.

［3］王玉霞.重用代赭石治疗妊娠恶阻62例临床观察（摘要）［J］.齐鲁医学杂志，2000，15（3）：178.

［4］马新换，郭晓颖.陇中京帮炮制论［M］.兰州：甘肃科学技术出版社，2018：333.

［5］高松.辽宁中药志：动物、矿物、海洋类［M］.沈阳：辽宁科学技术出版社，2015：369.

［6］刘淑花，毕俊英.生或煅赭石微量元素含量及药理作用比较［J］.微量元素与健康研究，2003，20（1）：6-7.

［7］邓兴学，杨硕，王春.旋复代赭汤对大鼠醋酸性胃溃疡的影响［J］.云南中医中药杂志，2002，23（5）：35.

［8］于强，袁红霞，崔乃强.旋覆代赭汤对酸性反流性食管炎模型大鼠血浆胃动素水平的影响［J］.中医药学刊，2003，21（6）：890-891.

［9］于强，袁红霞，郭世铎.旋覆代赭汤对酸性反流性食管炎模型大鼠胃窦粘膜胃动素表达的影响［J］.四川中医，2006，24（6）：8-10.

［10］代二庆，李海英，刘子泉，等.旋覆代赭汤对反流性食管炎模型大鼠食管黏膜一氧化氮的影响［J］.现代中西医结合杂志，2004，13（11）：1425-1428.

白石英

Baishiying

Quartz Album

【壮药名】白石英（Begsiging）。

【别名】白英石。

【原矿物】为氧化物类石英族矿物石英。

【产地】主产于江苏、山东、广东、广西、福建、湖南、贵州等地区。广西主产于资源、恭城、贺州、钟山、昭平等地。

【性状】本品通体呈白色或乳白色，有的略带黄色。呈不规则块状，多具棱角，表面不平坦但光滑，透明至不透明，有玻璃样或脂肪样光泽。质坚硬而重，砸碎后，断面不平坦，边缘较锋利，可刻画玻璃成划痕。气微，味淡。

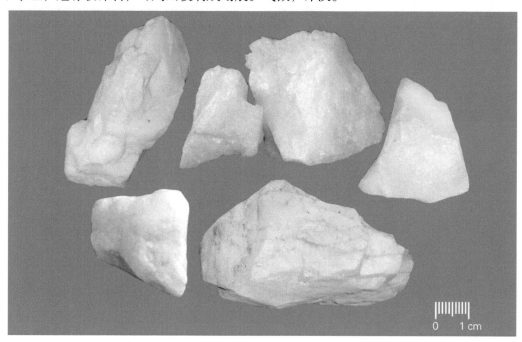

白石英

【鉴别】

1. 取本品细粉 15 mg，加氟化钙 20 mg，混匀，置具外包锡纸的橡皮塞的干燥试管中，加硫酸 10 滴。另取细玻璃管穿过橡皮塞，玻璃管下端沾水 1 滴，调节玻璃管至距试管底部约 3.5 cm 处，小心加热（在石棉板上）试管底部，见水滴上下移动时，停止加热约 1 min，再继续加热，至有浓厚的白烟放出为止。放置 2～3 min，取下橡皮塞与玻璃管，用 2～3 滴水冲洗玻璃管下端使流入坩埚内，加钼酸铵溶液［取钼酸铵 3 g，加水 60 mL 溶解后，再加入硝酸溶液（1→2）20 mL，摇匀]1 滴，稍加热，溶液显淡黄色，放置 1～2 min 后，加联苯胺溶液（取联苯胺 1 g，加入 10% 醋酸使溶解成 100 mL）1 滴和饱和醋酸钠溶液 1～2 滴，即显蓝色或生成蓝色沉淀。

2. 取本品细粉 0.1 g 置烧杯中，加盐酸 2 mL 与 4% 硼酸溶液 5 mL，加热使溶解，滤过，取滤液加氯化钡试液，产生白色沉淀，沉淀不溶于盐酸。

3. 取本品细粉适量，加等量无水碳酸钠，充分混合均匀，用铂金耳取少量，置火焰上灼烧，形成玻璃状透明体（内部常含气泡）。

4. 取本品约 5 mg，置铂坩埚中，加碳酸钾 200 mg，混匀。在 600～700 ℃炽灼 10 min，冷却，加水 2 mL 微热溶解，缓缓加入钼酸铵试液（取钼酸 6.5 g，加水 14 mL 与氨水 14.5 mL），振摇使溶解，冷却，在搅拌下缓缓加入已冷却的 32 mL 硝酸与 40 mL 水的混合液中，静置 48 h，滤过，取滤液 2 mL，溶液显深黄色。

【炮制】采得石英矿后，挑选纯白的石英。

【性味】

1. 中医：甘、辛，微温。

2. 壮医：甜、辣，微温。

【功效】

1. 中医：温肺肾，安心神，利小便。

2. 壮医：补咪钵（肺），补咪腰（肾），安神志，利水道。

【主治】

1. 中医：肺寒咳喘，诸阳不足，心神不安，惊悸善忘，小便不利，肾虚耳聋，风寒湿痹。

2. 壮医：埃病（咳嗽），阳内（阳虚），心跳（心悸），幽扭（热淋），惹茸惹怒（耳鸣耳聋），发旺（痹病）。

【用法用量】内服：煎汤，10～15 g；或入丸、散。虚寒咳喘、肾虚阳痿宜煅用。

【本草论述】

1.《药对》：湿可去枯，即紫石英、白石英之属是也。

2.《本草衍义》：紫、白二石英，当攻疾，可暂煮汁用，未闻久服之益。张仲景（风引汤）之意，只令㕮咀，不为细末者，岂无意焉。其久服，更宜详审。

3.《本草备要》：按湿即润也。润药颇多，石药终燥，而徐之才取二石英为润剂，存其意可也。

4.《神农本草经》：主消渴，阴痿不足，咳逆（一作呕逆），胸膈间久寒，益气，除风湿痹。

5.《名医别录》：疗肺痿，下气，利小便，补五脏。

6.《药性论》：能治肺痈吐脓，治嗽逆上气，黄疸。

【传统验方】

方1　源自《简要济众方》

组成：白石英一两、朱砂一两。

制法及用法：上药同研为散。每服半钱，食后夜卧，金银汤调下。

主治：心脏不安，惊悸善忘，上膈风热化痰。

方2　白石英汤　源自《鸡峰普济方》

组成：白石英（杵细者，绵裹）一分，五味子、白茯苓、附子、人参各半钱，甘草一字。

制法及用法：上药为粗末，用水五大盏，银石器中煮石英至三盏，投药再煎至一盏半，去滓。分二服，空心晚食前或鸡鸣拂旦服。

主治：肺虚少气。

方3　源自《青囊秘方》

组成：白石英二两。

制法及用法：上药日煎汤饮，一月平复。

主治：形寒饮冷，肺气冲逆，作咳作喘，或为哮呛，或为冷怯。

方4　源自《千金翼方》

组成：（1）白石英三两。（2）磁石（火煅醋淬五次）、白石英各五两。

制法及用法：（1）上药坩埚内火煅酒淬三次，入瓶中密封，勿泄气。每早温服一钟，以少饭压之。（2）上药绢袋盛，浸一升酒中五六日。温服，将尽更添酒。

主治：风虚冷痹，诸阳不足，肾虚耳聋。

方5　源自《青囊秘方》

组成：白石英四两。

制法及用法：上药煎汤饮。或加枸杞子二两同煎。

主治：肾腋阳气衰微，津源不能上济于华池，频作渴者。

方6　源自《太平圣惠方》

组成：白石英（明净者）十两。

制法及用法：上药捶如大豆大，以瓷瓶盛，用好酒二斗浸，以泥重封瓶口，以马粪及糠火烧之，长令酒小沸，从卯至午即住火。日可三度，暖一中盏次之。如不饮酒，即随性少饮之。其白石英，可更一度烧用。

主治：腹坚胀满，世号石水。

方7　白石英丸　源自《太平圣惠方》

组成：白石英（炼成粉者）五两、干地黄二两、白茯苓二两、人参（去芦头）三两、天门冬（去心，焙）五两、地骨皮二两。

制法及用法：上药捣罗为末，入石英粉研令匀，炼蜜和捣五七百杵，丸如梧桐子大。每服，不计时候，煎黄耆汤下三十丸。

主治：五劳七伤，羸瘦，体热心烦，小便不利，夜多恍惚。

【临床研究】

1. 哮喘：复方石英冲剂由白石英 30 g、紫石英 30 g、重楼 15 g、旋覆梗 15 g、麻黄 9 g、皂荚 3 g、甘草 6 g、珍珠层粉 3 g 组成。结果：以本方治疗哮喘患者 118 例，全组近期疗效临床控制 5 例，显效 33 例，好转 71 例，总有效率为 92.4%。在各种证型中，本方对于寒喘型哮喘及过敏型哮喘疗效更显著。

2. 隆偏盛型痛症：予白石英热灸外治治疗。穴位：头颈部为措桑（相当于中医的囟会穴）、吉奏（百会）、达日（玉枕）、纳兰子桑（太阳穴）、隆桑（大椎），再增加达比布曲（风池）、达果（风府）两穴；躯干部为前胸的章胸改纳（膻中），后背扫桑（灵台），再增加酿桑（心俞）、隆特赛桑（命门）两穴；上肢为拉特（劳宫），再增加纳关（内关穴）；下肢为刚特（涌泉）；还有肩背部的疼痛部位。将白石英磨成圆柱形，直径 2 cm 左右，长 12 cm 左右，因接触皮肤故一边须磨成光滑。小茶缸中放入青稞酒 30 mL，用蜡烛或电炉加热白石英后粘在已备好的青稞酒中，然后依次在各穴位和疼痛处温灸，注意避免烫伤，白石英变凉时，再次加热，重复使用。每日 2 次，早上 8 点左右，下午 6 点左右进行（藏医理论认为日升日落时为调节隆的最佳时机），每次 30 min，1 个疗程 7 天。结果：60 例治疗患者中，治愈 51 例（85%），有效 7 例（11.7%），无效 2 例（3.3%），总有效率为 96.7%。

【化学成分】本品主要含二氧化硅（SiO_2），还有铝（Al）、铁（Fe）、钠（Na）、钾（K）、硅（Si）、钙（Ca）、镁（Mg）、锰（Mn）、铅（Pb）、铜（Cu）等。

【药理作用】暂无。

【注意事项】不可多服、久服。凡久病者禁用。

【现行质量标准】《上海市中药材标准》（1994 年版）、《山东省中药材标准》（2012 年版）、《甘肃省中药材标准》（2009 年版）、《山西省中药材标准》（1987 年版）、《江苏省中药材标准》（2016 年版）、《湖北省中药材质量标准》（2018 年版）。

参考文献

[1] 山东省食品药品监督管理局. 山东省中药材标准: 2012 年版 [M]. 济南: 山东科学技术出版社, 2013: 50-51.

[2] 江苏省食品药品监督管理局. 江苏省中药材标准: 2016 年版 [M]. 南京: 江苏凤凰科学技术出版社, 2016: 140-144.

[3] 湖北省药品监督管理局. 湖北省中药材质量标准: 2018 年版 [M]. 北京: 中国医药科技出版社, 2019: 63-64.

[4] 郭一钦, 李传福. 复方石英冲剂治疗哮喘118例临床疗效观察 [J]. 上海中医药杂志, 1989 (6): 36-37.

[5] 俄见, 祁生福. 藏医白石英热灸治疗隆偏盛型痛症的临床应用 [J]. 中国民族民间医药, 2013, 22 (15): 11.

[6] 国家中医药管理局《中华本草》编委会. 中华本草: 2 [M]. 上海: 上海科学技术出版社, 1999: 341.

[7] 戴民赐. 贵州白石英特征及化学元素成分的研究 [J]. 中草药, 1990, 21 (4): 31-32.

白石脂

Baishizhi

Kaolinitum

【壮药名】敦蒙郝（Doemmenghau）。

【别名】白符、白陶土、高岭土、瓷土。

【原矿物】为硅酸盐类高岭石族矿物高岭石。

【产地】主产于山西、河南、江苏、河北、广西、山东等地区。广西主产于北海、玉林等地。

【性状】本品呈白色、类白色、黄白色或淡青灰色，不规则块状。体较轻，质较软，断面呈土状光泽。具土腥气，味微。

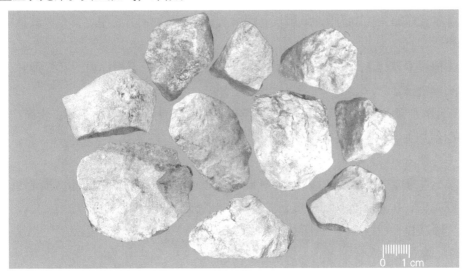

白石脂

【鉴别】取本品粉末约 1 g，置瓷蒸发皿中，加水 10 mL 与硫酸 5 mL，加热至产生白烟，冷却，缓缓加水 20 mL，煮沸 2 ～ 3 min，滤过，滤渣为灰色。滤液照下述方法试验：

（1）取滤液 1 mL，加氢氧化钠试液，即发生白色胶状沉淀；分离，沉淀能在过量的氢氧化钠溶液中溶解。（检查铝盐）

（2）取滤液 1 mL，加氨试液至生成白色胶状沉淀，滴加茜素磺酸钠指示液数滴，沉淀即显樱红色。（检查铝盐）

【炮制】采挖后除去杂石和泥沙。

【性味】

1. 中医：甘、酸，平。

2. 壮医：微甜、酸，平。

【功效】

1. 中医：涩肠止血，固脱止泻，收湿敛疮。

2. 壮医：清热毒，除湿毒，调龙路。

【主治】

1. 中医：久泻久痢，大便出血，崩漏，带下，遗精，疮疡不敛，湿疹脓水浸淫。

2. 壮医：阿意咪（痢疾），渗裂（血症），隆白带（带下病），兵淋勒（崩漏），漏精（遗精），能啥能累（湿疹）。

【用法用量】内服：煎汤，6 ～ 15 g；或入丸、散。外用：适量，研末撒或调敷。

【本草论述】

1.《本经逢原》：白石脂，敛肺气，涩大肠，《金匮》风引汤用之，专取其杜虚风复入之路也。

2.《神农本草经》：主黄疸，泄痢，肠澼脓血，阴蚀，下血亦白，邪气痈肿，疽痔恶疮，头疡疥瘙。

3.《名医别录》：养肺气，厚肠，补骨髓，疗五脏惊悸不足，心下烦，止腹痛下水，小肠热溏便脓血，女子崩中漏下赤白沃。

4.《药性论》：涩大肠。

5.《日华子本草》：治泻痢，血崩带下，吐血衄血，并涩精淋沥，安心镇五脏，除烦，疗惊悸，排脓，治疮疖痔瘘，养脾气，壮筋骨，补虚损。

6.《珍珠囊》：固脱。

【传统验方】

方 1 白石脂散 源自《太平圣惠方》

组成：白石脂、乌贼鱼骨、槟榔各一两。

制法及用法：上药捣细罗为散，时掺疮中，以成痂为度。

主治：金疮中风水，久不成痂。

方 2 白石脂丸 源自《圣济总录》

组成：白石脂（煅赤，于地上出火毒，细研如粉）一两、肉豆蔻（面裹煨令焦，去壳）半两。

制法及用法：上药为末和匀，煮面糊丸如梧桐子大。每服三十丸，空心米饮下。

主治：脾脏虚冷泻痢。

方3　白龙丸　*源自《百一选方》*

组成：白石脂、白龙骨各一分。

制法及用法：上药为细末，滴水为丸，如芥子大。每服三四十丸至五十丸，紫苏木瓜汤下，日进三服。量儿大小，加减服之。

主治：小儿泻清水不止。

方4　*源自《外台秘要》*

组成：白石脂、干姜。

制法及用法：上药捣筛为末，以沸汤和少许面薄糊和药，并手捻作丸，如食法。

主治：冷痢，食不消化及有白脓，日夜无节度。

方5　白石脂散　*源自《千金要方》*

组成：白石脂。

制法及用法：上药细研，熬令微暖，以粉脐疮，日三四度。

主治：小儿脐汁出不止，兼赤肿。

【临床研究】

1.急性百草枯中毒：40例患者，随机分为两组。对照组20例予传统治疗，包括洗胃、补液、清除毒物、激素、抗氧自由基治疗、抗纤维化及对症支持治疗、血浆置换。治疗组20例在对照组基础上予白石脂辅助治疗：入院后即给予白石脂150 g溶于生理盐水1000 mL中口服，半小时后再口服20％甘露醇200 mL或硫酸镁20 g溶于500 mL生理盐水中口服。入院第1天和第2天，3次/天；第3天，2次/天；以后1次/天；第2周2天1次。结果：治疗组7例痊愈；与对照组相比，治疗组明显延缓多脏器功能损伤（MODS）发生时间，延长生存时间，提高痊愈率（$P < 0.05$或$P < 0.01$）。

2.癫症：22例患者，予风引汤（石膏、寒水石、大黄、滑石、赤石脂、白石脂、紫石英、龙骨、牡蛎、干姜、桂枝、甘草）治疗。每日1剂，水煎服，每天2次，疗程6天。结果：痊愈20例，无效2例。

【化学成分】本品主要成分为水化硅酸铝、二氧化硅（SiO_2）、氧化铝（Al_2O_3）；微量元素有锂（Li）、钠（Na）、镁（Mg）、钾（K）、钙（Ca）、钒（V）、锰（Mn）、铁（Fe）、钴（Co）、镍（Ni）、锌（Zn）、镓（Ga）、硒（Se）、铷（Rb）、锶（Sr）、钡（Ba）、铀（U）等；主要挥发性成分有4,6-庚二炔-3-酮（4,6-heptadiyne-3-ketone）、3-苯基-1,3-戊二醇（3-phenyl-1,3-pentanediol）、邻二甲苯（O-xylene）等，还含有醛类物质，如己醛（hexanal）、苯甲醛（benzaldehyde）、戊醛（pentanal）和辛醛（octanal）等。

【药理作用】

1.抑菌作用：白石脂为黏土矿物，通过胃进入肠道形成化学吸附或离子置换，带走如菌毒素、炎症渗泌物、脓血等有毒物质，使其排出体外。

2.止血作用：可附着于肠胃内溃疡面上，保护胃黏膜，阻止病毒继续侵入肌体，防止血液外流肠道，并减轻肠道蠕动，从而起到止血、涩肠、厚肠、止腹痛的作用，并促使溃疡面迅速收敛、愈合来治疗慢性肠炎等疾病。

【注意事项】有湿热积滞者禁服。

【现行质量标准】《上海市中药材标准》（1994 年版）、《甘肃省中药材标准》（2009 年版）、《山西省中药材标准》（1987 年版）、《广西中药材标准：第二册》（1996 年）。

参考文献

[1]胡蓬勃，崔守永，姜海明，等.白陶土辅助治疗急性百草枯中毒疗效观察［J］.济宁医学院学报，2006，29（4）：34.

[2]詹丽娟，李存银.风引汤治疗瘾症 22 例［J］.实用中医内科杂志，1999，13（3）：42.

[3]朱仁愿，姬良亮，张晓萍，等.ICP-MS 法同时测定白石脂药材中 27 种重金属及微量元素的含量［J］.中国药房，2019，30（10）：1380-1385.

[4]朱仁愿，杜锐洲，张晓萍，等.白石脂的生药学鉴别研究［J］.中医药学报，2019，47（1）：51-54.

[5]张连凯，许丽华.赤石脂白石脂黄石脂辨析［J］.山东中医杂志，1990（5）：43-44.

[6]刘养杰.陕西淳化阎家沟"白石脂"矿物药材研究［J］.西北大学学报（自然科学版），1994，24（3）：257-260.

白矾

Baifan

Alumen

【壮药名】白矾（Begfanz）。

【瑶药名】白矾（Beh faanh）。

【别名】矾石、白君、明矾、雪矾、云母矾、生矾。

【原矿物】为硫酸盐类明矾石族矿物明矾石。

【产地】主产于安徽、甘肃、河北、湖北、广西、福建、山西、浙江等地区。广西主产于南宁、桂林等地。

【性状】本品为无色、透明或半透明的不规则结晶体，大小不一。表面略平滑或凹凸不平，具细密纵棱，并附有白色细粉，具玻璃样光泽。质硬而脆，易砸碎。气微，味微甜而涩。

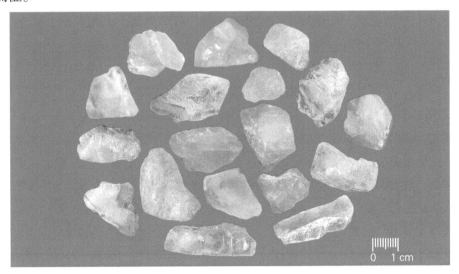

白矾

【鉴别】

1. 本品水溶液显铝盐、钾盐与硫酸盐的鉴别反应。

2. 取本品 0.1 g，加无氨蒸馏水 100 mL 使溶解，取 10 mL，置比色管中，加无氨蒸馏水 40 mL 与碱性碘化汞钾试液 2 mL，如显色，与氯化铵溶液（取氯化铵 31.5 mg，加无氨蒸馏水至 1000 mL）1 mL、碱性碘化汞钾试液 2 mL 及无氨蒸馏水 49 mL 的混合液比较，不得更深。

3. 取本品 1 g，加水 100 mL 与稍过量的氨试液，煮沸，滤过，滤液不得显蓝色，滤液中加醋酸使成酸性后，再加硫化氢试液，不得发生浑浊。

4. 取本品 0.35 g，加水 20 mL 溶解后，加硝酸 2 滴，煮沸 5 min，滴加氢氧化钠试液中和至微显浑浊，加稀盐酸 1 mL、亚铁氰化钾试液 1 mL 与水适量使成 50 mL，摇匀，1 h 内不得显蓝色。

【炮制】采得后，打碎，用水溶解，收集溶液，蒸发浓缩，放冷后即析出结晶。

【性味】

1. 中医：酸、涩、寒；有小毒。

2. 壮医：酸、涩、寒，有小毒。

3. 瑶医：酸、涩、寒。

【功效】

1. 中医：解毒杀虫，燥湿止痒，止血止泻，祛除风痰。

2. 壮医：解毒，杀虫，燥湿，止痒，调龙路，止血，止泻。

3. 瑶医：燥湿收敛，解毒杀虫，止血，止泻，祛痰。

【主治】

1. 中医：疥癣湿疹，痈疽肿毒，脱肛，痔疮，聤耳流脓，久泻不止，便血，崩漏，癫痫发狂。

2. 壮医：能唅能累（湿疹），奄（疥），痂（癣），叻脓（聤耳流脓），白冻（泄泻），阿意嘞（便血），兵淋勒（崩漏），癫谋（癫痫）。

3. 瑶医：身谢（湿疹、皮肤瘙痒），锥晃别（阴痒），毕藏（鼻出血），碰改瓢（泄泻），来藏（便血），蒋邦（血崩）。

【用法用量】内服：0.6～1.5 g；或入丸、散。外用：适量，研末敷；或调敷；或化水洗患处。生用偏于解毒杀虫，煅枯用偏于收敛生肌。

【本草论述】

1.《本草纲目》：矾石之用有四。吐利风热之痰涎，取其酸苦涌泄也；治诸血痛，脱肛、阴挺、疮疡，取其酸涩而收也；治痰饮、泻痢、崩带、风眼，取其收而燥湿也；治喉痹痈疽、蛇虫伤螫，取其解毒也。

2.《本草经疏》：矾石味酸，气寒而无毒，其性燥急，收涩解毒，除热坠浊。盖寒热泻痢，皆湿热所为，妇人白沃，多由虚脱，涩以止脱故也。阴蚀恶疮，亦缘湿火，目痛多由风热，除固热在骨髓，坚齿者，髓为热所劫则空，故骨痿而齿浮，矾性入骨除热。故亦主之。去鼻中息肉者，消毒除热燥湿之功也。白矾，《本经》主寒热泻痢，此盖指泻痢久不止，虚脱滑泄，因发寒热。矾性过涩，涩以止脱，故能主之。假令湿热方炽，积滞正多，误用收涩，为害不一。慎之！妇人白沃，多由虚脱，故用收涩以固其标，终非探本之治。目痛不由翳肉及有外障，亦非所宜。除固热在骨髓，仅可资其引导，若谓其独用，反有损也。矾性燥急，而能劫水，故不利齿骨，齿者骨之余故也。

3.《长沙药解》：矾石，入足太阴脾、足太阳膀胱经。善收湿淫，最化痰浊，黑疸可消，白带能除。《金匮》矾石丸治妇人带下经水闭不利。藏坚癖不止，中有干血下白物。矾石化败血而消癖硬，收湿淫而敛精液，杏仁破其郁陷之滞气也。硝矾散治女劳黑疸。以其燥湿而利水也。《千金》矾石丸治脚气冲心，以其燥湿也。矾石酸涩燥烈，最收湿气而化痰腐。善吐下老痰宿饮，缘痰涎凝结，黏滞于上下窍隧之间，牢不可动。矾石搜罗而扫荡之，离根失据，脏腑不容，高者自吐，低者自下，非吐下之物也。其善治痈疽者，以中气未败，痈疽外发，肉腐脓泄而新肌生长，自无余事。阳衰土湿，中气颓败，痈疽不能外发，内陷而伤腑脏，是以死也。矾石收脏腑之水湿，土燥而气达，是以愈也。

4.《病证通用中药》：白矾，又名明矾、矾石，煅后名枯矾。性味酸涩而寒，善于解毒杀虫，燥湿止痒。外用可治疗湿疹、瘙痒、疥癣等多种皮肤病，尤宜于疮面湿烂或瘙痒者。

【传统验方】

方 1　源自《永类钤方》

组成：白矾（煅）一两，铜青三钱。

制法及用法：上药研末，汤泡澄清，点洗。

主治：烂弦风眼。

方 2　源自《千金要方》

组成：白矾。

制法及用法：烧白矾末，以面脂和，绵裹着鼻中，数日息肉随药消落。

主治：鼻中息肉，不闻香臭。

方 3　吹喉散　源自《普济方》

组成：明矾二两、胆矾五钱。

制法及用法：上药研为极细，吹患处。

主治：喉痹、乳蛾、喉风。

方 4　源自《圣济总录》

组成：枯矾。

制法及用法：上药研末吹之。

主治：衄血不止。

方 5　二仙散　源自《卫生宝鉴》

组成：白矾（生用）、黄丹各等分。

制法及用法：上药各另研，临用时各抄少许和匀，三棱针刺疮见血，待血尽上药，膏药盖之。

主治：疔肿恶疮。

方 6　源自《急救仙方》

组成：白矾、黄丹各等分。

制法及用法：上药为末敷之。

主治：刀斧金疮。

方 7　白矾散　源自《圣济总录》

组成：白矾（生用）二两，生姜（连皮擦碎，水二升，煮取一升二合）一两。

制法及用法：先细研白矾为末，入浓煎生姜汤研滤。分三服，旋旋灌，须臾吐出痰毒，眼开风退，方可救治。若气衰力弱，不宜用猛性药吐之，设吐得痰毒，别增疾。

主治：初中风失音不语，昏冒不知人。

方 8　白金丸　源自《本事方》

组成：白矾三两、川郁金七两。

制法及用法：上药为末，糊丸如梧桐子大。每服五六十丸，温汤下。

主治：癫狂因忧郁而得，痰涎阻塞包络心窍者。

方 9　白矾丸　源自《圣济总录》

组成：白矾（枯）、熟干地黄（焙）、玄参、知母（焙）、贝母（炒）、诃黎勒皮各一两。

制法及用法：上药捣罗为末，面糊和丸如梧桐子大。每服十五至二十丸，煎生姜、枣汤下，食后临卧时服。

主治：肺壅热。

方 10　源自《普济方》

组成：白矾（枯）三两。

制法及用法：上药蒸饼丸梧子大，每空心米饮服十五丸。

主治：反胃呕吐。

方 11　源自《急救仙方》

组成：明矾二两、青矾一两、白面半斤。

制法及用法：上药同炒令赤色，醋煮米糊丸，枣汤下三十丸。

主治：黄肿、水肿。

方 12　矾石丸　源自《金匮要略》

组成：矾石（烧）三分、杏仁一分。

制法及用法：上药为末，炼蜜和丸枣核大，内藏中，剧者再内之。

主治：妇人经水闭不利，藏坚癖不止，中有干血，下白物。

方 13　源自《千金翼方》

组成：矾石（熬）、牡蛎（熬）各三两。

制法及用法：上药捣筛为散，酒服方寸匕。

主治：妇人遗尿不知。亦治丈夫。

方 14　玉华丹　源自《补要袖珍小儿方论》

组成：矾（净瓦盆合定，用火煅过）八两。

制法及用法：上药为极细末，煮醋面和丸，如黍米大。用木瓜煎汤，食后服。

主治：婴孩小儿伏暑泄泻。

方 15　源自《太平圣惠方》

组成：诃黎勒（煨，用皮）三分、白矾（烧灰）一两。

制法及用法：上药捣细罗为散。每服不计时候，以粥饮调下二钱。

主治：老人久泻不止。

方 16　源自《千金翼方》

组成：矾石（熬）。

制法及用法：上药为末，每日空腹酒和服方寸匕，日三服。

主治：妇人阴痒脱。

【临床研究】

1. 跖疣：76 例患者。取白矾 100 g、艾叶 200 g，将艾叶放入煎煮容器内加水 300 mL，煎至 200 mL 时再加白矾溶化即成。每天 2 次用煎液浸泡患处 30 min，药液温度在 40 ℃左右为宜，再次浸泡时，可将原药液加热继续使用，一般每剂药液可用 3 天，连续用药 12 天。结果：76 例全部治愈。其中，54 例 3 ～ 8 天治愈，22 例 9 ～ 12 天

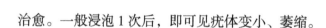

治愈。一般浸泡 1 次后，即可见疣体变小、萎缩。

2. 扁平疣：24 例患者。取白鲜皮 60 g 加水 300 mL 浸泡 30 min，煮沸后文火煎 20 min，用纱布过滤去渣，加入白矾 10 g 溶化调匀，即可使用。治疗时，用棉球或棉棒蘸药水涂擦疣体，每日涂擦 5 ～ 7 次，涂擦时从疣体的中心向边周递次，8 ～ 15 天为 1 个疗程。结果：治疗 1 个疗程治愈 18 例，2 个疗程治愈 6 例。

3. 腮腺炎：32 例儿童患者。取新鲜仙人掌 1 ～ 2 块烘烤，去除针刺，另取白矾 2 ～ 3 g，混合捣烂成糊状备用。用温开水清洁患儿双侧面颊部皮肤，将配制药糊均匀涂布于无菌纱布块上，面积要大于病灶范围，将无菌纱布覆盖于肿大的腮腺上（以耳垂下方为中心），胶布固定即可。换药次数为 3 ～ 4 次 / 天，治疗 5 天后，本组病例腮腺肿大均明显消失，皮肤恢复正常，治愈率达到 100%，在治疗过程中未发现毒副反应。

4. 隐翅虫皮炎：43 例患者。采用 5% 白矾溶液湿敷，全部治愈（疼痛消失，红斑消退，疱疹干涸，脱痂未留明显色沉），平均治愈天数 3.09 天。

5. 腰椎骨质增生：90 例患者，按就诊先后随机分为治疗组 60 例、对照组 30 例。治疗组予白矾外敷液（白矾 250 g、醋 1000 g，用砂锅文火煮化）外敷患处，每日 2 次，每次 25 ～ 30 min；对照组予骨友灵擦剂外擦，每次 2 ～ 3 mL，每日 2 次。两组治疗 15 天为 1 个疗程。结果：治疗组总有效率为 98%，对照组为 63.3%，治疗组疗效优于对照组（$P < 0.05$）。

6. 重度静脉炎：56 例患者。根据静脉炎范围大小取仙人掌 1 ～ 2 块，去刺捣烂，加入白矾适量调制成糊状，外敷患处，每日更换 2 次。结果：治疗 1 天内痊愈 39 例，2 天内痊愈 12 例，3 天内痊愈 5 例。

【化学成分】本品主要含有含水硫酸铝钾［$KAl(SO_4)_2 \cdot 12H_2O$］、无机元素等。无机元素有铝（Al）、钾（K）、铁（Fe）、锌（Zn）、铜（Cu）、铅（Pb）、镉（Cd）、砷（As）、汞（Hg）等，还有铝盐、钾盐、铵盐、铜盐、锌盐等。

【药理作用】明矾对植物根尖具有明显的诱变效应；60 mg/mL 浓度明矾所诱发的微核率明显低于 6 mg/mL 环磷酰胺的微核率（$P < 0.01$）；明矾对生殖有一定的影响；明矾溶液可促使髓核产生以注射点为中心的凝固作用，其可能与明矾溶液刺激髓核继发产生的胶原增多及纤维化有关。

【注意事项】不可久服。体虚胃弱者慎服。

【现行质量标准】《中华人民共和国药典：一部》（2020 年版）、《广西壮族自治区瑶药材质量标准：第二卷》（2021 年版）。

参考文献

［1］国家药典委员会.中华人民共和国药典：2020年版　一部［M］.北京：中国医药科技出版社，2020：111.

［2］石海禄，赵圣勇.白矾、艾叶煎剂治疗跖疣76例［J］.国医论坛，2003，18（6）：3.

［3］李滨，王旭程.白鲜皮白矾制剂治疗扁平疣24例［J］.中国民间疗法，2000，8（9）：48.

［4］卢立军.仙人掌和白矾外敷治疗小儿腮腺炎32例分析［J］.中国误诊学杂志，2007，7（22）：5378.

［5］黄之奇.白矾治疗隐翅虫皮炎43例［J］.中国皮肤性病学杂志，1994，8（1）：49.

［6］田守智，谷祝青.白矾外敷液治疗腰椎骨质增生［J］.中医外治杂志，1998，7（3）：7.

［7］张爱华，李月辉，曹庆玲.仙人掌加白矾治疗重度静脉炎56例［J］.中国民间疗法，2007，15（7）：9.

［8］国家药典委员会.中华人民共和国药典：2015年版　一部［M］.北京：中国医药科技出版社，2015：107.

［9］耿冶飞，马琦超，王爽.运用ICP-MS法建立药用白矾质量分析方法的研究［J］.口岸卫生控制，2020，25（1）：25-29.

［10］郭明强.白矾炮制前后微量元素分析［J］.现代中药研究与实践，2011，25（6）：59-60.

［11］张晓燕，徐梦菲，熊辉，等.白矾中铁盐的检测［J］.医药导报，2011，30（1）：99-101.

［12］焦玲，胡圣爱.硫酸铜对心肌细胞电生理特性的影响［J］.中国药业，2007，16（15）：7-8.

白降丹

Baijiangdan

Hydrargyrum Chloratum Compositum

【壮药名】白降丹（Bwzgyangdanh）。

【别名】降丹、降药、水火丹。

【原矿物】为人工炼制的氯化汞和氯化亚汞的混合结晶物。

【产地】全国各地均可制造。

【性状】本品为白色或极淡黄白色针状结晶聚集而成的块状物，一面平滑而光亮，一面与折断面、侧面呈明显的针状结晶，长短不一，排列不整齐，微有光泽，不透明。质重，易碎。气无，味辣，并有持久性金属味。

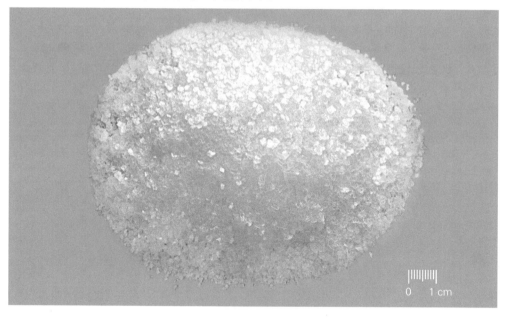

白降丹

【鉴别】

1.取本品约 1 g，加热水 10 mL，振摇，滤过，残渣加氨试液或氢氧化钠试液，即变黑色。滤液照下述方法试验：

（1）滤液加氢氧化钠试液，即生成黄色沉淀。

（2）滤液加碘化钾试液，即生成猩红色沉淀，能在过量的碘化钾试液中溶解；再以氢氧化钠试液碱化，加铵盐即生成红棕色沉淀。

方2 白锭子 *源自《医宗金鉴》*

组成：白降丹四钱、银黝二钱、寒水石二钱、人中白二钱。

制法及用法：上药共为细末，以白及面打糊为锭，大小由人，不可入口。每用以陈醋研敷患处，如下再上，自能消毒。

主治：初起诸毒，痈疽疔肿，流注痰包恶毒，以及耳痔、耳挺。

【临床研究】

1. 偏头痛：107 例患者。患者侧卧，用酒精棉球消毒所选穴位（额颞部疼痛选用悬厘穴，后枕部疼痛选用玉枕穴或脑空穴），用手术刀片在穴位处做长约 1 cm 划割（以割破表皮有轻微渗血为度），取少许白降丹用细竹签涂抹于划割处，患者有轻微刺痛。划割处不需包扎，2～3 天内勿触水。治疗一般只需 1 次，少数患者可间隔 1 个月再次治疗。结果：98 例患者完成疗效观察，痊愈 47 人，显效 31 人，有效 16 人，无效 4 人，总有效率为 95.9%。

2. 颈淋巴结核：44 例溃疡型颈淋巴结核患者，予白降丹液（含氯化汞 98%，分别用生理盐水配制成 0.5% 与 0.1% 两种浓度）治疗，病灶脓肿形成者，予以切开引流；溃疡型引流不畅者，必须扩创引流；对腐多脓稀并有残留结核性淋巴组织者，首先用 0.5% 白降丹液纱条充填疮口，待腐脱脓尽或肉芽转建时再改用 0.1% 白降丹液纱条，视疮面大小逐渐减少纱条，以利于肉芽生长，疮口贴盖凡士林纱布，间日换药。结果：43 例完成治疗，疗程 19～64 天，均获痊愈。

3. 窦道：28 例患者，予窦道口及周围常规消毒，探明窦道深浅、走向，用过氧化氢溶液冲洗管道 2～3 次，再用生理盐水冲洗，吸干管道内液，将白降丹药条置于管道内，管道周围覆盖凡士林纱条，3 天换药 1 次。结果：本组患者全部治愈。随访 2 年，复发 2 例，经再用此法后治愈。

4. 腰骶棘间韧带损伤：169 例患者，随机分为治疗组 107 例、对照组 62 例。治疗组予白降丹割涂疗法，割涂部位一般以第 5 腰椎棘突下为主，选择压痛最明显处为治疗点。患者伏卧，用酒精消毒压痛点，用手术刀片在压痛点划割长约 1 cm 的划痕（以划破表皮有轻微渗血为度），用棉签棒蘸取少许白降丹涂抹于划割处（量约黄米大小），患者有轻微刺痛感说明药物已进入，数分钟后可见刀口周围轻微红肿，划割处无须包扎。嘱患者 2～3 天内划割处红肿、发痒属于正常药物反应，勿触水。治疗一般只需 1 次，少数患者 1 个月后可再次进行治疗 1～2 次。对照组采用药物（强的松龙 50 mg+2% 利多卡因 5 mL 混合液）封闭疗法。结果：治疗组有效率为 91.59%，对照组有效率为 90.32%，两组疗效相当（$P > 0.05$）。

5. 肛裂：25 例患者，予白降丹液纱条治疗。配制：白降丹，含氯化汞 98%，以生理盐水配制成 0.1% 或 0.5% 制剂，置消毒纱条，瓶贮备用。使用方法：新鲜肛裂以 0.1% 纱条充填；陈旧性肛裂先以 0.5% 纱条充填，连续 3～5 次，肉芽转佳时改用 0.1%

纱条。充填位置以溃疡外缘至相应的肛隐窝。所有创面均盖贴凡士林纱条保护。结果：25 例临床症状消失，溃疡面愈合，均获痊愈。愈合时间最短 6 天，最长 21 天，平均 14 天。

【化学成分】本品主要含有氯化汞（$HgCl_2$）、氯化亚汞（Hg_2Cl_2）。

【药理作用】抑菌作用：现代药理实验证明，0.5% 浓度的白降丹在试管内对绿脓杆菌有明显的抑制作用。

【注意事项】禁内服。外用亦宜少量。

【现行质量标准】《香港中药材标准（第四册）》（2014 年版）、《湖北省中药材质量标准》（2018 年版）。

参考文献

［1］湖北省药品监督管理局.湖北省中药材质量标准：2018 年版［M］.北京：中国医药科技出版社，2019：72-73.

［2］孔繁荣，徐向阳.白降丹割涂法治疗偏头痛 107 例［J］.宁夏医学杂志，2000，22（5）：298.

［3］赵瑞安，曾庆琪.白降丹液纱条治疗溃瘘型颈淋巴结核 44 例［J］.中医杂志，1987（7）：34-35.

［4］肖廷刚.白降丹药条治疗窦道 28 例［J］.陕西中医，2000，21（3）：105-106.

［5］徐向阳，石光美，王军.白降丹割涂法治疗腰骶棘间韧带损伤［J］.宁夏医学院学报，2005，27（5）：413-414.

［6］陆杰.白降丹液纱条治疗肛裂 25 例分析［J］.甘肃中医，1998，11（2）：19.

［7］孟乃昌，刘计生.制备白升丹与白降丹的化学反应［J］.中药通报，1988，13（9）：25-28.

［8］陈明岭，江海燕.皮肤病常用中药药理及临床：第 2 版［M］.北京：中国科学技术出版社，2017：650.

［9］李焕.矿物药浅说［M］.济南：山东科学技术出版社，1981：45.

白垩

Bai'e

Chalk

【壮药名】敦白先（Doembegsienh）。

【别名】白涂、白善土、白恶、白土子、画粉、白土。

【原矿物】为黏土岩高岭土或膨润土，前者主含硅酸盐类高岭石族矿物高岭石，后者主含蒙脱石族矿物蒙脱石。

【产地】主产于广西、广东、河北、山西、江苏、江西、安徽、湖北、福建、新疆、甘肃、云南、贵州、西藏、黑龙江、吉林等地区。广西主产于北海、玉林等地。

【性状】高岭土：本品呈白色、浅灰白色，不规则状。表面细腻，有滑腻感。体较轻，质较软。可塑性低，黏结性小。微带土腥气，味淡。

膨润土：本品多呈白色、粉红色、汪灰色。具蜡状光泽。

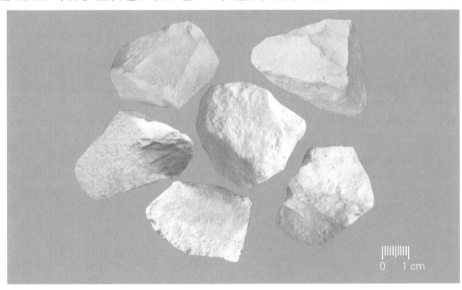

白垩

【炮制】采挖后，除去其他杂质。

【性味】

1. 中医：苦，温。

2. 壮医：苦，温。

【功效】

1. 中医：温中，涩肠，止血，敛疮。

2. 壮医：除湿毒，散寒毒，调龙路。

【主治】

1. 中医：反胃，男子遗精，女子月经不调，不孕，泻痢，吐血，便血，衄血，眼弦赤烂，臁疮，痱子瘙痒。

2. 壮医：阿意咪（痢疾），渗裂（血症），裤口毒（臁疮），狠瘰风（痱子）。

【用法用量】内服：入丸、散，4.5～9.0 g。外用：适量，研末撒或调敷。

【本草论述】

1.《神农本草经》：主女子寒热症瘕，月闭积聚。

2.《名医别录》：（治）阴肿痛，漏下无子，止泄利。

3.《药性论》：主女子血结，月候不通。能涩肠止痢，温暖。

4.《日华子本草》：治泻痢，痔瘘，泄精，女子子宫冷，男子水脏冷，鼻洪吐血。

5.《医林纂要》：补肺生金，解渴清暑。治肺痈、痿，止赤白痢，和脾胃。治霍乱腹痛。

【经验方】

方1　源自《普济方》

组成：白垩。

制法及用法：上药为末敷之。

主治：痱子瘙痒。

方2　白垩散　源自《妇人良方》

组成：白垩土（以米醋一升，煅白垩土令赤，入醋内浸，令冷再煅，再浸，以醋干为度，研取）、干姜（炮）。

制法及用法：上药为细末，研停。每服一钱，米饮下。甚者二钱。

主治：妇人翻胃吐食，男子畏寒。

方3　白垩丸　源自《圣济总录》

组成：白垩（火煅过）一两、干姜（炮）一两、楮叶（生，研细）二两。

制法及用法：上药捣研为末，面糊和丸，如绿豆大。空心米饮调下二十丸。

主治：水泻米谷不化，昼夜不止。

方4　源自《瑞竹堂经验方》

组成：白垩。

制法及用法：上药为末，井华水调服。

主治：衄血不止。

【临床研究】胃脘痛：108 例患者，中医分型为气滞证 28 例，火郁证 20 例，阴虚证 20 例，虚寒证 20 例，瘀血证 20 例。应用泥膏灸治疗，组方：白善土（炒）20 g、石膏（熟）180 g，研细加水调成灸膏，敷于经穴上，旋即凝固放热，每次 30～50 min，每日 2 次，10 天为 1 个疗程。结果：治疗 2 个疗程后，临床症状痊愈 78 例，有效 21 例，无效 9 例，总有效率为 91.7%。

【化学成分】本品主要含有碳酸钙（$CaCO_3$）、矿物质成分。矿物质成分是生物泥晶方解石，还有少量的二氧化硅（SiO_2）、氧化铝（Al_2O_3）、氧化铁（Fe_2O_3）、氧化钙（CaO）、氧化镁（MgO）等。

【药理作用】暂无。

【注意事项】不宜久服。

【现行质量标准】暂无。

参考文献

[1] 杨合明，佘清华.泥膏灸治疗胃脘痛 108 例 [J].华人消化杂志，1998，6（7）：379-380.

[2] 董国庆.浅谈现场对膏盐层中高岭土的识别 [J].中国石油和化工标准与质量，2013，33（24）：78.

[3] 穆学智，乔国防，孙华琦.白垩土在新型干法窑上的应用 [J].河南建材，2006（5）：55.

玄明粉

Xuanmingfen

Natrii Sulfas Exsiccatus

【壮药名】把愿明（Mbayienzmingz）。

【别名】元明粉、风化硝、风化消、白龙粉。

【原矿物】为硫酸盐类矿物芒硝族无水芒硝或芒硝，又经风化失去结晶水而成的无水硫酸钠。

【产地】主产于河北、河南、江苏、安徽、山西等省，以及海边或内陆盐湖地区。广西主产于横州市陶圩镇。

【性状】本品为白色的细粉末。质疏松，无光泽，不透明。无臭，味咸。

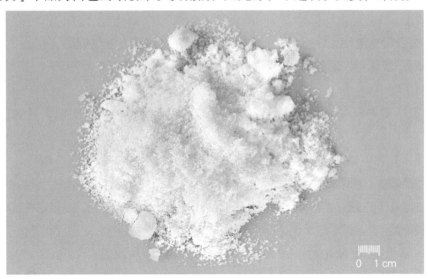

玄明粉

【鉴别】本品的水溶液显钠盐与硫酸盐的鉴别反应。

1. 钠盐：（1）取铂丝，用盐酸湿润后，蘸取供试品，在无色火焰中燃烧，火焰即显鲜黄色。

（2）取供试品约 100 mg，置 10 mL 试管中，加水 2 mL 使溶解，加 15% 碳酸钾溶液 2 mL，加热至沸，不得有沉淀生成；加焦锑酸钾试液 4 mL，加热至沸，置冰水中冷却，必要时用玻棒摩擦试管内壁，应有致密的沉淀生成。

2. 硫酸盐：（1）取供试品溶液，滴加氯化钡试液，即生成白色沉淀；分离，沉淀在盐酸或硝酸中均不溶解。

（2）取供试品溶液，滴加醋酸铅试液，即生成白色沉淀；分离，沉淀在醋酸铵试液或氢氧化钠试液中溶解。

（3）取供试品溶液，加盐酸，不生成白色沉淀（与硫代硫酸盐区别）。

【炮制】于冬季干冷天气，取提净的芒硝放在竹匾内或用纸包裹，露置通风干燥处，令其风化，使水分消失，成为白色粉末即得。风化时气温不宜高于32 ℃，否则会溶于本身结晶水中，芒硝液化而得不到玄明粉。此法所得玄明粉，常因风化不完全而残留部分水分。

又法：将芒硝放入瓷盆（忌用铁器）内，再将盆放在水锅上加热，使结晶熔化，然后水分逐渐散失，而留存白色粉末。水分消失较上法彻底。

【性味】

1.中医：辛、咸，寒。

2.壮医：辣、咸，寒。

【功效】

1.中医：泻热通便，润燥软坚，清肺解暑，消积和胃，清热解毒。

2.壮医：清热毒，通谷道，补阴液，消食积。

【主治】

1.中医：实热积滞，大便不通，目赤肿痛，咽喉肿痛，口舌生疮，牙龈肿痛，痈疽肿毒。

2.壮医：热毒内盛，阿意囊（便秘），火眼（急性结膜炎），货咽妈（咽炎），口疮（口腔溃疡），诺嚎哒（牙周炎），呗脓（痈疮）。

【用法用量】内服：溶入汤剂，10～15 g。外用：适量，化水涂洗或研细吹喉。

【本草论述】

1.《本草蒙荃》：风化消轻而不降，乃膏粱家易化顽痰捷方。

2.《本草纲目》：《神农本草》言，朴消炼饵服之，轻身神仙。盖方士窜入之言。后人因此制为玄明粉。煅炼多遍，佐以甘草，去其咸寒之毒，遇有三焦肠胃实热积滞，少年气壮者，量与服之，亦有速效。风化消，甘缓轻浮，故治上焦心肺痰热而不泄利。

3.《本草经疏》：玄明粉，其色莹白，其味辛咸，沉而降，阴也。其治邪热在心烦躁者，《经》曰，热淫于内，治以咸寒，佐之以苦，并主五藏宿滞症结者，即燥粪结痰瘀血宿食之谓，辛能散结，咸能软坚，兼能润下，苦能泄下，故主之也。目为血热所侵，必亦肿作痛异常，硝性峻利，加以苦辛咸寒之极，故能散热结，逐热血，目病既去，必自明矣。退膈上虚热者，当作实热邪解，心凉故热退也，消肿毒者，即软坚散结之功化。

4.《本草汇言》：风化硝，何恒于曰，此药体重降下，经风日吹荡，飘散陈气，则转重为轻，出沉为浮，主胸膈，心、胃、肺腑一切风火浮越之疾，如小儿痰热急惊、大人冒暑发晕，以白汤化服数分。

5.《本草备要》：泻痢不止，用大黄、玄明粉以推荡之，而泻痢反止。盖宿垢不净，疾终不除，《经》所谓通因通用也。

6.《本经逢原》：风化硝，治经络之湿痰，但重着而非酸痛者，用之有效，指迷茯苓丸治痰湿流于肩背之阳位，而隐隐作痛，最为合剂。然惟体肥气实者为宜。

7.《本草求真》：玄明粉，功用等于芒消（硝），皆有软坚、推陈致新之力。然煅过多遍，其性稍缓，不似芒消（硝）其力迅锐，服之恐有伤血之虞耳。若佐甘草同投，则膈上热痰，胃中实热，肠中宿热，又克见其治矣。

8.《药性论》：治心热烦躁并五脏宿滞症结。

9.《日华子本草》：明目，退膈上虚热，消肿毒。

10.《证类本草》：治一切热毒风，搜冷，痃癖气胀满，五劳七防，骨蒸传尸，头痛烦热，搜除恶疾，五脏秘涩，大小肠不通，三焦热淋，痄忤疾，咳嗽，呕逆，口苦干涩，咽喉闭塞，心、肝、脾、肺藏、胃积热，惊悸健忘，荣卫不调，中酒、中脍，饮食过度，腰膝冷痛，手脚酸，久冷久热，四肢壅塞，背膊拘急，眼昏目眩，久视无力，肠风痔病，血癖不调，妇人产后，小儿疳气，阴毒伤寒，表里疫疠等疾。

【传统验方】

方 1　神应散　源自《御药院方》
组成：玄明粉（生用风化朴飞便是）、炉甘石（烧通赤为度）各等分。
制法及用法：上药同研极细。每用药一粟米粒大，用新汲水一匙调药，点无时。
主治：眼暴赤疼痛。

方 2　源自《普济方》
组成：风化牙硝或单芒硝。
制法及用法：上药研末，随左右鼻内吹之。
主治：牙疼。

方 3　冰硼散　源自《外科正宗》
组成：冰片五分，朱砂六分，玄明粉、硼砂各五钱。
制法及用法：上药共研极细末。吹搽患处，甚者日搽五六次。
主治：咽喉口齿新旧肿痛，久嗽痰火咽哑作痛。

方 4　元明醋　源自《喉症全科》
组成：玄明粉一钱，和好淡醋一杯。

制法及用法：玄明粉用醋送服，灌入喉中，以翎毛搅，探吐出稠涎，即愈。

主治：缠风、锁闭诸证，痰涎壅塞，如喉间破烂者忌用。

方 5　玄香散　*源自《玄香散外治新生儿腹胀》*

组成：玄明粉 10 ～ 20 g、小茴香 1 ～ 3 g。

制法及用法：上药研末同拌，布敷脐上。

主治：新生儿腹胀。

方 6　*源自《医垒元戎》*

组成：玄明粉。

制法及用法：上药为末敷之，日两次。

主治：瘰疬经年久不瘥者。

方 7　*源自《圣济总录》*

组成：玄明粉。

制法及用法：上药临卧冷熟水调下二钱匕。

主治：鼻衄不止。

方 8　茯苓丸　*源自《全生指迷方》*

组成：茯苓一两、枳壳（麸炒）半两、半夏二两、风化硝一分。

制法及用法：上药为细末，生姜自然汁，煮和为丸，如梧桐子大。每服二十丸，生姜汤下。

主治：臂痛不能举手，或左右时复转移，由伏痰在内，脉沉细者。

方 9　*源自《卫生易简方》*

组成：玄明粉四钱，清油、蜂蜜各一两。

制法及用法：上药温热后调服，须臾即产。

主治：产经数日不下，或胎死腹中。

方 10　*源自《濒湖集简方》*

组成：玄明粉三钱、热童尿。

制法及用法：上药调下。

主治：热厥气痛。

方 11 源自《伤寒蕴要》

组成：玄明粉二钱，朱砂一钱。

制法及用法：上药末之，冷水服。

主治：伤寒发狂。

方 12 源自《穷乡便方》

组成：玄明粉五钱。

制法及用法：上药空心用砂糖调汤服。

主治：胃脘痛；素性有热，遇感即发。

方 13 玄明粉散 源自《玄明粉散》

组成：玄明粉 10 g。

制法及用法：上药以纱布包扎，每晚睡前外敷两手心，连用一周。

主治：小儿强中证，即阴茎无故坚硬勃起，久久不痿。

方 14 玄明粉散 源自《易简方论》

组成：玄明粉三钱、当归尾五钱。

制法及用法：上药煎汤调服。

主治：血热便秘。

方 15 玄明粉散 源自《圣济总录》

组成：玄明粉半两。

制法及用法：上药每服二钱匕，将冷茶磨木香入药，顿服。

主治：大便不通。

【临床研究】

1. 甲状腺囊肿：根据囊肿大小，取适量玄明粉装入纱布袋，于晚间睡眠前敷于患处，约成 1 cm 厚度，以清水喷洒湿润纱布袋表面，上盖同样尺寸塑料薄膜，用胶布固定于皮肤，并加以热敷，留置过夜，晨起去药。每日 1 次，7 日为 1 个疗程。结果：共治疗 12 例，治疗 1～3 个疗程后，经 B 超检查囊肿消失为痊愈，8 例；囊肿减小一半以上为好转，2 例；囊肿减小一半以下或无变化为无效，2 例；囊肿增大为恶化，0 例。总有效率为 83.33%。

2. 便秘：嘱患者平卧，用温水清洗脐部待干，取玄明粉 10～20 g，直接敷于脐部，外贴 10 cm×15 cm 自粘敷贴。观察 72 h 后去除敷贴，清洁脐部。无效者应用其他方法通便。结果：183 例患者中 178 例有效（玄明粉敷脐后肛门大量排气，24～72 h 内排便），5 例无效（玄明粉敷脐后 72 h 以上未排便）。

3. 急性尿潴留：用温水洗净脐眼，将干毛巾卷成条状围于脐周，圈径约 8 cm。以玄明粉 50 g 敷于脐眼，加少量温水于药上保持湿润，以不流溢为度，干后再加水。敷 1～3 h，见效后，可连敷 3 天巩固疗效。结果：27 例中，3 h 内排尿，1 月内未复发尿潴留者 22 例；无效者 5 例。

4. 流行性红眼病：治疗组予玄明粉眼液治疗。取原生药玄明粉 500 g，装入搪瓷容器内，加蒸馏水 10000 mL，把容器置于电炉上，或其他炉灶上加热煮沸，浓缩至 5000 mL。待凉后滤过澄清液，再装入容器内加热煮沸 0.5 h，作澄清度检查，pH 值测定，每支装 10 mL 备用，即得含原生药 10% 玄明粉眼液，勿加入防腐剂。在常温下可存 2～3 个月。结膜囊滴眼或眼部湿敷。30～60 min 滴眼一次，滴入后闭目休息片刻，睁眼后即感清凉滑爽，视物清晰。如此反复滴用，每日滴 10～20 次不等，随眼部充血减轻而逐渐减少用药次数，眼部充血消失方停药。若眼部充血严重，分泌物多，可用湿敷法，将 2 cm × 3 cm 棉片浸湿药液，置于患眼上，并频频滴药，则效果更佳，每日湿敷次数视病情而定。另有 102 例红眼病给予口服土霉素治疗，局部点 0.5% 四环素眼膏、消炎眼药水，作为对照组。结果：治疗组共 239 眼，其中治愈眼数 231，治愈率为 96.7%，平均治疗天数为 5.1 天；对照组 102 眼，95 眼治愈，治愈率为 93.1%，平均治愈天数为 10 天。

【化学成分】本品含无水硫酸钠（Na_2SO_4）、硫酸钙（$CaSO_4$）、硫酸铁［$Fe_2(SO_4)_3$］、硫酸钾（K_2SO_4）。

【药理作用】

1. 抗眼部炎症：1% 玄明粉药液洗眼能治结膜炎；玄明粉和鸡蛋清调匀，搽太阳穴可治疗急性结膜炎。

2. 抗肛肠部炎症：玄明粉水煎外敷或熏洗消除肛缘水肿。

3. 抗便秘：玄明粉脐部贴敷可引起肛门大量排气，促进排便。

【注意事项】脾胃虚寒及孕妇忌服。

【现行质量标准】《中华人民共和国药典：一部》（2020 年版）。

参考文献

[1] 国家药典委员会. 中华人民共和国药典：2020 年版　一部 [M]. 北京：中国医药科技出版社，2020：121.

[2] 金航. 外敷玄明粉治疗甲状腺囊肿 12 例 [J]. 中医外治杂志，1997（6）：30.

[3] 杨华芳. 玄明粉敷脐治疗便秘 183 例 [J]. 浙江中医杂志，2011，46（6）：401.

[4] 张茂信. 玄明粉敷脐治疗急性尿潴留 [J]. 浙江中医杂志，1995（12）：558.

［5］史长钦，李英，李清莲．玄明粉治疗流行性红眼病［J］．眼科研究，1985（1）：64．

［6］江苏新医学院．中药大辞典：上册［M］．上海：上海人民出版社，1977：771．

［7］国家中医药管理局《中华本草》编委会．中华本草：2［M］．上海：上海科学技术出版社，1999：273-275．

［8］张玲．芒硝临床运用经验［J］．新疆中医药，2010，28（1）：37．

［9］杨华芳．玄明粉敷脐治疗骨折后便秘183例［J］．中国中医药科技，2012，19（1）：8．

芒硝

Mangxiao

Natrii Sulfas

【壮药名】芒硝（manghsiu）。

【别名】芒消、皮硝、朴硝、海皮硝、毛硝、硝石补、盆消、马牙消、英消。

【原矿物】为硫酸盐类矿物芒硝族芒硝。

【产地】主产于河北、山东、河南、江苏、安徽、山西等省，以及海边或内陆盐湖地区。广西主产于横州市陶圩镇。

【性状】本品为无色透明或类白色半透明集合体，呈棱柱状、长方形或不规则块片状及粒状。质脆，具玻璃样光泽，易碎。气微，味咸。

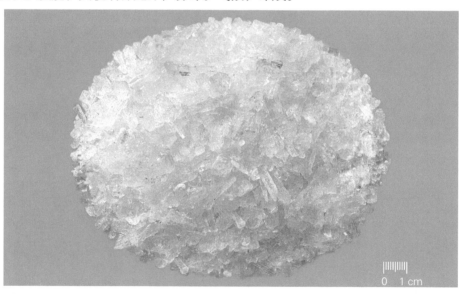

芒硝

【鉴别】本品的水溶液显钠盐与硫酸盐的鉴别反应。

1. 钠盐：（1）取铂丝，用盐酸湿润后，蘸取供试品，在无色火焰中燃烧，火焰即显鲜黄色。

（2）取供试品约 100 mg，置 10 mL 试管中，加水 2 mL 使溶解，加 15% 碳酸钾溶液 2 mL，加热至沸，不得有沉淀生成；加焦锑酸钾试液 4 mL，加热至沸，置冰水中冷却，必要时用玻棒摩擦试管内壁，应有致密的沉淀生成。

2. 硫酸盐：（1）取供试品溶液，滴加氯化钡试液，即生成白色沉淀；分离，沉淀在盐酸或硝酸中均不溶解。

（2）取供试品溶液，滴加醋酸铅试液，即生成白色沉淀；分离，沉淀在醋酸铵试液或氢氧化钠试液中溶解。

（3）取供试品溶液，加盐酸，不生成白色沉淀（与硫代硫酸盐区别）。

【炮制】取天然出产的芒硝，俗称"土硝"，加水溶解，放置，待杂质沉淀，滤过，滤液加热浓缩，放冷后析出结晶，即为芒硝；若结晶不纯，可以重复处理，直至得到纯净的芒硝结晶为止。

【性味】

1. 中医：咸、苦，寒。

2. 壮医：咸、苦，寒。

【功效】

1. 中医：泻下通便，软坚，清火消肿。

2. 壮医：清热毒，通谷道，软坚结，消肿痛。

【主治】

1. 中医：胃肠道实热积滞，大便秘结，腹胀痞痛，目赤翳障，咽喉肿痛，口疮，肠痈，乳痈，丹毒。

2. 壮医：阿意囊（便秘），腊胴尹（腹痛），兵西弓（肠痈），呗嘻（奶疮），仲嘿唪尹（痔疮）。

【用法用量】内服：6～12 g，用药汁或开水冲服；或研末，或入丸剂。外用：适量，研末敷；或化水点眼。

【本草论述】

1.《汤液本草》：《本经》谓芒硝利小便而堕胎。伤寒妊娠可下者，用此兼以大黄引之，直入大肠，润燥软坚泻热，子母俱安。《经》云，有故无殒，亦无殒也，此之谓欤。以在下言之，则便溺俱阴，以前后言之，则前气后血，以肾言之，总主大小便难，溺涩秘结，俱为水少。《经》云，热淫于内，治以咸寒，佐以苦。故用芒硝大黄，相须为使也。

2.《神农本草经》：除寒热邪气，逐六腑积聚、结固、留癖，能化七十二种石。

3.《珍珠囊》：其用有三。去实热，一也；涤肠中宿垢，二也；破坚积热块，三也。

4.《药品化义》：味咸软坚，故能通燥结；性寒降下，故能去火燥。主治时行热狂，六腑邪热，或上焦膈热，或下部便坚。

【传统验方】

方1　源自《圣济总录》

组成：马牙消一分。

制法及用法：上药为细末，安于鉴上，倒置铜盆中，夜露之，令露滴消，铜盆内盛，取点目中。

主治：暴赤眼、涩痛难开。

方2　源自《孙真人食忌》

组成：芒硝一大两。

制法及用法：上药置铜器中，急火上炼之，放冷后，以生绢细罗，点眼角汁，每夜欲卧时一度点。

主治：眼有翳。

方3　源自《本草纲目》引《杨诚经验方》

组成：明净皮硝一盏。

制法及用法：上药以水二碗煎化，露一夜，滤净澄清。朝夕洗目。

主治：风眼赤烂。

方4　源自《中药大全》

组成：芒硝粉、豆腐。

制法及用法：将芒硝粉放在豆腐上蒸化，取汁点眼。

主治：两眼红肿。

方5　源自《中药大全》

组成：芒硝。

制法及用法：上药用水蒸，露一夜，过滤，以清液洗眼。虽久，患者亦能治。

主治：眼睑红烂。

方6　白龙散　源自《中药大全》

组成：（1）芒硝、龙脑。（2）芒硝500 g、铅丹（水飞，炒过）50 g、麝香0.25 g

制法及用法：（1）取芒硝用厚纸包严，放在怀内，贴肉存120天，取出研细，稍加龙脑。点眼。（2）芒硝溶热水中，滤过。余汁用瓦罐熬干，露一夜，加铅丹、麝香。每日点眼。

功效：退翳明目。

方7　源自《中药大全》

组成：芒硝。

制法及用法：用芒硝擦舌，每天擦5次。

主治：小儿鹅口疮。

方 8　源自《医学广笔记》

组成：芒硝一钱五分、胆矾八分、雄黄八分、明矾八分。

制法及用法：上药俱研细，和匀，吹入喉中。

主治：乳蛾。

方 9　源自《千金要方》

组成：生地黄三升、芒硝三合、豉一升。

制法及用法：上药同捣，薄之，热即易之，取瘥。

主治：一切痈肿。

方 10　源自《中药大全》

组成：猪胆汁、芒硝末。

制法及用法：上药和匀，涂敷。

主治：豌豆疮（已成红黑色，但尚未成脓）。

方 11　源自《中药大全》

组成：芒硝。

制法及用法：上药煎水浸泡指头。

主治：指头肿痛。

方 12　源自《中药大全》

组成：芒硝。

制法及用法：上药煎水涂拭。

主治：风疹、漆疮。

方 13　源自《中药大全》

组成：芒硝末 10 g。

制法及用法：上药热童便送下。

主治：难产。

【临床研究】

1. 肝硬化腹水：（1）将 82 例患者随机分为两组。对照组 40 例予以常规基础治疗，利尿剂及白蛋白等对症支持治疗。治疗组 42 例在对照组的基础上，同时采用芒硝外敷脐周腹部治疗：取芒硝置于长方形（25 cm×40 cm）薄布袋中，量约500 g，以脐为中心均匀置于腹部，若布袋潮湿，可更换芒硝及布袋，每次1 h，每日2次。两组疗程均为1个月。结果：治疗组和对照组总有效率分别为88.10%和67.50%。

（2）将50例患者随机分为两组，每组各25例。两组患者均在休息、合理饮食的基础上采用低盐饮食，根据肝功能情况，分别给予还原谷胱甘肽、多烯酸磷脂酰胆碱、复方甘草酸苷等，利尿药选螺内脂或联用呋塞米，人血白蛋白低者输注人血白蛋白，合并感染者选用第三代头孢菌素等治疗。观察组在上述治疗的基础上用芒硝外敷脐部，采用棉布制成60 cm×40 cm的长型布袋，上口有拉链，将芒硝150 g均匀装入布袋，外敷于脐周，盖好衣被，芒硝潮解后使芒硝袋变硬，即更换芒硝及布袋，治疗期间持续使用芒硝外敷。结果：治疗2周后，观察组总有效率为92.00%，对照组总有效率为68.00%。两组总有效率比较有显著性差异。

2. 外科急腹症：西医常规治疗的同时加用芒硝外敷。根据疾病部位的不同，分别将药袋置于患者的上、下腹部或病变主要部位。除5例急性胰腺炎使用2～3个疗程外，其余患者均外治1个疗程。结果：30例患者中，急性胰腺炎11例，腹腔脓肿6例，阑尾包块、阑尾脓肿9例，原发性腹膜炎4例；显效19例（63.3%），有效9例（30.0%），无效2例（6.7%），总有效率为93.3%。

3. 炎性外痔：将60例患者随机分为两组，每组各30例。治疗组给予芒硝外洗方：芒硝30 g、两面针30 g、苦参20 g、黄柏15 g、乳香10 g、没药10 g、五倍子10 g、艾叶10 g，煎煮制成洗剂，放入坐浴盆中，加入约75 ℃热水2000 mL熏洗，待水温降至45 ℃时坐浴20 min，早晚各1次。对照组给予配制浓度为1 : 5000高锰酸钾水溶液2000 mL放入坐浴盆中，加热至45 ℃坐浴和外擦患处20 min，早晚各1次。结果：治疗组有效率为93.3%，对照组有效率为76.7%。

4. 混合痔术后切口水肿：将46例患者随机分为两组，每组23例。治疗组予芒硝溶液坐浴治疗：将200 g芒硝直接溶于2000 mL开水中，待水温合适后坐浴，坐浴后擦干患处，外涂肤痔清软膏，塞入熊珍栓，覆盖无菌纱布，用胶布固定。每天早晚各1次，每次坐浴10～20 min，10天为1个疗程。对照组采用浓度为0.05%的高锰酸钾液2000 mL温水坐浴，坐浴后处理同治疗组。结果：治疗组有效率为86.36%，对照组有效率为76.19%。

5. 阑尾周围脓肿：将90例患者随机分为芒硝内服外用治疗组45例和西药对照组45例。对照组予西医抗生素抗炎对症治疗。治疗组在对照组的用药基础上，予大黄牡丹汤加减（大黄18 g、牡丹皮9 g、桃仁12 g、冬瓜子30 g、芒硝9 g、红藤15 g、薏苡仁15 g、败酱草15 g）口服，同时予芒硝外敷右下腹部，采用纱布制成70 mm×40 mm的长型布袋，上口有拉链，均匀装入200 g芒硝，外敷于腹部包块处，芒硝潮解即更换芒硝及布袋，治疗期间持续使用芒硝外敷。结果：治疗组的总有效率（93.33%）明显高于对照组（75.56%），治疗组平均住院时间（12.45±4.03 天）亦明显短于对照组（21.23±5.28 天）。

6.粘连性肠梗阻：莱菔子（砸碎）100 g，加水 300 mL，文火煎至 100 mL，滤除药渣后加入芒硝 30 g 拌匀备用。患者入院后即插入胃管抽尽胃液，注入药液，胃管夹闭 30 min 左右再松开，持续胃肠减压。观察 6 h 仍无肛门排气或排便者可重复用药 1 次，但每天用药不得超过 2 剂。治疗期间需禁食及静脉补液，部分病例加用电针足三里、内关等穴位，对外周血象白细胞增高者加用抗生素。结果：18 例中，治愈 17 例，无效 1 例。

7.麻痹性肠梗阻：将芒硝 400～500 g 碾细后装入根据患者体型缝制的棉质布袋中，平铺外敷于下腹部，用一次性腹带固定，松紧度适宜，每天 2 次，每次 2 h。棉布袋潮湿或芒硝结块后即予更换。结果：治疗 103 例，1 天解除肠梗阻 9 例（8.7%），2 天解除肠梗阻 16 例（15.5%），3 天解除肠梗阻 37 例（35.9%），4 天解除肠梗阻 17 例（16.5%），5 天解除肠梗阻 13 例（12.6%），6 天解除肠梗阻 6 例（5.8%），7 天解除肠梗阻 3 例（2.9%）；7 天内仍未解除肠梗阻 2 例（1.9%）；有效率为 98.1%，有超过 60.2% 的患者 3 天内解除肠梗阻。

8.脑卒中后肩手综合征：将 36 例患者随机分为两组，每组各 18 例。对照组采用常规疗法，包括体位康复训练、药物治疗、中频治疗仪、针灸等。观察组在使用以上方法的基础上增加了芒硝外敷治疗。取市售棉纱布和的确良布料，做成 10 cm×15 cm 大小的长方形布袋，将芒硝碾成粉末装入布袋，然后将棉纱布那一面敷于患者手肿胀处，调整好布袋的位置，如此每天 2 次，每次敷 30 min。两组疗程均为 1 个月。结果：观察组有效率为 94.4%，对照组有效率为 83.3%。

9.脑中风后便秘：取不同剂量的芒硝置于灌肠筒内，加入 38～42 ℃温水 400 mL，玻棒搅拌，使芒硝溶解即可。结果：芒硝液（30 g）灌肠，在灌肠 20 min 内，排便率达 100%，通便效果明显优于肥皂液（临床经验）灌肠。随着使用剂量的逐渐增加，通便的效果更加明显，同时灌肠后会明显缩短患者的排便时间。

10.急性重症胰腺炎：将 100 例患者随机分为对照组和观察组，每组各 50 例。对照组临床给予常规非手术综合治疗方法。观察组在对照组治疗的基础上给予芒硝外敷，选取医用芒硝 500 g 研成粉末状，放置于长筒状的布袋内，在患者左上腹胰腺区域均匀铺好，并用腹带固定，待芒硝完全吸水后再进行更换，等到不间断外敷 12 h 后无明显浸湿成块的现象后停用。结果：观察组各项指标恢复正常时间均明显少于对照组，住院时间亦明显少于对照组。

11.急性四肢创伤：将 60 例患者随机分为两组，每组各 30 例。观察组用自制 10% 芒硝冰袋局部外敷肿痛处。用芒硝 10 g、清水 100 mL 配制成 10% 芒硝溶液，根据患处大小分别采用大号（规格为 2 cm×25 cm×20 cm）、中号（规格为 2 cm×15 cm×20 cm）、小号（规格为 2 cm × 10 cm × 10 cm）棉垫，用 50 mL、30 mL、20 mL 芒硝水分别将大、中、小棉垫浸润，装入透水无纺布袋中，放置于 −18 ℃冰箱中 12 h，制成芒硝冰袋，取出后呈冰霜状，松软可塑形。冰袋与皮肤温接近时均及时更换。对照组用内装碎冰块的普通冰袋外敷患处。同时，两组患者均遵照医嘱用注射用七叶皂普纳 20 mg/d 静脉滴注消肿。结果：观察组肿胀、疼痛改善情况明显优于对照组（均 $P < 0.05$）。

12. 产后乳胀：治疗组 120 例，将 150 g 芒硝充分捣碎，用纱布包裹敷于胀侧乳房，待纱布湿后取下，乳房变软、导管通畅则指导母乳喂养。对照组 120 例，指导产妇挤奶，同时指导母乳喂养。结果：治疗组治愈率为 96.67%，对照组治愈率为 66.67%。

13. 糖尿病足：治疗组 40 例，根据红肿皮肤面积以 1 个或数个芒硝药袋敷于皮肤红肿处，注意露出溃疡创面，用纱布固定，每日换 2 次药袋。对照组 41 例在常规治疗基础上，局部消毒换药处理。两组疗程均为 14 天。结果：治疗组有效率为 97.5%，对照组有效率为 87.8%。

14. 术后伤口感染：将 65 例患者随机分为两组，两组患者均给予广谱抗生素每日静脉滴注，每日清创并更换外敷药物。治疗组 35 例在上述基础上配合芒硝局部外敷。结果：治疗 15 天后两组患者伤口均愈合，未出现感染加重、脂肪液化等现象，治疗组平均治愈时间显著短于对照组。

15. 湿疹：（1）视患病部位的大小取适量芒硝与沸水按 1 : 20 ～ 1 : 30 的比例（一般以芒硝 50 g 溶于沸水 1000 ～ 1500 mL 内）配制溶液。用法：于搪瓷盆内配制好溶液，先趁热气上蒸之时熏其患部，待药液热度下降后再以其洗之。如果熏其部位不便，亦不必勉强，直接洗之即可。熏洗过程中要注意避免烫伤。每日早晚各 1 次，有条件者中午增 1 次，其效更捷。每次约 30 min，5 天为 1 疗程。结果：600 例中，痊愈 360 例，占 60%，其中 1 个疗程痊愈 102 例，2 个疗程痊愈 258 例；显效 120 例，占 20%；有效 96 例，占 16%；无效 24 例，占 4%。总有效率为 96%。

（2）对照组 125 例使用派瑞松软膏涂抹患处，轻轻揉搓 2 min 左右，每天 2 次，早晚各 1 次。针对有渗出结痂的皮损患者，先用盐水清洗干净患处，再行涂药。实验组 125 例采用芒硝浸泡法治疗。根据患者的皮损严重程度、范围大小，按 5% 浓度，取芒硝 100 g 与热水相溶，等药液的温度降至 37 ～ 42 ℃，浸泡患者病灶，每天浸泡 2 次，早晚各 1 次，每次 30 min。两组疗程均为 2 周。结果：对照组有效率为 73.6%，治疗组有效率为 90.4%。

【化学成分】本品主要含硫酸钠（$Na_2SO_4 \cdot 10H_2O$），尚含有氯化钠（$NaCl$）、硫酸钙（$CaSO_4$）和硫酸镁（$MgSO_4$）等杂质。

【药理作用】

1. 泻下作用：芒硝能明显增加便秘小鼠的肠推进率。口服后产生大量硫酸根离子，不易被肠壁吸收，使肠内渗透压升高，阻止肠腔内水分吸收，致肠容积扩大，肠腔扩张，刺激肠壁引起肠蠕动增加而致泻。同时硫酸钠本身对肠壁也有刺激作用。

2. 抗炎作用：芒硝可降低实验性乙酸性结肠炎豚鼠血清白细胞数和前列腺素 E_2（PGE_2）的含量。各剂量芒硝溶液可显著抑制二甲苯所致小鼠皮肤毛细血管通透性的增高，同时可明显改善家兔耳静脉炎的病理变化。

3. 利尿作用：芒硝敷肚脐对肝硬化腹水患者有较好的辅助治疗作用，24 h 后尿量增加。

【注意事项】脾胃虚寒及孕妇禁服。

【现行质量标准】《中华人民共和国药典：一部》（2020 年版）、《广西壮族自治区壮药质量标准：第三卷》（2018 年版）。

参考文献

[1] 国家药典委员会.中华人民共和国药典：2020 年版　一部［M］.北京：中国医药科技出版社，2020：132.

[2] 朱小区，吴春明，曹家麟，等.芒硝敷脐治疗肝硬化腹水 42 例临床观察［J］.海峡药学，2009，21（3）：142-143.

[3] 白联缔，张晋芝.芒硝外敷治疗肝硬化腹水 25 例临床护理［J］.齐鲁护理杂志，2009，15（23）：58-59.

[4] 薛志祥，葛茂军，龚航军.芒硝外敷辅助治疗外科急腹症的临床观察［J］.上海中医药大学学报，2000（2）：23-25.

[5] 李洋，梁劲军.芒硝外洗方治疗炎性外痔 60 例［J］.中医研究，2011，24（3）：12-14.

[6] 王熙，刘帮华，黄德铨，等.芒硝溶液坐浴治疗混合痔术后切口水肿疗效观察［J］.山西中医，2013，29（1）：50-51.

[7] 杨桂洪.芒硝内服外用辅助治疗阑尾周围脓肿的临床疗效观察［J］.中国医药指南，2010，8（19）：211-212.

[8] 王义雄."芒硝莱菔子汤"治疗粘连性肠梗阻 18 例［J］.广西中医药，1986（2）：32.

[9] 章灵君，陆德才，李宏.芒硝外敷治疗麻痹性肠梗阻 103 例［J］.中国中医药科技，2012，19（3）：195.

[10] 张大鹏，王璐，张桂福.芒硝外敷治疗脑卒中后肩手综合征疗效观察［J］.中国疗养医学，2014，23（10）：903-905.

[11] 宋雪梅.中药芒硝液灌肠治疗脑中风后便秘的疗效［J］.中国实用医药，2016，11（8）：178-179.

[12] 王利群，关青，王利民，等.中药芒硝液灌肠治疗脑中风后便秘的疗效［J］.中国老年学杂志，2012，32（7）：1517-1518.

[13] 包晓萍.芒硝外敷治疗急性重症胰腺炎临床观察［J］.中国中医急症，2012，21（5）：813-814.

[14] 倪冬梅，柏亚妹.10% 芒硝冰袋冷敷治疗急性四肢创伤的效果观察［J］.实用医学杂志，2007，

23（24）：3960-3961.

［15］许建凤.芒硝外敷治疗产后乳胀 120 例［J］.浙江中医杂志，2009，44（4）：261.

［16］刘彦，陈晖，孙晓芳，等.芒硝外敷治疗糖尿病足的临床观察［J］.河北中医，2009，31（8）：1136-1138.

［17］刘明英，刘明霞，刘昭坤.芒硝熏洗法治疗湿疹 600 例［J］.中医外治杂志，2000（4）：13.

［18］王梦芝，黄晓玲，钟信刚.芒硝治疗湿疹急性发作期临床疗效观察［J］.河北医学，2015，21（12）：2110-2112.

［19］中国医学科学院药物研究所，中医研究院中药研究所，中国科学院动物研究所，等.中药志：第四册［M］.北京：人民卫生出版社，1961：242.

［20］江苏新医学院.中药大辞典：上册［M］.上海：上海人民出版社，1977：836.

［21］刘绍龑，白明，杨亚蕾，等.芒硝外用抗炎作用研究［J］.中华中医药杂志，2012，27（2）：312-315.

［22］李敏，王斌，唐志书，等.芒硝及其主成分抗炎镇痛泻下效应差异研究［J］.中药药理与临床，2012，28（5）：55-57.

［23］李丕慈，金林红.大黄、芒硝敷脐治疗肝硬化腹水 30 例临床观察［J］.中医药学报，2010，38（4）：82-84.

朴硝

Poxiao

Natrii Sulfas

【壮药名】朴硝（Buzsiu）。

【瑶药名】别硝（baec fiu）。

【别名】朴消石、消石朴、海末、皮消、盐消、海皮消、毛消。

【原矿物】为硫酸盐类矿物芒硝族芒硝或人工制品芒硝的粗制品。

【产地】主产于河北、山东、河南、江苏、安徽、山西等省，以及海边或内陆盐湖地区。广西主产于横州市陶圩镇。

【性状】本品呈细片状疏松集合体，单体呈针状、马齿状，表面附有白色粉末。单体为无色，集合体呈白色，透明，玻璃光泽，相对密度小（1.49），性脆，极易吸湿潮解，溶于水（投水里可全部溶化，与水同色）。味凉而微苦咸，无气味。

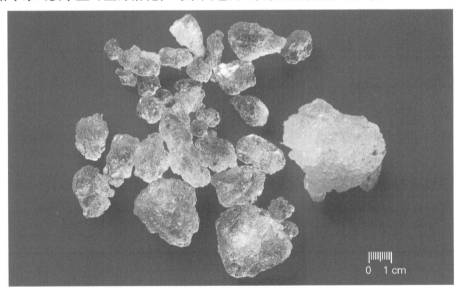

朴硝

【鉴别】本品的水溶液显钠盐与硫酸盐的鉴别反应。

1. 钠盐：（1）取铂丝，用盐酸湿润后，蘸取供试品，在无色火焰中燃烧，火焰即显鲜黄色。

（2）取供试品约 100 mg，置 10 mL 试管中，加水 2 mL 使溶解，加 15% 碳酸钾溶液 2 mL，加热至沸，不得有沉淀生成；加焦锑酸钾试液 4 mL，加热至沸，置冰水中冷却，必要时，用玻棒摩擦试管内壁，应有致密的沉淀生成。

2.硫酸盐：（1）取供试品溶液，滴加氯化钡试液，即生成白色沉淀；分离，沉淀在盐酸或硝酸中均不溶解。

（2）取供试品溶液，滴加醋酸铅试液，即生成白色沉淀；分离，沉淀在醋酸铵试液或氢氧化钠试液中溶解。

（3）取供试品溶液，加盐酸，不生成白色沉淀（与硫代硫酸盐区别）。

【炮制】

1.将土硝（天然结晶物，没有经过加工处理）或含有大量硫酸钠的土壤，加水溶解，放置，杂质沉淀后过滤，收集滤液，加水浓缩，或日晒蒸发，凝结在下者称为"朴硝"。

2.先将萝卜洗净切成薄片，放锅里加适量水（朴硝每100 kg加水300 kg），煮至萝卜片烂（或同时加入朴硝与萝卜共煮至萝卜烂），滤除萝卜片，加入适量朴硝至溶，滤过，滤液放置，析出结晶，取出晾干。用时研粉。（朴硝：萝卜 =10：1～5）

【性味】

1.中医：咸、微苦，寒。

2.壮医：咸、微苦，寒。

3.瑶医：咸、苦，大寒。

【功效】

1.中医：泻热通便，润燥软坚，清火消肿。

2.壮医：清热毒，通谷道，软坚结，消肿痛。

3.瑶医：泻热通便，润燥软坚。

【主治】

1.中医：实热便秘，大便燥结，积滞腹痛，肠痈肿痛，乳痈，痔疮肿痛。

2.壮医：阿意囊（便秘），腊胴尹（腹痛），呗嘻（奶疮），仲嘿唪尹（痔疮）。

3.瑶医：实热积滞，改严（大便燥结），补经仲闷（目赤肿痛），嘴布瓢（口腔溃疡），更喉闷（咽喉肿痛，咽炎），卡滚锤（痔疮），汪逗卜冲（烧烫伤）。

【用法用量】内服：5～10 g，不入煎剂，以药汁或开水溶化后服。外用：适量，包敷患处。外用热敷，消炎去肿。

【本草论述】

1.《证类本草》：朴消，一消石朴者。消即使本体之名；石者，乃坚白之号；朴者，即未化之义。以其芒消、英消皆从此出，故为消石朴叶。其英消，即今俗间谓之马牙消。

2.《本草衍义》：朴消，是初采扫得，一煎而成，未经再冶炼，故曰朴消。其味酽涩，所以力坚急而不和，可以熟生牛马皮，及治金银有伪。葛洪治食鲙不化，取此以荡逐之。腊月中以新瓦罐，满注热水，用朴消二升，投汤中，搅散，挂北檐下，俟消渗出罐外，羽收之。以人乳汁调半钱，扫一切风热毒气攻注目睑外，及发于头面、四肢肿痛，应手神验。

3.《本草崇原》：朴消，气味苦寒，无毒。主治百病，除寒热邪气，逐六腑积聚结固留癖，能化七十二种石。炼饵服之，轻身神仙。

4.《神农本草经》：味苦寒。主百病，除寒热邪气，逐六腑积聚，结固留癖，能化七十二种石。炼饵服之，轻身，神仙。生山谷。

5.《本草从新》：朴硝即皮硝。大泻，润燥，软坚。

6.《本经疏证》：朴硝，味苦、辛，寒、大寒，无毒。主百病，除寒热邪气，逐六腑积聚结痼留癖，胃中食饮热结，破留血闭绝停痰痞满，推陈致新。能化七十二种石，炼饵服之，轻身神仙。炼之白如银。能寒、能热、能滑、能涩、能辛、能苦、能咸、能酸。入地千岁变色。青白者佳，黄者伤人，赤者杀人。一名硝石朴。生益州谷，有咸水之阳，采无时。畏麦句姜。

【传统验方】

方1　源自《太平圣惠方》

组成：川朴硝二两。

制法及用法：上药捣细罗为散，用生油调涂于顶上。

主治：时气头痛不止。

方2　刘氏方　源自《外台秘要》

组成：黄连二分，朴硝（令干）一分。

制法及用法：上药以妇人奶汁浸之，点眼。

主治：小儿赤眼。

方3　源自《简便方》

组成：朴硝、豆腐。

制法及用法：朴硝置豆腐上蒸化，取汁收点。

主治：赤眼肿痛。

方4　源自《中药大全》

组成：皂荚、朴硝。

制法及用法：把皂荚煎成浓汁，加入朴硝煎化，倒在石上，等结成霜后，刮取擦牙。

主治：牙痛。

方5 源自《本草纲目》

组成：朴硝一两。

制法及用法：上药分次细细含咽。或加丹砂一钱亦可。如感气塞不通，加生甘草末二钱半吹入喉部。

主治：喉痹肿痛。

方6 源自《近效方》

组成：朴硝一两。

制法及用法：上药细细含咽汁。

主治：喉痹。

方7 吹喉散 源自《杨氏家藏方》

组成：朴硝（别研）四两、甘草末（生）一两。

制法及用法：上药和匀，每用半钱，干掺口中。如肿甚者，用竹筒子吹入喉内。

主治：咽喉肿痛。

方8 揭毒散 源自《证治准绳·疡医》

组成：大黄一两半、白及一两、朴硝二两。

制法及用法：上药为末，用井水调搽，如干，再搽。

主治：疮疡红肿作痛。

方9 源自《本草纲目》

组成：朴硝一两、独蒜一个、大黄末八分。

制法及用法：上药共捣成饼，贴患处，以痞块消除为度。

主治：腹中痞块。

方10 源自《肘后备急方》

组成：大黄末半斤、朴硝三两、蜜一斤。

制法及用法：上药合于汤上煎，可丸如梧子。服十丸，三服之。

主治：暴症腹中有物如石，痛如刺，昼夜啼呼。

方11 朴栀散 源自《经验广集》

组成：朴硝、栀子（炒黑）各等分。

制法及用法：上药为末，滚水服一二匙。

主治：胃热呕吐，手足心皆热者。

方 12　朴消散　源自《太平圣惠方》

组成：川朴硝（炼成者）半斤。

制法及用法：上药细研如粉。每服，以蜜水调下一钱，日三四服。

主治：乳石发动烦闷及诸风热。

方 13　朴消散　源自《鸡峰普济方》

组成：朴硝、五倍子各等分。

制法及用法：上药为细末。每服三两，水三碗，同煎至三四沸，淋渫。

主治：痔疮。

方 14　源自《卫生家宝产科备要》

组成：朴硝（生）、大黄（生）各等分。

制法及用法：上药为细末。每服二钱，取桃仁去皮、尖及双仁者碎之，浓煎汤调下，以通为度。

主治：产后伤寒，恶露不行，腹胀，烦闷欲死。

方 15　朴消汤　源自《圣济总录》

组成：朴硝、大黄（锉，炒）、芍药各一两，当归（切，焙）、木香各半两。

制法及用法：上药粗捣筛，每服五钱匕，水一盏半，生姜三片，煎至八分，去渣，空心温服。

主治：伤寒食毒，腹胀气急，大小便不通。

【临床研究】

1.胸腰椎及骨盆骨折后腹胀：取朴硝 100 g，装进预制的 15 cm×10 cm 小布袋中，封闭袋口。在脐周均匀涂上松节油，将盛有朴硝的小布袋直接放在脐部，其上覆一折叠8 层的热毛巾，热毛巾上置一盛有 70 ℃热水的热水袋以保持温度，温度不可过高，以防止烫伤。为防止渗湿衣物，毛巾不可太湿，且在热水袋上盖一塑料布，持续外敷 4 h，效果差者可持续使用直至腹胀减轻。结果：共治疗 31 例，显效 19 例，占 61.30%；有效 10 例，占 33.26%；无效 2 例，占 6.45%。

2.癫狂病：取朴硝适量，每次 20 g，温开水送服，每日 3 次，或掺拌于食物中食用，待腹泻后减量。结果：共治疗癫狂病患者 10 例，均取得疗效。

【化学成分】本品主要含含水硫酸钠（$Na_2SO_4 \cdot 10H_2O$），尚含微量氯化钠（$NaCl$）及钙（Ca）、钾（K）、铁（Fe）、镁（Mg）等无机元素。

【药理作用】

1. 泻下作用：与其含有大量 SO_4^{2-} 及部分 Mg^{2+} 能使小肠内保持较高渗透压，阻止小肠对水分的吸收，刺激小肠运动有关。

2. 抗炎作用：较大剂量下对二甲苯所致小鼠耳郭肿胀有抑制作用。

【注意事项】脾胃虚寒及孕妇禁用。

【现行质量标准】暂无。

参考文献

[1] 贺又舜，杜方麓，潘清平，等. 湖南药物志：第 3 卷 [M]. 长沙：湖南科学技术出版社，2004：1598.

[2] 李素君. 朴硝外敷治疗胸腰椎及骨盆骨折后腹胀疗效观察 [J]. 中医正骨，2003，15（5）：31.

[3] 杨明，张毅力. 朴硝治疗癫狂病 10 例 [J]. 吉林中医药，1998（3）：62.

[4] 国家中医药管理局《中华本草》编委会. 中华本草：1 [M]. 上海：上海科学技术出版社，1999：269.

[5] 应帮智，张卫华，张振凌. 中药芒硝药理作用的研究 [J]. 现代中西医结合杂志，2003，12（20）：2155-2156.

光明盐

Guangmingyan

Sallucidum

【壮药名】古廪（Gyurin）。

【别名】石盐、圣石、水晶盐。

【原矿物】为氯化物类矿物石盐族石盐。

【产地】主产于陕西、甘肃、内蒙古、青海、新疆等地区。广西主产于北部湾沿海地区。

【性状】本品全体呈暗白色，多为方块状结晶性盐块，大小不一，半透明至透明。有时表面附有微量泥土或微有光泽。质硬，但易砸碎，断面有玻璃样光泽。气微，味咸。

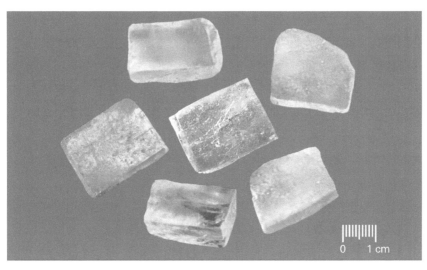

光明盐

【鉴别】本品易溶于水。水溶液显钠盐和氯化物的鉴别反应。

【炮制】为海水或盐井、盐池、盐泉中的盐水经煎、晒而成的结晶体。

【性味】

1. 中医：咸，平。

2. 壮医：咸，平。

【功效】

1. 中医：消食化积，祛风明目，除寒健胃，解毒。

2. 壮医：消食积，祛风毒，明目睛，除寒毒，健脾胃，解诸毒。

【主治】

1. 中医：食积脘胀，食物中毒，目赤肿痛，泪眵多，痰病，风病，胃寒引起的消化不良。

2. 壮医：东郎（食滞），根东洋叮笃（食物中毒），火眼（急性结膜炎）等。

【用法用量】内服：煎汤，0.9 ~ 1.5 g；或入丸、散。外用：适量，化水洗目。

【本草论述】

1.《唐本草》：苏颂曰，今阶州出一种石盐，生山石中，不由煎炼，自然成盐，色甚明莹，彼人甚贵之，云即光明盐也。

2.《新修本草》：味咸，甘，平，无毒。主头面诸风，目赤痛，多眵泪，生盐州五原，盐池下凿取之，大者如升，皆正方光澈。一名石盐。

3.《雷公炮炙论》：圣石开盲，明目而如云离日。则光明者，乃兼形色与功而名也。

4.《本草纲目》：时珍曰，石盐有山产、水产二种。山产者即崖盐也，一名生盐，生山崖之间，状如白矾，出于阶、成、陵、凤、永、康诸处。水产者，生池底，状如水晶、石英，出西域诸处。……光明盐得清明之气，盐之至情者也，故如头风眼目诸药尤良。其他功同戎盐，而力差次之。

5.《外台秘要》：治久风目亦兼胎赤。光明盐六分，杏仁油五合，以净铜锣一尺面者一枚，内盐油，即取青柳枝如箸大者一握，急束，截令头齐，用研之三日，候如稠墨，即先剜地作一小坑，置瓦于底，又取熟艾一鹅子许，于瓦上烧火，即安前药锣覆坑上令烟熏之，勿令火灭，候火尽，可收置于铜合子或坩合子中，每夜用点目眦间，便卧，频点之。

【传统验方】

方1 源自《外台秘要》

组成：光明盐六分、杏仁油五合。

制法及用法：上药以净铜锣一尺面者一枚，内盐油，即取青柳枝如箸大者一握，急束，截令头齐，用研之三日，候如稠墨，即先剜地作一小坑，置瓦于底，又取熟艾一鹅子许，于瓦上烧火，即安前药锣覆坑上令烟熏之，勿令火灭，候火尽，可收置于铜合子或坩台子中，每夜用点眦间，便卧，频点之。

主治：久风目赤兼胎赤。

方2 蒙医方 源自《中国矿物药》

组成：光明盐、诃子、荜茇、干姜各 25 g。

制法及用法：上药共为粗末，装袋，每袋重 10 g，每服半袋，每日 2 次。

主治：食积不消，不思饮食，胃脘胀痛，食物中毒。

【临床研究】久泻：光明盐 250 g、诃子 250 g、草菱 250 g、干姜 250 g，制成散剂。饭后半小时用水煎服，每次 3～5 g，每日 1～3 次，7 天为 1 个疗程。1 个疗程后进行临床评价。结果：共治疗 200 例患者，总有效率为 95%，其中治愈 98 例，占 49%；显效 42 例，占 21%；有效 50 例，占 25%；无效 10 例，占 5%。

【化学成分】本品主要含氯化钠（NaCl），又含钾（K）、镁（Mg）、钙（Ca）、碘（I）等。

【药理作用】

1. 保肝：光明盐四味汤散能减轻饮酒造成的消化系统、中枢神经系统等的综合症状，并且组方药材足以支撑其解酒保肝作用，是一种安全、有效的解酒保肝药。

2. 降血脂：光明盐四味汤由光明盐、荜茇、诃子、干姜 4 味药材组成，具有温胃、消食、解毒的功效，能明显降低动脉粥样硬化（AS）大鼠血清中甘油三脂（TC）、总胆固醇（TG）、低密度脂蛋白（LDL-C）的水平，升高高密度脂蛋白（HDL-C）的水平，降低血脂，发挥抗 AS 作用。

【注意事项】水肿禁服。

【现行质量标准】《中华人民共和国卫生部药品标准：藏药（第一册）》（1995 年版）、《藏药标准》（1979 年版）。

参考文献

[1] 田淑琴.常用藏药志 [M].成都：四川科学技术出版社，1997：92.

[2] 仁青东智，李毛措.藏药四味光明盐汤散治疗久泻病 [J].中国民族医药杂志，2014，20（10）：41.

[3] 中国中医药管理局《中华本草》编委会.中华本草：藏药卷 [M].上海：上海科学技术出版社，2002：17.

[4] 李杰，邢界红，韩峰，等.蒙药光明盐四味汤散（胶囊）的解酒保肝作用 [J].北方药学，2020，17（11）：189-193.

[5] 李婷，刘志跃.光明盐四味汤散对大鼠动脉粥样硬化氧化应激及血红素加氧酶 -1 表达影响的实验研究 [J].内蒙古医学院学报，2012，34（5）：356-360.

朱砂

Zhusha

Cinnabaris

【壮药名】砂红（sahoengz）。

【别名】丹砂、丹栗、辰砂、赤砂、硃砂。

【原矿物】为硫化物类辰砂族矿物辰砂。

【产地】主产于贵州、湖南、重庆等地区。广西主产于南丹、平果、灵川、临桂、岑溪、隆林等地。

【性状】本品为鲜红色或暗红色，条痕红色至褐红色的粒状或块状集合体，呈颗粒状或块片状，不透明或微透明。体重，片状者质脆，易破碎。块状者质较坚硬，不易破碎；粉末状者有闪烁光泽。气味皆无。

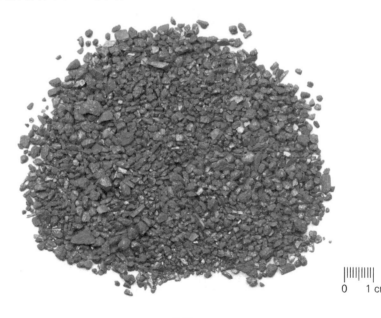

朱砂

【鉴别】

1. 本品鲜红色或暗红色，有时带铅灰色。条痕红色至红褐色，用手触之不染指。

2. 取本品粉末，用盐酸湿润后，在光洁的铜片上摩擦，铜片表面显银白色光泽，加热烘烤后，银白色即消失。

3. 取本品粉末 2 g，加盐酸 – 硝酸（3∶1）的混合溶液 2 mL 使溶解，蒸干，加水

2 mL 使溶解，滤过，滤液显汞盐与硫酸盐的鉴别反应。

4. 取本品粉末与少许铁粉混合，置潘菲试管中，于酒精喷灯上加热，可见管壁上有汞珠或汞镜生成。

5. 取本品粉末置闭口管中加热，变成黑色的硫化汞，加碳酸钠共煮后，可见金属汞球生成。

【炮制】取朱砂矿石，劈开，取出岩石中夹杂的朱砂。利用浮选法，将凿碎的碎石放在直径约尺余的淘洗盘内，左右旋转，因其比重不同，故朱砂沉于底。除去石质后，再将朱砂劈成片、块状。

【性味】

1. 中医：甘，凉；有毒。

2. 壮医：甜，寒；有毒。

【功效】

1. 中医：清心镇惊，安神，明目，解毒。

2. 壮医：清心热，定神志，解诸毒。

【主治】

1. 中医：心悸易惊，安神不安，失眠多梦，癫痫发狂，小儿惊风，视物昏花，眩晕目昏，喉痹口疮，疮疡肿毒，咽喉肿痛，口舌生疮，疥癣。

2. 壮医：心跳（心悸），年闹诺（失眠），发羊癫（癫痫），勒爷狠风（小儿惊风），口疮（口腔溃疡），货咽妈（咽炎），痂（癣）。

【用法用量】内服：研末，0.3～1.0 g；或入丸、散；或拌染他药（如茯苓、茯神、灯心等）同煎；并作丸药之挂衣。外用：适量，研末搽或调敷。

【本草论述】

1.《本草纲目》：治惊厥，解胎娄，痘娄，驱邪疟，雏发汗。……丹砂同远志、龙骨之类则养心气；同当归、丹参之类则养心血；同枸杞、地黄之类则养肾；同厚朴、川椒之类则养脾；同南星、川乌之类则祛风。可以明目，可以安胎，可以解毒，可以发汗，随佐使而见功，无所往而不可。

2.《吴普本草》：丹砂，生武陵。采无时。能化朱成水银。

3.《药性论》：丹砂君，清镇少阴君火之药。安定神明，则精气自固。火不妄炎，则金木得平，而魂魄自定，气力自倍。五脏皆安，则精华上发，故明目。心主血脉，心火宁谧，则阴分无热而血脉自通，烦满自止，消渴自除矣。

4.《日华子本草》：润心肺，治疮、疥、痂、息肉，服并涂用。

5.《神农本草经》：味甘，微寒，主身体五脏百病，养精神，安魂魄，益气明目，杀精魅邪恶鬼，久服通神明，不老，能化为汞。

6.《千金要方》：治疗癫痫，常配伍磁石、神曲，如磁朱丸。

7.《本经逢原》：丹砂入火，则烈毒能杀人，急以生羊血、童便、金汁等解之。

8.《开宝本草》：朱砂，今出辰州、锦州者，药用最良，余皆次焉。

9.《本草经疏》：丹砂，味甘微寒而无毒，盖指生砂而言也。

10.《医学入门》：痘疮将出，服之解毒，令出少。治心热烦躁。润肺止渴，清肝明目，兼辟邪恶瘟疫，破症瘕，下死胎。

11.《本草正》：朱砂，入心可以安神而走血脉，入肺可以降气而走皮毛，入脾可逐痰涎而走肌肉，入肝可行血滞而走筋膜，入肾可逐水邪而走骨髓，或上或下，无处不到，故可以镇心逐痰，祛邪降火，治惊痫，杀虫毒，祛中恶及疮疡疥癣之属。但其体重性急，善走善降，变化莫测，用治有余，乃其所长。

12.《温病条辨》：惊风，癫痫。本品善清心火，又质重，重可镇怯，有镇惊止痉之功，宜于温热病热入心包或痰热内闭，高热烦躁，神昏谵语，惊厥抽搐，常配伍牛黄、麝香等，如安宫牛黄丸。

13.《东垣试效方》：心悸，失眠。本品甘微寒，质重，寒能降火，重可镇怯，专归心经，既能清心经实火，又能镇惊安神，为清心、镇惊安神要药，尤宜于心火亢盛、内扰神明之心神不宁、惊悸怔忡、烦躁不眠者，常与黄连、生甘草等清心火药同用，如黄连安神丸。

14.《内外伤辨惑论》：治疗心火亢盛，阴血不足之失眠多梦，心中烦热，心悸怔忡，常配伍当归、生地黄等，如朱砂安神丸。

15.《外科正宗》：口疮，喉痹，疮疡肿毒。本品性微寒，善清心火，无论内服、外用，均可清热解毒，宜用于热毒疮疡肿毒，常配伍雄黄、山慈菇、大戟等，如太乙紫金锭。……治疗咽喉肿痛，口舌生疮，配冰片、硼砂、玄明粉外用，如冰硼散。

16.《青囊秘传》：治疗喉痹。可配牛黄、珍珠、儿茶等吹喉，如万应吹喉散。

17.《名医类案》：一妇人产子，舌出不能收。医有用姓者、令以朱砂末傅（同敷）其舌，仍令作产子状，以二女掖之，乃于壁外潜累盆盎量危处，堕地作声，声闻而舌收矣。……夫舌乃心之苗，此必难产而惊，心火不宁，故舌因用力而出也。今以朱砂镇其心火，又使倏闻异声以恐下。经曰：恐则气下，故以恐胜之也。

18.《本草从新》：朱砂，独用多用，令人呆闷。

19.《冷庐医话》：有婴儿惊风，延某医治之。灌以末药不计数，惊风愈而人遂痴呆，至长不愈，其药多用朱砂故也。

20.《珍珠囊》：心热非此不能除。

21.《名医别录》：通血脉，止烦满，消渴，益精神，悦泽人面，除中恶腹痛，毒气疥瘘诸疮。

【传统验方】

方 1 　 丹砂散 　 *源自《圣济总录》*

组成：丹砂一分（研，水飞）、芒硝一两半（研）。

制法及用法：上药同研匀，每用一字，时时吹入喉中。

主治：喉咽肿痛，咽物妨闷。

方 2 　 *源自《摘元方》*

组成：朱砂。

制法及用法：上药为末，水涂之。

主治：沙蜂叮螫。

方 3 　 朱砂丸 　 *源自《太平圣惠方》*

组成：朱砂（细研）半两、青羊胆一枚。

制法及用法：以朱砂末入胆中，悬屋西北角，阴干，白日取出，丸如小豆大。每于食后，以粥饮下十丸。

功效：能令彻视见远。

主治：眼昏暗。

方 4 　 神曲丸 　 *源自《千金要方》*

组成：光明砂（丹砂中之最上者）一两、神曲四两、磁石二两。

制法及用法：上药末之，炼蜜为丸，如梧桐子大。饮服三丸，日三次，不禁，常服益眼力。

功效：明目。

方 5 　 朱粉散 　 *源自《圣济总录》*

组成：丹砂（研飞）、蛤粉各等分。

制法及用法：上药研细合和令匀，每服二钱匕，温酒调下。

主治：诸般吐血。

方 6 　 丹砂丸 　 *源自《圣济总录》*

组成：辰砂（光明者，研）一两，酸枣仁（微炒，研）、乳香（光莹者，研）各半两。

制法及用法：上药合研令匀，先令病人尽量饮酒沉醉，次取药五钱匕，酒一盏，调下，于静室中安睡，勿令惊动。

主治：风邪诸痫，狂言妄走，精神恍惚，思虑迷乱，乍歌乍哭，饮食失常，疾发扑地，口吐白沫，口噤戴眼，年岁深远者。

方7　辰砂丸　*源自《士材三书》*

组成：辰砂、白矾、郁金。

制法及用法：上药为末，炼蜜为丸。薄荷汤送下十丸。

主治：喜怒无极，发狂。

方8　朱砂安神丸　*源自《医宗金鉴》*

组成：朱砂、黄连各半两，当归二钱，生地黄三钱，甘草二钱。

制法及用法：上药为细末，酒泡蒸饼，丸如麻子大，朱砂为衣。每服三十丸，卧时津液下。

主治：心神昏乱，惊悸怔忡，寝寐不安。

方9　归神丹　*源自《百一选方》*

组成：朱砂（颗块）二两、獖猪心二个、灯心三两、真茯神二两。

制法及用法：将猪心切开，入朱砂、灯心在内，麻线系合，于银石器内煮一伏时出，不用猪心及灯心，只将朱砂研极细，用真茯神末二两，酒煮薄糊，和朱砂为丸，如梧桐子大。每服九至十五丸，加至二十一丸，用去心麦门冬煎汤下。癫痫至甚者，乳香、人参汤下；夜寝不寐或多乱梦，炒酸枣仁汤下。

主治：一切惊忧思虑或梦思恍惚，做事多忘，一切心气不足，癫痫狂乱。

方10　*源自《本草纲目》*

组成：辰砂一二钱。

制法及用法：上药研细飞过，用饮儿乳汁三四茶匙调湿，以紫项地龙一条，入药滚三滚，刮净，去地龙，入无灰酒一盏，分三四次服。

主治：产后癫狂，败血及邪气入心。

方11　*源自《唐瑶经验方》*

组成：猪心一个、朱砂。

制法及用法：猪心批片相连，以飞过朱砂末掺入，线缚，白水煮熟食之。

主治：心虚遗精。

【临床研究】

1. 流行性腮腺炎：朱砂15 g，75%酒精50 mL，配制成30%朱砂酊备用。摇匀，用新毛笔蘸摇匀的朱砂酊，从患处中心向外延伸涂搽至无红肿外，干后再搽，连续不间断，至疼痛消失，肿胀消退为止。结果：治疗 106 例，显效 84 例，占 79.2%；有效 14 例，占 13.2%；无效 8 例，占 7.5%。总有效率为 92.5%。

2. 口腔溃疡：朱砂溃疡粉由朱砂、煅石膏、五倍子及冰片等组成。将上述中药分别研细成粉，经 90 网目过筛即可。溃疡膜即由上述成分与羟甲基纤维制成。将朱砂溃疡膜贴附溃疡面，软腭部位将朱砂溃疡粉喷于溃疡面，每日 3 ～ 4 次，疗程 7 天。结果：治疗 80 例患者，治愈 54 例，好转 24 例，有效 2 例，总有效率为 100%。

3. 肛瘘：将朱砂与轻粉按 1 ：1 比例配成混合均匀的粉末待用。根据外瘘口直径选择粗细适宜的塑料管，内盛药粉自瘘管外口试探着按瘘管走行，直达瘘管内口后将粗细适宜的软金属丝做塑料管内心，在塑料管内向前推注药粉。边推软金属丝边向后退塑料管，直至同时退出外瘘口。如果药量不足，则如此反复推送药粉直至药粉完全布满瘘管，外瘘口敷纱布固定。治疗每周 1 次，4 周为 1 个疗程。结果：12 例低位肛瘘、3 例高位肛瘘患者中只有 1 例外瘘口的患者经 1 ～ 2 次治疗后 1 周瘘口无渗液、红肿减轻，治疗结束后 1 周肛瘘外口愈合、红肿消退，随访半年无复发；3 例 2 个瘘口的患者经 2 ～ 3 次治疗后 1 周瘘口无渗液、红肿减轻，4 次治疗后 1 周肛瘘外口愈合、红肿消退，随访半年无复发；2 例 2 个以上瘘口的患者经 4 次治疗后 1 周瘘口无渗液、红肿消退，大的瘘口愈合，随访半年，在大的瘘口旁边小的瘘口复发 1 次。

4. 小儿夜啼：（1）取朱砂研极细末装瓶备用，于晚上临睡前用干净毛笔或鸡羽毛（梅签亦可）以温开水浸湿再涂药末少许，涂于神阙、劳宫（双）、膻中和风池（双）等穴，不用包扎。婴儿药末浓度可酌减。每晚 1 次，一般 1 次即效，可连用 3 日。结果：治疗 71 例患儿均愈。其中，1 次治愈者 54 例，有 3 例 3 个月后复发，再用上法治疗后痊愈。

（2）取朱砂适量和水少许，放于大瓷盆底上磨溶，以毛笔蘸朱砂汁涂于脐部，同时涂心口和手足心，连续涂 3 日。结果：本组病例经上法治疗后 12 例痊愈，3 例症状缓解，1 例无效。

【化学成分】本品主要含硫化汞（HgS）。

【药理作用】

1. 镇静安神：朱砂安神丸水煎剂可明显减少失眠大鼠的觉醒时间，延长慢波睡眠、推迟安钠咖所致惊厥（小鼠口服朱砂 10 g/kg；大鼠口服朱砂 50 g/kg）、对抗苯丙胺和戊四氮类药物的兴奋作用、促进水合氯醛催眠。给家兔口服朱砂、朱砂安神丸及去朱砂之安神丸，发现朱砂安神丸对抗氯仿 - 肾上腺素和草乌注射液所致心律失常作用远强于去朱砂之安神丸。以国际通用的焦虑动物模型进行小鼠高架十字迷宫实验，确认小剂量朱砂有抗焦虑作用，其作用机制可能是通过减少 5- 羟色胺（5-HT）的合成或释放，而非改变 5-HT 的代谢进而发挥抗焦虑作用。

2. 改善脑损伤：朱砂、雄黄成分在安宫牛黄丸改善脑损伤促清醒中发挥积极作用，与安宫牛黄丸改善胆碱及单胺类神经递质的功能，保护神经元形态及突触超微结构等作用机制密切相关。安宫牛黄丸全方组诱导热休克蛋白 70（HSP70）信使核糖核酸（mRNA）表达的作用强于简方组（$P < 0.05$），朱砂组能明显降低一氧化氮合成酶（iNOS）活力（$P < 0.05$），但不能使抑制肿瘤坏死因子（TNF-α）、白介素-1β（IL-1β）水平降低。在安宫牛黄丸全方对大鼠自发性脑出血模型（ICH）血肿周围脑组织氨基酸表达及超微结构的影响实验中，发现造模 4 h 时，给药组兴奋性氨基酸谷氨酸（Glu）、天冬氨酸（Asp）显著性下降（$P < 0.01$），γ-氨基丁酸（GABA）、甘氨酸（Gly）变化不明显；造模 24 h 后，全方组抑制性氨基酸谷氨酰胺（Gln）显著增高（$P < 0.01$）。通过电镜超薄切片观察细胞器、血脑屏障、神经纤维丝的变化，结果显示假手术组、模型组造模后 4 h、24 h 均出现严重血管损伤，管腔变形狭窄；而全方组神经元、胶质细胞核膜完整清晰，无水肿，细胞器结构正常，仅血管周边轻度水肿，部分内皮细胞核增大，神经纤维未见明显损伤。

3. 毒性作用：小鼠静脉注射朱砂煎剂半数致死量（LD_{50}）为 12 g/kg，动物中毒表现为少动、反应迟钝、肾缺血、肝脏肿大等。朱砂的急性和亚急性毒性研究发现，正常小鼠口服朱砂 1.0 ～ 1.5 g/kg，其自发活动未见明显改变；小鼠灌胃 10 g/kg 朱砂，观察 1 周，未见动物死亡或其他异常；大鼠连续灌胃 1 ～ 2 g/kg，观察 3 周、6 周左右，心、肝、肾等脏器出现不同程度的病理学改变，停药 2 周后，低剂量组可恢复正常。梁爱华的实验发现，朱砂急毒剂量达 24 g/kg（按体表面积折算为人日用量的约 300 倍），对小鼠未见明显毒性反应，说明朱砂单次用药安全。而在朱砂的长期毒性实验中，以 0.1 g/（kg·d）对大鼠连续灌胃 3 个月，除肝肾外，其他主要脏器未见明显病理学改变。提高剂量后肾脏病变加剧，但与肝肾功能相关的血液生化指标和尿液指标均未见明显异常，说明组织形态学对监测朱砂的肝肾毒性敏感性更高。

【注意事项】本品有毒，内服不宜过量和久服。肝肾功能不全者禁服。孕妇禁服。入药忌用火煅。

【现行质量标准】《中华人民共和国药典：一部》（2020 年版）、《广西壮族自治区壮药质量标准：第一卷》（2008 年版）。

参考文献

[1] 国家药典委员会. 中华人民共和国药典：2020 年版 一部 [M]. 北京：中国医药科技出版社，2020：143.

[2] 李峰. 中药鉴定学 [M]. 4 版. 北京：中国医药科技出版社，2020：429.

[3] 程良靖. 朱砂酊外搽治疗流行性腮腺炎 106 例 [J]. 中医临床与保健，1992（2）：29.

[4] 杜兆军，陈太平，付永孚，等. 朱砂溃疡膜（粉）治疗复发性口腔溃疡观察 [J]. 河北中医，1994（3）：38-39.

［5］于淑萍，陈诗堂，丛英珍.朱砂轻粉治疗肛瘘的疗效观察［J］.现代护理，2005（14）：1143.

［6］韩奋强.朱砂散穴位贴敷治疗小儿夜啼71例观察［J］.中西医结合杂志，1989（7）：422.

［7］于翠英，于丽.朱砂涂脐治疗小儿夜啼［J］.中国民间疗法，2002，10（8）：27-28.

［8］国家药典委员会.中华人民共和国药典：2015年版　一部［M］.北京：中国医药科技出版社，2015.

［9］金阳，王广伟，李廷利.朱砂安神丸水煎剂对失眠大鼠睡眠时相的影响［J］.上海中医药杂志，2008，42（12）：74-76.

［10］徐莲英，蔡贞贞，陈顺超.中药朱砂体内吸收、分布和药效学研究［J］.中成药研究，1988（5）：2-4.

［11］康永，李先荣，程霞，等.朱砂对中枢神经系统某些药理作用的研究及其毒性观察［J］.时珍国医国药，1998（6）：532-533.

［12］李钟文，董桂兰，蒋传富，等.朱砂及朱砂安神丸镇心安神功效的研究［J］.中国中药杂志，1993（7）：436-437.

［13］WANG Q，YANG X D，ZHANG B X，et al. The anxiolytic effect of cinnabar involves changes of serotonin levels［J］. European journal of pharmacology，2007，565（1-3）：132-137.

［14］朱坤杰，孙建宁，马长华，等.安宫牛黄丸及重金属组分对内毒素脑损伤大鼠大脑皮层单胺类递质的影响［J］.中国中药杂志，2007，32（10）：949-953.

［15］朱坤杰，孙建宁，张硕峰，等.安宫牛黄丸及重金属组分对内毒素脑损伤大鼠脑电图的影响［J］.中成药，2008，30（2）：178-181.

［16］朱坤杰，孙建宁，张硕峰，等.含与不含朱砂、雄黄的安宫牛黄丸对内毒素脑损伤大鼠皮层脑电图的影响［J］.中医研究，2007，20（4）：23-25.

［17］林璞粤，汤毅珊，王宁生.安宫牛黄散中朱砂、雄黄对外伤性脑水肿大鼠热休克蛋白、一氧化氮合酶和炎症细胞因子的影响［J］.中药材，2006，29（5）：458-461.

［18］付宪文，赵继宗，王硕.安宫牛黄丸对大鼠自发性脑出血模型血肿周围脑组织氨基酸表达及超微结构的影响研究［J］.河北医学，2007，13（2）：224-225.

［19］岳旺，刘文虎，王兰芬.中国矿物药的急性毒性（LD_{50}）测定［J］.中国中药杂志，1989（2）：42-45.

［20］梁爱华.朱砂的毒性研究［D］.北京：北京中医药大学，2008.

伏龙肝

Fulonggan

Terra Frava Usta

【壮药名】敦德勺（Doemndawcauq）。

【瑶药名】元六泥（wiangh nzuh nie）。

【别名】灶中黄土、灶中土、灶内黄土、灶心土。

【原矿物】经多年柴草熏烧而结成的灶心土。

【产地】全国各地均产。广西各县均有出产。

【性状】本品全体红褐色，呈不规则块状，大小不一，表面有刀削痕。质较硬，用指甲可刻画成痕，断面细软，色稍深，显颗粒状，常有蜂窝状小孔。具烟熏气味，味淡。

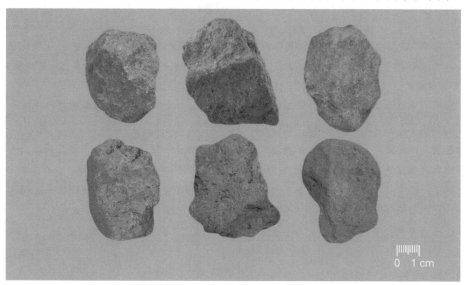

伏龙肝

【鉴别】取本品粉末 1 g，加水 5 mL 振摇使溶解，加盐酸 2 滴，有气泡产生，溶液呈绿色；取上述酸溶液，加 5% 亚铁氰化钾试液 2 滴，溶液显蓝绿色。

【炮制】在拆修柴灶或烧柴的窑时，将灶心烧结成的月牙形土块取下，除去四周焦黑部分及杂质，取上述中心红黄色者入药。用煤火烧者则不供药用。

【性味】

1. 中医：辛，温。

2. 壮医：辣，温。

【功效】

1. 中医：温中燥湿，止呕止血。

2. 壮医：暖肠胃，止呕吐，止出血。

【主治】

1. 中医：呕吐反胃，腹痛泄泻，吐血衄血，便血尿血，妊娠恶阻，崩漏带下，痈肿溃疡，胎盘滞留，直肠出血。

2. 壮医：白冻（泄泻），鹿（呕吐），胴尹（胃痛），鹿勒（呕血），阿意嘞（便血），肉裂（尿血），兵淋勒（崩漏），隆白带（带下病）。

【用法用量】内服：煎汤（布包），15～30g，大剂量可用至90～120g，宜先煎水，沉淀后去渣，然后用黄土汤液煎其他药；或入散剂。外用：适量，研末调敷。

【本草论述】

1.《著园医药合刊》：一名灶心土，必乡间烧杂草之灶方可用，盖草油入地，与土搏结，燥中含润，非一于燥也。今药肆所货，皆煤灶内实膛之土，有燥无润，服之大伤胃阴，且含有缸砂青灰等质，则燥而毒矣，用者审之。

2.《名医别录》：味辛，微温。主妇人崩中，吐血，止咳逆，止血，消痈肿毒气。

3.《日华子本草》：治鼻洪，肠风，带下血崩，泄精尿血。催生下胞。

4.《珍珠囊补遗药性赋》：味辛，温，微毒。消痈肿，催生下胎，止血崩……治产难而吐血尤良。

5.《本草纲目》：治心痛狂癫。妊娠护胎，诸疮。

6.《本草汇言》：伏龙肝，温脾渗湿，性燥而平，气温而和，味甘而敛，以藏为用者也。故善主血失所藏，如《金匮方》之疗先便后血；《别录》方之止妇人血崩，漏带赤白；《蜀本草》之治便血血痢，污秽久延；杂病方之定心胃卒痛，温汤调服七剂即定。他如脏寒下泄，脾胃因寒湿而致动血络，成一切失血诸疾，无用不宜尔。

7.《本草便读》：伏龙肝即灶心土，须对釜脐下经火久炼而成形者，具土之质，得火之性，化柔为刚，味兼辛苦。其功专入脾胃，有扶阳退阴散结除邪之意。凡诸血病，由脾胃阳虚而不能统摄者，皆可用之，《金匮》黄土汤即此意。

8.《罗氏会约医镜》：调中止血，去湿消肿。治咳逆反胃，止吐衄崩带，遗精肠风。散痈肿毒气、脐疮、丹毒。催生下胎，辟邪时疫……止儿夜啼。系灶中对釜底心之土，取年久褐色者良，研细，水飞用。

9.《徐大椿医书全集》：即灶心黄土。性味辛温，煅火土之气，调中止泻，去湿消肿，有益脾温土之功。

10.《医方十种汇编》：入肝脾，调中止血，燥湿。治咳逆反胃，吐血崩带，尿血，遗精，肠风，并能催生下胎。外敷肿胀，脐疮。

11.《东医宝鉴》：伏龙肝……主衄血、吐血、崩漏、便血、尿血，能止血，消痈肿、毒气，催生、下胞，及小儿夜啼。

【传统验方】

方1　伏龙肝汤　源自《千金要方》

组成：伏龙肝（如弹丸大）七枚，生地黄、生姜各五两，甘草、艾叶、赤石脂、桂心各二两。

制法及用法：上药㕮咀，以水一斗，煮取三升，去滓。分四次服，日三夜一。

主治：劳伤冲任，崩中去血，赤白相兼，成如豆汁，脐腹冷痛，口干食少。

方2　龙肝散　源自《圣济总录》

组成：伏龙肝、铅丹、牡蛎。

制法及用法：上药为散，再同研细。

主治：肠风泻血。

方3　龙肝膏　源自《赤水玄珠》

组成：伏龙肝、生地汁、麦冬汁、小蓟汁、藕汁、姜汁。

制法及用法：上药入蜜半匙，慢火熬成膏。

主治：吐血不止。

【临床研究】

1. 妊娠剧吐：伏龙肝汤1天500 mL，随意口服，服后呕吐即止，能进欲食。伏龙肝汤制法：取常用的红砖1块，洗净后烧红，立即置入凉米中，待其自然冷却后过滤作饮料服用。结果：治疗妊娠剧吐患者3例，均获痊愈。

2. 婴儿久泻：取伏龙肝约鸡蛋大1块，加水500 mL，煎5 min后离火，澄清，取清液贮奶瓶，待温使儿吸吮，隔1～2 h温之再令吮，每日3～5次。因无异味，婴儿容易接受。结果：经治数十例患儿，一般1～2日愈。

3. 小儿服药呕吐：取伏龙肝如鸡蛋大小1枚，置茶缸内搅拌后煎煮，沉淀去渣，取澄清液和原方同煎。结果：治疗小儿服药呕吐十数例，疗效满意。

【化学成分】本品主要含硅酸（H_2SiO_3）、氧化铝（Al_2O_3）及氧化铁（Fe_2O_3），还含有氧化钠（Na_2O）、氧化钾（K_2O）、氧化镁（MgO）、氧化钙（CaO）、磷酸钙〔$Ca_3(PO_4)_2$〕等。

【药理作用】镇吐作用：家鸽灌服伏龙肝煎剂3 g/kg，每日2次，连服2天，对静注洋地黄酊所致呕吐，可使呕吐次数减少，呕吐的潜伏期无改变；对去水吗啡引起的狗呕吐则无效。

【注意事项】阴虚失血及热证呕吐反胃忌服。

【现行质量标准】《北京市中药材标准》(1998 年版)、《山西省中药材标准》(1987 年版)、《湖南省中药材标准》(2009 年版)。

参考文献

［1］河南省卫生厅.河南省中药材标准：1993 年版（第二册）［M］.郑州：中原农民出版社，1994.

［2］吴继钟.伏龙肝汤治疗妊娠剧吐 3 例［J］.黑龙江医刊，1959（50）：51-52.

［3］汤淳康.伏龙肝治婴幼儿久泻［J］.医学文选，1990（2）：34.

［4］过伟峰.伏龙肝治疗小儿服药呕吐［J］.南京中医学院学报，1987（2）：55.

［5］国家中医药管理局《中华本草》编委会.中华本草：2［M］.上海：上海科学技术出版社，1999：340.

［6］周济桂，傅定一，何洁虹，等.中药镇吐作用的初步探讨［J］.天津医药杂志，1960（2）：131-134.

自然铜

Zirantong

Pyritum

【壮药名】拢矿 (Luengzgvang)。

【瑶药名】同罗 (dong hndopv)。

【别名】石髓铅、接骨丹、铜矿石。

【原矿物】为硫化物类黄铁矿族矿物黄铁矿。

【产地】主产于广东、广西、四川、云南等地区。广西主产于天峨、东兰、环江、宾阳、永福等地。

【性状】本品亮淡黄色，条痕绿黑色或棕红色，多呈六方体，粒径 0.2 ～ 2.5 cm，有棱，表面平滑，不透明，有时可见细纹理。体重，质坚硬而脆，易砸碎，有金属光泽。无臭，无味。

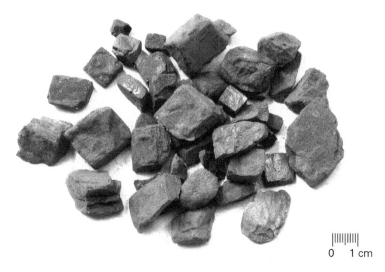

0　1 cm

自然铜

【鉴别】

1. 取本品粉末 1 g，加稀盐酸 4 mL，振摇，滤过，滤液滴加亚铁氰化钾试液，即生成深蓝色沉淀；分离，沉淀在稀盐酸中不溶，但加氢氧化钠试液，即生成棕色沉淀。

2. 取本品粉末 1 g，加稀盐酸 4 mL，振摇，滤过，滤液滴加硫氰酸铵试液，即显血红色。

【炮制】采挖后，拣净杂石及有黑锈者，选黄色明亮的入药。

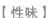

【性味】

1.中医：辛，平。

2.壮医：辣，平。

3.瑶医：辛，平。

【功效】

1.中医：散瘀止痛，活血散瘀，续筋接骨。

2.壮医：通龙路，止疼痛，化瘀血，续筋骨。

3.瑶医：散瘀止痛，续筋接骨。

【主治】

1.中医：跌打损伤，筋骨折伤，瘀肿疼痛，积聚，瘿瘤，疮疡，烫伤。

2.壮医：林得叮相（跌打损伤），夺扼（骨折），呗脓（痈疮），渗裆相（烧烫伤）。

3.瑶医：播冲（跌打损伤），碰脑（骨折）。

【用法用量】内服：煎服，10 ～ 15 g，宜先煎；或入丸、散，醋淬研末，每次 0.3 ～ 0.5 g。外用：适量，研末调敷。

【本草论述】

1.《日华子本草》：排脓，消瘀血，续筋骨，治产后血邪，安心，止惊悸。以酒磨服。

2.《开宝本草》：味辛，平，无毒。疗折伤，散血止痛，破积聚。

3.《本草衍义补遗》：自然铜，世以为接骨之药，然此等方尽多。大抵骨折在补气、补血、补胃，而铜非煅不可用，若新出火者，其火毒、金毒相扇，挟热毒香药，虽有接骨之功，燥散之祸，甚于刀剑，戒之。

4.《本草纲目》：自然铜接骨之功，与铜屑同，不可诬也。但接骨之后，不可常服，即便理气活血可尔。

5.《本草经疏》：自然铜乃入血行血，续筋接骨之药也。凡折伤则血瘀而作痛，辛能散瘀滞之血，破积聚之气，则痛止而伤自和也。

6.《景岳全书》：自然铜能疗折伤，散瘀血，续筋骨，排脓止疼痛，亦镇心神安惊悸。宜研细水飞用或以酒磨服。然性多燥烈，虽其接骨之功不可泯，而绝无滋补之益，故用不可多，亦不可专任也。

7.《医方十种汇编》：味辛，入骨，散血积，接骨止痛。合乳香、没药、血竭、当归、续断、牛膝、丹皮、红花等药，治跌扑损伤最效。但中病即止，勿过服。

8.《罗氏会约医镜》：味辛，平。辛能散瘀滞之血，破积聚之气。治跌打折伤，接骨续筋，称为神药……然性燥烈，火煅醋淬七次，或用甘草水研。不可多用专任。

9.《玉楸药解》：自然铜燥温行瘀，止痛续折。治跌打损伤，症瘕积聚，破血消瘿，宁心定悸，疗风湿瘫痪之属。火煅，醋淬，研细水飞。

10.《本草述钩元》：自然铜非火煅不可，凡诸损药必热，能生气血以接骨，此物火金相煽，燥热愈甚。先哲云，凡刀斧跌磕闪肭脱臼者，初时不可便用自然铜，久后方可用之。折骨者宜便用之，若不折骨不碎骨则不可用。然则兹物续筋骨，乃其所长，若非骨折骨碎，尚不须此，即宜用而辄早，犹以胎患也。

11.《医方捷径》：自然铜，味辛，平，无毒。出铜有之，形方而大小不等，似铜实石也，不从矿炼，自然而生，日自然铜也。

12.《东医宝鉴》：自然铜……安心，止惊悸，疗折伤，散血，止痛，排脓，消瘀血，续筋骨……然火煅有毒，不可多用，戒之。

【传统验方】

方 1　自然铜散　源自《杨氏家藏方》

组成：黄柏半两（厚者）、自然铜半两、细辛（去叶、土）一分、胡椒四十九粒。

制法及用法：上药共为细末，每遇头痛、头风发时，先含水一口，后用药一字嚏鼻中，左疼左嚏，右疼右嚏，嚏罢吐去水，口咬箸头，沥涎出为度。

主治：头风疼痛至甚。

方 2　起睫膏　源自《证治准绳》

组成：木鳖子（去壳）一钱、自然铜（制）五分。

制法及用法：上药捣烂为条子，嚏入鼻内，再以石燕末入片脑少许，研匀，清水调敷眼眩上。

主治：倒睫卷毛。

方 3　自然铜散　源自《圣济总录》

组成：自然铜、密陀僧各一两（并煅研），甘草、黄柏各二两（并为末）。

制法及用法：上药一处研细，收密器中，水调涂或干敷。

主治：恶疮及火烧汤烫。

方 4　自然铜散　源自《张氏医通》

组成：自然铜（煅通红，醋淬七次，放湿土上月余）、乳香、没药、当归身、羌活各等分。

制法及用法：上药为散，每服二钱，醇酒调，日再服。

主治：跌扑骨折。

方 5　乳香散　源自《证治准绳》

组成：自然铜半两（醋淬七次），乳香、没药各五钱，茴香五钱，当归半两。

制法及用法：上药为细末。每服五钱，温酒调下。

主治：杖疮。

方6　新伤续骨汤　*源自《中药大全》*

组成：自然铜（醋煅）12.0 g、乳香3.0 g、没药3.0 g、续断9.0 g、骨碎补12.0 g、归尾12.0 g、土鳖虫9.0 g、丹参6.0 g、泽兰6.0 g、延胡索4.5 g、桑枝12.0 g、桃仁3.0 g。

制法及用法：上药以水煎服。

主治：新伤骨折。

【临床研究】骨折：（1）胶囊组将云南产的自然铜碎块醋煅7次，研粉过100目筛后装入胶囊备用（每粒含自然铜粉2 g）。服时配与辨证用药一同送服，每次3粒，每日2次。煎药组内服方药桃红四物汤辨证加减，加入自然铜粉10 g共同煎汤取汁，分2次服。结果：胶囊组、煎药组病例均获临床愈合。其中，胶囊组临床愈合时间最快为21天，最慢45天，平均（31±9.48）天；煎药组临床愈合最快为23天，最慢为56天，平均（39±9.94）天。

（2）予自制"自然铜接骨膏"治疗成人骨折100例。方药组成：自然铜、当归、红花、黄柏各100 g，乳香、没药各50 g，三七、血竭各30 g，川断、大黄、狗脊、苏木各200 g，丹皮140 g，凡士林1000 g，甘油适量。配制方法：将自然铜、黄柏、川断、狗脊、苏木、红花加水4500 mL共煎2次，药液浓缩成清膏备用；乳香、没药、当归、大黄、丹皮研成粉；凡士林溶开；三七、血竭等量。然后在50～70 ℃下加甘油适量搅匀，冷却成膏备用。先行骨折整复：将接骨膏摊在纱布上，折叠成膏药条，贴于骨折表面皮肤，7～10天换药一次。结果：肱骨干骨折平均51.5天愈合；胫腓骨折平均77天愈合；股骨干骨折平均62.5天愈合；跖趾骨折平均20天愈合；尺、桡骨折平均36天愈合。

【化学成分】本品主要含二硫化铁（FeS_2）、铁（Fe）、硫（S），还含有少量铝（Al）、镁（Mg）、钙（Ca）、钛（Ti）、锌（Zn）、磷（P）及微量的镍（Ni）、砷（As）、锰（Mn）、钡（Ba）、铜（Cu）、钼（Mo）、钴（Co）、镱（Yb）、钾（K）、镉（Cd）、铅（Pb）、硅（Si）等。

【药理作用】

1. 促进骨折愈合：磁与自然铜合用能加快骨痂的生长，增加骨痂的横截面积，提高骨痂的抗拉伸能力，促进骨痂中总胶原的合成和钙的沉积。自然铜能提高家兔骨痂中微量元素铁、铜的含量，增加骨痂生长量，从而促进骨修复过程，其中铁起着一定的主导作用。

2. 抗肿瘤：自然铜能缩小裸鼠肺癌骨转移肿瘤体积，增加肿瘤细胞凋亡率；自然铜能够抑制裸鼠肺癌骨转移肿瘤的生长，促进肿瘤细胞凋亡是可能的作用机制之一。

3.抑菌：自然铜对多种病原性真菌均有不同程度的抑制作用，尤其对石膏样毛癣病、土曲霉菌等丝状真菌作用较强。自然铜对豚鼠实验性体癣也有一定的治疗效果。

【注意事项】孕妇慎用。阴虚火旺，血虚无瘀者禁服。

【现行质量标准】《中华人民共和国药典：一部》（2020年版）

参考文献

［1］国家药典委员会.中华人民共和国药典：2020年版 一部［M］.北京：中国医药科技出版社，2020.

［2］龙智铨，汤梅玲.自然铜不同服法在治疗肱骨近端骨折中的疗效观察［J］.广西中医药，2002，25（2）：28-29.

［3］王志月.自制"自然铜接骨膏"治疗成人骨折100例［J］.山东医药，1987（3）：46.

［4］高婵，蔡宝昌，李伟东，等.中药自然铜现代研究进展［J］.南京中医药大学学报，2009，25（1）：75-77.

［5］张志杰，蔡宝昌，李伟东，等.自然铜不同炮制制品矿相及化学成分的研究［J］.中草药，2005（6）：834-836.

［6］张丽倩，刘养杰.蒲城县伏头地区矿物药自然铜与蛇含石的矿物学特征对比研究［J］.华西药学杂志，2020，35（2）：183-186.

［7］张丽倩，刘养杰.自然铜矿物药的矿物学鉴定及成分对比［J］.中成药，2018，40（8）：1868-1871.

［8］陈健勇，陈伟韬，毕晓黎，等.自然铜及其配方颗粒元素分析研究［J］.今日药学，2018，28（7）：445-449.

［9］张孟群，陈逸君，吴育，等.波长色散型X射线荧光光谱快速测定自然铜不同炮制品中主次量元素的含量［J］.南京中医药大学学报，2016，32（6）：577-580.

［10］徐爱贤，高学媛.磁与自然铜促进骨折愈合的实验研究［J］.山东中医杂志，2008（8）：558-560.

［11］赵利平，房少新.自然铜对家兔骨痂中微量元素的影响［J］.中兽医医药杂志，2003（3）：39-40.

［12］袁拯忠，曹照文，林思思，等.自然铜、鹿衔草对裸鼠肺癌骨转移的抑制作用［J］.中华中医药学刊，2012，30（12）：2723-2725.

［13］关洪全，常淑云，李建春，等.自然铜抗真菌活性的实验研究［J］.中药药理与临床，1994（6）：20-22.

阳起石

Yangqishi

Actinolite

【壮药名】阳起石（Yangzgujsiz）。

【别名】阳石、羊起石、石生、白石、起阳石。

【原矿物】为硅酸盐类角闪石族矿物透闪石或透闪石石棉。

【产地】主产于湖北、河南等地区。广西主产于罗城、龙胜、资源、恭城、富川、容县等地。

【性状】本品为乳白色、青白色至青灰色，或形成青白色与青灰色相间的纵花纹，有时带黄棕色，具光泽的集合体。呈不规则块状、扁长条状或短柱状，大小不一。具丝绢样光泽，易剥离。体较重，质较硬脆，有的略疏松。断面呈纤维状，易纵向裂开，碾碎后呈针状结晶。气无，味淡。

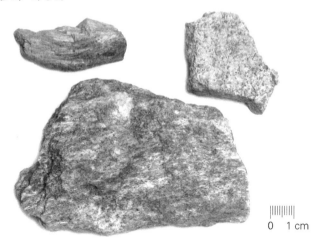

阳起石

【鉴别】取本品粉末约0.5 g，滴加稀盐酸3～4滴，不得产生气泡，或不得加热后产生大气泡。

【炮制】采挖后除去泥沙和杂石，选择浅灰白色或淡绿白色的纤维状或长柱状集合体入药。

【性味】

1. 中医：咸，温。

2. 壮医：咸，温。

【功效】

1.中医：温肾壮阳。

2.壮医：温补肾阳。

【主治】

1.中医：肾阳虚衰，腰膝冷痹，男子阳痿遗精，寒疝腹痛，女子宫冷不孕，症瘕，崩漏。

2.壮医：肾阳亏损，腰膝冷痛，委哟（阳痿），漏累（滑精），腊胴尹（腹痛），不孕症，兵淋勒（崩漏）。

【用法用量】内服：入丸、散，3～5g。外用：适量，研末调敷。

【本草论述】

1.《神农本草经》：味酸无毒，主治崩中漏下，破子藏中血，症瘕结气，寒热腹痛，无子，阴痿不起，补不足。

2.《名医别录》：疗男子茎头寒，阴下湿痒，去臭汗，消水肿。久服不饥，令人有子。

3.《药性本草》：补肾气精乏，腰疼膝冷湿痹，子宫久冷，冷症寒瘕，止月水不定。

4.《日华子本草》：治带下温疫冷气，补五劳七伤。

5.《本草衍义》：治男子、妇人下部虚冷，肾气乏绝，子脏久寒，须水飞研用。凡石药冷热皆有毒，正宜斟酌。

6.《增广和剂局方药性总论》：桑螵蛸为使。恶泽泻、菌桂、石葵、雷丸、蛇蜕皮。畏菟丝，忌羊血。

7.《本草纲目》：散诸热肿……右肾命门气分药也。下焦虚寒者宜用之，然亦久服之物。张子和《儒门事亲》云：喉痹，相火急速之病也。相火，龙火也，宜以火逐之。一男子病缠喉风肿，表里皆作，药不能下。以凉药灌入鼻中，下十余行。外以阳起石烧赤、伏龙肝等分细末，日以新汲水调扫百遍。三日热始退，肿始消。此亦从治之道也……好古：补命门不足。

8.《寿世保元》：阳起石甘，肾气乏绝，阴痿不起，其效甚捷。

9.《本草经疏》：阳起石补助阳气，并除积寒宿血留滞下焦之圣药。

10.《徐大椿医书全集》：入肾命而补火暖肾，治阴痿精乏，子宫虚冷。火煅，盐水淬，研用。

11.《玉楸药解》：温暖肝肾，强健宗筋。治寒疝冷瘕，崩漏带下，阴下湿痒，腰膝酸痛，腹痛无子，经期不定。

12.《本草分经》：阳起石咸，温补命门，治阴痿精乏，子宫虚冷，真者难得。

13.《医方十种汇编》：补火逐寒，宣瘀起阳。火煅醋淬七次，研粉水飞用……不入汤剂。

14.《本经逢原》：乃云母之根，右肾命门药。下焦虚寒者宜之。黑锡丹用此。正以补命门阳气不足也。《本经》治崩中漏下，阳衰不能统摄阴血也……用阳起石之咸温，敛其所结，则子藏安和，孕自成矣，阴虚火旺者忌用，以其性专助阳也。

15.《得配本草》：配钟乳粉、附子治元气虚寒……气悍有毒，不宜轻用。

【传统验方】

方1 阳起石散 源自《儒门事亲》

组成：阳起石。

制法及用法：上药烧，研末，新水调涂肿处。

主治：丹毒。

方2 白丸 源自《济生方》

组成：阳起石（煅，研令极细）、钟乳粉各等分。

制法及用法：上药共为细末，酒煮附子末糊为丸，如梧桐子大。每服五十丸，空心米饮送下。

主治：元气虚寒，精滑不禁，大便溏泄，手足厥冷。

方3 阳起石丸 源自《济生方》

组成：阳起石（火煅红，别研，令极细）二两、鹿茸（去毛，醋炙）二两。

制法及用法：上药共为细末，醋煎艾汁，打糯米和丸如梧桐子大。每服百丸，食前空心米饮下。

主治：冲任不交，虚寒之极，崩中不止，变生他证。

【临床研究】阳痿：予阳起汤（阳起石 12 g）加味治疗。根据不同的病证辨证加减：肝气郁结者加柴胡、香附、白芍各 12 g；肝经湿热者加龙胆草、栀子、黄柏各 12 g；心脾两虚者加人参、白术、山药、枣仁、元肉各 9 g；肾阳衰微者加菟丝子、熟地、补骨脂、大芸各 12 g；阴虚火旺者加熟地、知母、牛膝、黄柏各 12 g；瘀血阻络者加桃红四物汤；寒滞肝脉者加吴茱萸、炮姜各 9 g，肉桂 3 g；惊恐伤肾者加枣仁、茯神、五味子、生牡蛎、龙骨各 9 g。水煎服，每日 1 剂，每日 2 次。21 天为 1 个疗程，治疗 1 个疗程后评定疗效。结果：临床观察 200 例，治愈 180 例（占 90%），好转 20 例（占 10%），总有效率为 100%。180 例患者治愈后经追踪随访 1 年均无复发。

【化学成分】本品主要含碱式硅酸镁钙［$Ca_2Mg_5(Si_4O_{11})_2 \cdot (OH)_2$］，还含少量锰（Mn）、铝（Al）、钛（Ti）、铬（Cr）、镍（Ni）等杂质。

【药理作用】温肾作用：阳起石可明显改善氢化可的松肌肉注射阳虚小鼠外观，增加小鼠活动频数，延长低温游泳时间，增强红细胞免疫功能。

【注意事项】阴虚火旺者忌用。不宜久服。

【现行质量标准】《山西省中药材标准》(1987年版)。

参考文献

[1] 中华人民共和国卫生部药典委员会. 中华人民共和国卫生部药品标准：中药材　第一册 [M]. 1992.

[2] 贠熙章. 加味阳起汤治疗阳痿200例 [J]. 四川中医, 2002, 20 (10): 48.

[3] 王濮，潘兆橹，翁玲宝，等. 系统矿物学：中册 [M]. 北京：地质出版社, 1984: 336.

[4] 李大经，张亚敏，等. 中国矿物药 [M]. 北京：地质出版社, 1988: 119, 121.

[5] 杨明辉，王久源，张蜀武，等. 中药阳起石温肾壮阳的作用机理分析 [J]. 中国药业, 2010, 19 (10): 84-86.

麦饭石

Maifanshi

Maifanitum

【壮药名】廪箧糇（Rinmeghaeux）。

【别名】长寿石、健康石、炼山石、马牙砂、豆渣石。

【原矿物】为中酸性火成岩类岩石石英二长斑岩。

【产地】主产于山东、广东、广西、四川、新疆、福建、江苏、湖北、陕西、甘肃、河南、河北、山西、吉林、黑龙江、内蒙古、天津等地区。

【性状】本品有斑点状花纹，呈灰白、黄白、淡褐肉红、黑等色，呈不规则团块状或块状，由颜色不同、大小不等的颗粒聚集而成，略似麦饭团。表面粗糙不平。体较重，质疏松，砸碎后，断面不整齐，其间可见小鳞片，呈闪星样光泽，其他斑点的光泽不明显。气微或无，味淡。

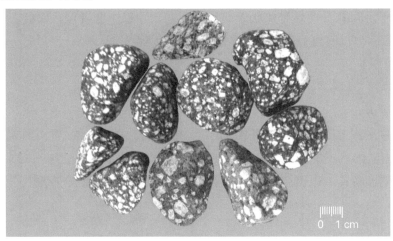

麦饭石

【鉴别】暂无。

【炮制】采得后，洗净，去除杂石和泥土。

【性味】

1. 中医：甘，温；无毒。

2. 壮医：甜，温。

【功效】

1. 中医：解毒散结，去腐生肌，除寒祛湿，益肝健胃，活血化瘀，利尿化石，延年益寿。

2.壮医：通水道，通谷道，调龙路，除湿毒，消肿散结，延年益寿。

【主治】

1.中医：痈疽发背，痤疮，湿疹，脚气，痱子，手指皲裂，黄褐斑，牙痛，口腔溃疡，风湿痹痛，腰背痛，慢性肝炎，胃炎，痢疾，糖尿病，神经衰弱，外伤红肿，高血压，老年性血管硬化，肿瘤，尿路结石。

2.壮医：能啥能累（湿疹），尿路结石，勒仇（痤疮），脚气，狠幽风（痱子），发旺（风湿痹痛），核尹（腰痛），慢性肝炎，黄褐斑，呗脓（痈疮），胴尹（胃痛），阿意咪（痢疾），阿尿甜（糖尿病），血压嗓（高血压），血管硬化，贫唉（肿瘤），林得叮相（跌打损伤）。

【用法用量】内服：取1份麦饭石，加6～8份开水，冷浸4～6 h饮用，热开水浸泡2～3 h即可饮用，开水煮沸20～25 min即可，可连续用30次。外用：适量，研末涂敷；或泡水外洗。

【本草论述】《本草纲目》：李迅云，麦饭石，处处山溪中有之。其石大小不等，或如拳，或如鹅卵，或如盏，或如饼，大略状如握聚一团麦饭，有粒点如豆如米，其色黄白，但于溪间麻石中寻有此状者即是。古方云，曾作磨者佳。误矣。此石不可作磨。若无此石，但以旧面磨近齿处石代之，取其有麦性故耳。

【传统验方】

方1 源自《中国药学大辞典》。

组成：麦饭石。

制法及用法：上药炭火烧令烟尽即止，为末研细二两，白敛（生）研末二两，用三年米醋入银石器内煎，令鱼目沸，旋旋入药在内，竹杖子不住搅，熬一二时久，稀稠得所，倾在盆内，待冷。以纸盖收，勿令尘入，用时以鹅翎拂膏，于肿上四周赤处尽涂之。

主治：发背疮。

【临床研究】

1.黄褐斑、雀斑：224例患者，在使用前先用温开水清洗患部皮肤，然后用复方麦饭石祛斑霜［取一定量麦饭石（粉碎、过滤、洗净）经加水浸泡、煎煮、过滤、浓缩等程序，制成麦饭石浸取浓缩液，装入塑料筒，置4℃冰箱中备用。取中药白及、红花、薏米仁、白癣皮等煎煮、提取、过滤、浓缩成药液与上述麦饭石浸取浓缩液充分混匀，制成霜剂］涂擦，每日3次，30天为1个疗程。结果：本组患者用复方麦饭石祛斑霜治疗1个疗程后，痊愈23例，显效24例，有效125例，总有效率达76.79%。对黄褐斑和雀斑的治疗效果无显著差异，对病程长短疗效亦无显著差异。用药期间未发现有任何毒副作用。结论：麦饭石祛斑霜治疗黄褐斑、雀斑有效。

2. 老年性皮肤瘙痒症：将 126 例患者随机分为治疗组 66 例，采用麦饭石热水浸浴治疗；对照组 60 例采用口服抗组织胺药、外用去炎松尿素软膏治疗。4 周后观察疗效。结果：治疗组痊愈 34 例（51.5%），总有效 54 例（81.8%）；对照组痊愈 8 例（13.3%），总有效 24 例（40.0%）。两组痊愈率、总有效率比较均有非常显著性差异（ P 均＜ 0.01 ）。表明本疗法治疗老年性皮肤瘙痒症见效快，疗效好，复发率低，无副作用。

3. 口腔扁平苔藓：选取口腔扁平苔藓患者 70 例，随机分为对照组 35 例和治疗组 35 例。对照组应用复方氟哌酸、地塞米松甘油外涂患处，每日 3 次。治疗组用麦饭石（直径 3.0 cm，厚 0.8 cm）2 块，浸泡于 100 mL 开水中，缓慢饮用，每日 4 ～ 5 次，每饮一口在口中停留数秒。两组用药 2 周为 1 个疗程，休息 3 天后进行下 1 个疗程，共治疗 6 个月。结果：治疗 2 个月时，治疗组与对照组的疗效比较，差异有统计学意义（ P ＜ 0.05 ）；治疗 6 个月时，治疗组与对照组的疗效比较，差异有统计学意义（ P ＜ 0.01 ）。

4. 阴道炎：患者 100 例，其中滴虫性 66 例、霉菌性 22 例、老年性 12 例。治疗方法：将顺粒状麦饭石洗净，按 1 ：10 比例加清水煮沸 5 ～ 7 min，冷至 30 ℃左右，擦洗阴道，每日 1 次或 2 次。症状严重者，擦洗后阴道放置该药液浸泡带尾棉球，6 h 后取出。结果：100 例患者中，有效率为 100%，治愈率为 90%。

5. 皮脂溢出性皮肤病：患者 140 例，麦饭石治疗组 70 例，西药对照组 70 例，均分为痤疮组 35 例及脂溢性皮炎组 35 例。麦饭石痤疮组使用麦饭石颗粒煮沸冲泡当茶饮或麦饭石霜涂抹于面部，并留置于面部 10 min 后，用温清水洗去，每日 2 次，连用 14 日为 1 个疗程；麦饭石脂溢性皮炎组使用麦饭石颗粒煮沸冲泡当茶饮或湿敷麦饭石水于患处 15 ～ 20 min，一日 3 ～ 4 次，连用 14 天为 1 个疗程。结果：麦饭石痤疮组治愈 16 例（45.7%），显效 9 例（25.7%），好转 7 例（20%），无效 3 例（8.6%）；麦饭石脂溢性皮炎组治愈 16 例（45.7%），显效 9 例（25.7%），好转 6 例（17.1%），无效 4 例（11.4%）。西药对照组（痤疮组）使用安体舒通 20 mg，口服，每日 3 次，连用 14 天为 1 个疗程；西药对照组（脂溢性皮炎组），使用安体舒通 20 mg，口服，每日 3 次，组织胺球蛋白 2 mL，皮下注射，每隔 3 天注射 1 次，以 14 天为 1 个疗程。结果：西药对照组（痤疮组）治愈 7 例（20%），显效 9 例（25.7%），好转 9 例（25.7%），无效 10 例（28.6%）；西药对照组（脂溢性皮炎组）治愈 6 例（17.1%），显效 8 例（22.9%），好转 9 例（25.7%），无效 12 例（34.2%）。麦饭石治疗组疗效明显优于西药对照组（ P ＜ 0.05 ）。

【化学成分】本品主要含微量元素硅（Si）、铁（Fe）、锰（Mn）和宏量元素镁（Mg）、钠（Na）、钾（K）、钙（Ca）。另含微量元素钛（Ti）、锶（Sr）、硒（Se）、钒（V）、锗（Ge）、锌（Zn）、铜（Cu）、铬（Cr）、钴（Co）、镍（Ni）、锆（Zr）、钡（Ba）、钍（Th）、铀（U）、

碘（I）、钼（Mo）、锑（Sb）、镧（La）、钇（Y）、铈（Ce）。

【药理作用】

1. 抗衰老作用：麦饭石水浸液可抑制谷胱甘肽过氧化物酶（GPX）活性，对抗臭氧所致的脂质过氧化增强，具有延缓衰老及防治疾病的作用，使血锌显著增高，血铜降低，血清、脑、肝、肺中丙二醛（MDA）含量显著降低。

2. 抗疲劳耐缺氧作用：麦饭石水溶液 0.3 mL/kg 灌服昆明小白鼠，1 天 1 次，对照组灌服同样体积蒸馏水，连服 15 天，做小鼠游泳耐力试验。结果：麦饭石对小鼠游泳耐力与对照组比较差异有显著性（$P < 0.05$）。

3. 增强免疫作用：用产自内蒙古的中华麦饭石粉剂（200 目）煮水后让 Swiss 小鼠饮用 3 周，并与饮用常水小鼠组比较。结果：饮用麦饭石水对小鼠腹腔巨噬细胞吞噬鸡红细胞功能明显增强（$P < 0.05$）。饮用麦饭石水组小鼠和常水组小鼠皆用肺炎杆菌注射，注菌 12 万 /0.1 毫升的小鼠，常水组 30 h 内 100% 死亡，麦饭石水组死亡 50%；注菌 6 万 /0.1 毫升的小鼠，常水组 60 h 内死亡 50%，麦饭石组 60 h 内无一例死亡。但最终全部死亡。提示麦饭石能增强小鼠非特异性免疫功能，增强小鼠对肺炎杆菌感染的抵抗力，使小鼠在肺炎杆菌的攻击下死亡时间较常水组推迟，但是这种保护力是有一定限度的。在体外实验中，50% 麦饭石水组可促进 T 细胞对刀豆蛋白 A（ConA）的反应（$P < 0.05$），而 10% 麦饭石组能促进 B 细胞对脂多糖（LPS）的反应（$P < 0.05$）。

4. 促进生长发育作用：小鼠饮用麦饭石水，可以提高小鼠的产仔数量和仔鼠的断奶存活率，可以显著增加小鼠的体重，并使长毛时间和睁眼时间提前。

5. 促进血红蛋白生成的作用：用 50 目麦饭石，以 1 ∶ 10 的质量比将麦饭石浸泡于蒸馏水中 2 h，搅拌过滤后让小白鼠自由饮用，饲养 107 天后取血检测。结果表明，实验组较对照组血红蛋白（Hb）含量明显增高（$P < 0.01$）。

6. 促进肝脏 RNA 与 DNA 的合成：用麦饭石水和生理盐水喂养小白鼠 11 天，结果表明喂养麦饭石的小白鼠肝脏 RNA 与 DNA 含量明显高于喂养生理盐水的小白鼠。

7. 促进伤口愈合作用：取大白兔在背脊骨两侧剃毛后用手术刀划痕至真皮层，敷以麦饭石超细微粒，自身另一侧不涂任何药物，敞开伤口，观察。7 天后敷麦饭石区伤口全部愈合，而对照区伤口愈合则推迟 2 天。

8. 抑菌作用：用麦饭石提取液制成的紫苏叶饮料与加入防腐剂苯甲酸钠的饮料在相同的环境条件下存放比较，结果 10 个月内均无腐败变质现象，表明麦饭石对微生物有显著的抑制作用。

9. 镇静和促进睡眠作用：每日 1 次腹腔注射麦饭石精溶液，并与对照组腹腔注射生理盐水和安定比较。结果：麦饭石组小白鼠用麦饭石精溶液后 10 ～ 30 min 开始镇静，并具有量效关系。

10. 促进骨折愈合作用：用麦饭石水溶液 5 mL 喂服实验性骨折家兔。结果显示，用药组的拉伸、弯曲破坏载荷及拉伸、弯曲强度比对照组高。

11. 抗骨质疏松作用：观察麦饭石对实验性大鼠骨质疏松的防治效果，可明显降低尿羟脯氨酸排泄量，增加骨密度。此外，麦饭石中含有多种其他元素，对维持体内酸碱平衡和钙磷代谢起着重要作用。

12. 抑制高脂血症作用：用 Wistar 雄性大鼠摄取高脂饲料，同时分别以稀释 10、100、500 倍的麦饭石浓缩液和浸泡液灌胃，分别在 2 ～ 4 周后测定血清总胆固醇（TC）、甘油三酯（TG）和高密度脂蛋白（H-Ch）。结果显示，不同浓度的麦饭石浓缩液和浸泡液均能显著抑制大鼠血清 TG、TC 浓度升高，防止 H-Ch 浓度大幅度降低，尤以 1/100 浓缩液作用显著。

13. 抗突变作用：取小鼠按对照组、环磷酰胺组、"麦饭石浸提液＋环磷酰胺"组（分为 3 组，其中麦饭石浸提液分别为 2%、4%、8%）、麦饭石浸提液（8%）组分为 6 组进行抗突变实验研究（微核试验）。结果：与环磷酰胺组相比，不同剂量的麦饭石浸提液可使微核率明显下降，有明显的抗突变作用，且在本实验剂量范围内呈剂量反应关系。麦饭石浸提液组（8%）无致突变作用。

14. 抗癌作用：长期饮用麦饭石浸液的小鼠在接种瘤细胞后，出瘤和带瘤存活时间与对照组相比均有显著性差异（$P < 0.01$）；饮麦饭石浸液时间越长，接种瘤细胞后其延缓出瘤和带瘤存活时间的效果越好。

15. 毒副作用：取体重 18 ～ 22 g 的小鼠 20 只，雌、雄各半，每日上、下午各灌胃中岳麦饭石浓缩液 1 次，中岳麦饭石浓缩液浓度为 3 g/mL，灌胃剂量按 0.4 mL/10 g 体重计算，观察 1 周内动物情况。通过动物急性毒性实验，证明中岳麦饭石无毒、安全。

【注意事项】暂无。

【现行质量标准】暂无。

参考文献

［1］宋诚，王秀云，张静荣. 复方麦饭石祛斑霜治疗面部黄褐斑、雀斑［J］. 中医研究，1997，10（3）：36-37.

［2］王天祥，刘桂峰. 麦饭石浸浴治疗老年性皮肤瘙痒症疗效观察［J］. 四川中医，2004，22（5）：78-79.

［3］杭东跃，张志闻. 麦饭石治疗口腔扁平苔藓的疗效观察［J］. 中国当代医药，2009，16（19）：169.

［4］李春华. 麦饭石治疗阴道炎 100 例［J］. 山东中医杂志，1994，13（7）：302.

［5］王保和. 麦饭石治疗皮脂溢出性皮肤病 70 例［J］. 实用中西医结合杂志，1992（10）：588-589.

［6］王光宇，王义新. 320 种中药及其微量元素［M］. 北京：中国科学技术出版社，2018：256.

［7］李廷银，张文献，黄忆明. 长沙麦饭石抗脂质过氧化作用的探讨［J］. 湖南医科大学学报，1992，

17（2）：131-135.

[8] 刘蔼成，苏勇，黄荷容，等.湖南麦饭石卫生学评价 [J].实用预防医学，1999（4）：263-265.

[9] 侯芳玉，刘玉霞，张绍伦，等.中华麦饭石对小鼠免疫功能的影响 [J].中国实验临床免疫学杂志，1991，3（5）：39-41.

[10] 侯慧英，张桂兰，应康.中华麦饭石对小鼠生长发育的影响 [J].包头医学院学报,1998,14（2）：11-13.

[11] 郑玉瑛，解景田，谢来华.麦饭石生物效应的研究 [J].南开大学学报（自然科学版),1992（1）：20-24.

[12] 陈杨光.麦饭石 [J].上海硅酸盐，1994（3）：169-178.

[13] 魏决.紫苏叶麦饭石功能饮料的研制 [J].广州食品工业科技，2003，19（1）：35-36.

[14] 耿群美，于京，贾晓英.阜新麦饭石精对小白鼠脑中递质：γ-氨基丁酸和甘氨酸含量的影响 [J].内蒙古医学杂志，1990，10（3）：1-2.

[15] 刘献祥，许书亮，王和鸣，等.麦饭石促进骨折愈合的实验研究 [J].中国中医骨伤科，1995，3（2）：5-8.

[16] 井玲，孙波，石毅，等.中药麦饭石和龟甲丹抗骨质疏松作用的实验研究 [J].中国老年学杂志，1996，16（1）：46-47.

[17] 袁伟杰，崔若兰，郭俊生，等.麦饭石浓缩液和浸泡液对大鼠高脂血症及肾脏的影响 [J].第二军医大学学报，1994，18（3）：296-297.

[18] 李莲姬，韩春姬.麦饭石浸提液抗突变作用研究 [J].微量元素与健康研究，2001，18（1）：15-17.

[19] 黄敏，黄裕源.麦饭石浸液对小鼠乳腺癌防治效应的实验研究 [J].大连医学院学报，1990，12（1）：35-38.

[20] 姚瑞增，郭志敏，耿午辰.中岳麦饭石地质简况及其药理研究 [J].建材地质，1990（1）：38-42.

玛瑙

Manao

Achatum

【壮药名】㞼坞马（Rinukmax）。

【别名】码瑙、马瑙、马脑、文石、夹胎玛瑙。

【原矿物】为氧化物类石英族矿物石英的亚种玛瑙。

【产地】主产于辽宁、安徽、河南、广西、湖北、安徽、江苏、台湾、新疆等地区。广西主产于钟山、博白、都安等地。

【性状】本品为红色、橙红色至深红色及乳白色、灰白色，条痕白色，透明至半透明，呈不规则块状或为近扁圆形、圆柱形碎节（为加工工艺品的多余部分）。有的表面平坦光滑，具玻璃光泽；有的较凹凸不平，具蜡状光泽。体轻，质硬而脆，易击碎，断面可见到以受力点为圆心的同心圆波纹，似贝壳状。具锋利棱角，可刻画玻璃并留下划痕。无臭，味淡。

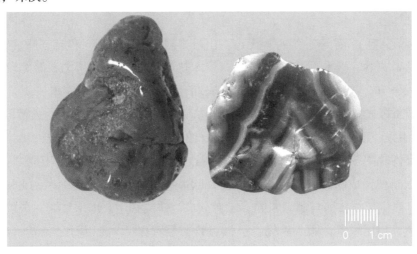

玛瑙

【鉴别】

1. 本品粉末浅红色、橙红色至深红色或灰色至灰棕色。不规则碎块，有的无色透明，有的黄色或红棕色，表面多不平整，偏光镜下显彩色光泽。

2. 取本品粉末适量，加等量无水碳酸钠，充分研匀，用铂金耳蘸取少许，置火焰上灼烧，即形成玻璃样的透明小球体，其中常含气泡及少量红色斑点。

3. 将本品置偏光显微镜下，用油浸法测试折射率：$N_o=1.544$，$N_e=1.533$。

【炮制】挖出后除去泥沙杂石。

【性味】

1.中医：辛，寒。

2.壮医：辣，寒。

【功效】

1.中医：清热解毒，除障明目。

2.壮医：清热毒，除目翳，明目睛。

【主治】

1.中医：目生翳障，目睑赤烂，眼目肿痛，视物不清。

2.壮医：目生翳障，火眼（急性结膜炎），嗒花（视物不清）。

【用法用量】外用：适量，砸碎，研为细粉；或水飞用。

【本草论述】

1.《玉楸药解》：味辛，气平，入手太阴肺经。点眼去翳，熨目消红。玛瑙磨翳退障，存此一说可也，至于收功奏效，则未能矣。

2.《证类本草》：味辛，寒；无毒。主辟恶，熨目赤烂，红色似玛瑙，亦美石之类，重宝也。生西国玉石间，来中国者皆以为器，亦云玛瑙珠。是马口中吐出，多是胡人谬言，以贵之耳。

3.《本草蒙筌》：味辛，气寒；无毒。出日本国，生玉石间。种有三般，红黑而白。布纹如缠丝者咸妙，砑木不见热者才真。（砑木热非真也。）土人得之，碾为玩器。虽称重宝，亦入医方。辟恶精邪，熨目赤烂。琉璃乃火成之物，赤目亦水浸熨之。玻璃即水精珠，似玉极光莹者。安心明目，每着奇功。夜向太阴，可取真水。火精取火（向太阳取之。），用异名同。又种珊瑚惟生海底。海舶沉铁网挂取，红润多枝柯参差。长大丈余，短小尺许。中多细孔，刺则汁流。以金投之为金浆，以玉投之为玉髓。得饮之者，可致长生。断枝研成粉霜，点目拂去麸翳。吹鼻塞衄，镇心止惊。仍治风痫，更主消渴。琅亦海底生长，枝柯与珊瑚略同。舶者欲求，铁网必用。出水红润，久旋变青。枝击有金石声，剂用堪煮汁服。杀锡毒畏惟鸡骨，号青珠（古人以石之美者，金谓之珠。《广雅》谓琉璃、珊瑚皆为珠是也。）宜得水银。主皮肤浸淫死肌，去身体瘙痒疮疥。除石淋且破恶血，起阴气可化为丹。仍有，形如蚌蛤。外多纹理，亦出海中。得者珍藏，不忝玉石。安神镇宅，解毒杀虫。

4.《冯氏锦囊秘录》：玛瑙，玉之属也。寒而带辛，故能辟恶及熨目赤烂也。珊瑚得水中之阴气以生，味甘，气平，无毒，性主消散，故点目中去肤翳。更消宿血，故吹鼻中止鼻衄也。玛瑙，辟恶精邪、熨目赤烂。珊瑚中多细孔，刺则汁流，以金投之，为金浆，以玉投之，为玉髓，得饮之者，可致长生。主治消宿血，去目翳，止鼻衄。

5.《医学入门》：生西国玉石间。色红白似马脑，有纹如缠丝，砑木不热者为上。

味辛寒。无毒。主辟恶，熨目赤烂。

【传统验方】

方1 玛瑙 源自《本草纲目》

组成：玛瑙。

制法及用法：上药研为细粉，点目。

主治：翳障。

方2 八宝眼药 源自《中药成方配本》

组成：珠粉 3.0 g、西牛黄 0.9 g、麝香 0.9 g、冰片 4.5 g、珊瑚 1.5 g、玛瑙 1.5 g、熊胆 1.8 g、青鱼胆 2 只、制甘石 15.0 g、海螵蛸 2.1 g、黄连 6.0 g、荸荠粉 7.5 g、蕤仁霜 3.0 g。

制法及用法：将黄连煎去滓，化熊胆、青鱼胆拌入制甘石内，晒干研末；再将珠粉、珊瑚、玛瑙各飞净为末；其余西牛黄等 6 味，各取净末，与前药末一并相和匀，共研至极细以瓶收贮。每用少许，点大眼角内，轻者每日点 2～3 次，重者点 4～5 次。

主治：暴发火眼，肿痛眵粘，障翳胬肉，羞明流泪。

方3 八宝推云散 源自《扶寿精方》

组成：炉甘石二两，当归一两、艾五钱、槐皮一两（以上三味，用水一碗半，煎至一碗。以火煅石，将前水洒之三次毕，则用青布裹之，埋于小便地下，更宿取出），血竭、没药、乳香、麝香、朱砂、轻粉、硼砂、珍珠、玛瑙、水晶各三分，熊胆、胆矾各二分，铜绿一分，牛黄、雄黄各三分，冰片五分。

制法及用法：上药为极细末。清晨以温水洗净眼，以银簪点两眼角，一夜点三次。

主治：眼赤暴。

方4 八宝光明散 源自《全国中药成药处方集》（沙市方）

组成：硼砂（煅）八钱、飞甘石八两、正梅片四钱八分、荸荠粉三两、珊瑚一钱二分、玛瑙一钱二分、朱砂一钱二分、麝香一钱二分、云黄连二钱。

制法及用法：上药为极细末，装小玻璃瓶内，严密封固，勿使药性挥发。先将牙签消毒，用牙签尖端蘸凉开水一滴，再蘸药末少许，点入大、小眼角，每日点二至三次。点药后闭目休养。

主治：风热上壅，结膜发炎，目红肿痛，热泪羞明。

方5 八宝拨云散 源自《全国中药成药处方集》（南京方）

组成：珍珠粉（水飞）三分、玛瑙（水飞）五分、珊瑚（水飞）五分、琥珀（水飞）

五分、硇砂七分、熊胆（煅）五分、麝香三分、冰片五分、制甘石三钱（水飞）、西月石（煅）一钱五分、朱砂（水飞）五分、杜荠粉（以鲜葶荠捣碎，滤取细汁，沉淀成粉晒干，用净粉）二钱。

制法及用法：上药各取净粉，先分别研细，再共合研至极细，无声为度，愈细愈佳。分装，二分重一瓶，用玻璃瓶装，以白蜡封口密藏。以点眼棒蘸凉开水点眼角。

主治：目赤肿痛，翳翳攀睛。

【临床研究】暂无。

【化学成分】本品主要含二氧化硅（SiO_2），以及铁（Fe）、锰（Mn）的氧化物或氢氧化物。

【药理作用】暂无。

【注意事项】不可过量使用。

【现行质量标准】《江苏省中药材标准》（2016 年版）、《上海市中药材标准》（1994 年版）、《山东省中药材标准》（2012 年版）、《宁夏中药材标准》（2018 年版）。

参考文献

［1］山东省食品药品监督管理局. 山东省中药材标准：2012 年版［M］. 济南：山东科学技术出版社，2013.

［2］江苏省食品药品监督管理局. 江苏省中药材标准：2016 年版［M］. 南京：江苏凤凰科学技术出版社，2016.

［3］国家中医药管理局《中华本草》编委会. 中华本草：2［M］. 上海：上海科学技术出版社，1999：347.

赤石脂

Chishizhi

Halloysitum Rubrum

【壮药名】赤石脂（Gvangcizsizcij）。

【别名】赤符、真赤石脂、红高岭、赤石土、赤油脂。

【原矿物】为硅酸盐类矿物多水高岭石族多水高岭石、赤铁矿、褐铁矿。

【产地】主产于福建、河南、江苏、广西、西藏等地区。广西主产于灵山县。

【性状】本品为浅红色、粉红色、红色至紫红色，或红白相间呈大理石状花纹状集合体，呈不规则的块状，大小不一，表面局部平坦，整体凹凸不平，具土状光泽或蜡样光泽，不透明。体较轻，质软，易碎，断面平坦，具蜡样光泽，吸水力强。舔之黏舌，嚼之无沙粒感，无臭，具黏土气，味甘、酸、涩，性温。

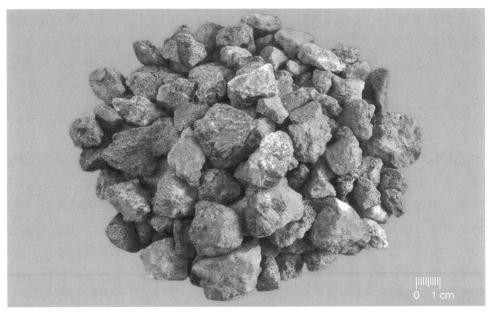

赤石脂

【鉴别】吸水性强。具黏土气，味淡，嚼之无沙粒感。

【炮制】挖出后拣去杂石、泥土，选取红色滑腻如脂的块状体入药。

【性味】

1.中医：甘、酸、涩，温。

2.壮医：甜、酸、涩，热。

【功效】

1. 中医：涩肠止泻，收敛止血，收湿敛疮，生肌收口。

2 壮医：固肠道，止腹泻，止出血，敛湿疮，促生肌。

【主治】

1. 中医：久泻久痢，便血脱肛，崩漏带下，遗精遗尿，疮疡久溃不敛，湿疹，外伤出血。

2. 壮医：白冻（泄泻），阿意嘞（便血），尊寸（脱肛），兵淋勒（崩漏），隆白带（带下病），漏累（滑精），早泄，濑幽（遗尿），呗脓（痈疮），能啥能累（湿疹），叮相噢嘞（外伤出血）等。

【用法用量】内服：煎汤，10～15 g，打碎先煎；或入丸，散。外用：适量，研末撒患处或调敷。

【本草论述】

1.《本草备要》：重、涩，固大小肠。甘而温，故益气生肌而调中。

2.《本草衍义》：今四方皆有，以舌拭之，粘着者为佳。有人病大肠寒滑，小便精出，诸热药服及一斗二升，未甚效。后有人教服赤石脂、干姜各一两，胡椒半两，同为末，醋糊丸如梧桐子大，空心及饭前米饮下五七十丸。终四剂，遂愈。

3.《本草蒙筌》：味甘、酸、辛，气温。无毒。多产泰山，无时收采。种有五色，实共一名。虽各补脏不同，总系收敛之剂。可以隅反，不必概言。形赤黏舌为良，火煅醋淬才研。畏芫花莫见，恶大黄、松脂。凡百溃疡收口长肉，但诸来血止塞归经。养心气涩精，住泻痢除痛。（白者入大肠经，止泻尤妙。）

4.《本草求真》：赤石脂（专入大肠），与禹余粟壳，皆属收涩固脱之剂。但粟壳体轻微寒，其功止入气分敛肺。张仲景用桃花汤治下痢便脓血。取赤石脂之重涩入下焦血分而固脱。干姜之辛温暖下焦气分而补虚。粳米之甘温佐石脂干姜而润肠胃也。禹余甘平性涩，其重过于石脂，此则功专主涩，其曰镇坠，终逊禹余之力耳。是以石脂之温，则能益气生肌。石脂之酸，则能止血固下。至云能以明目益精，亦是精血既脱，得此固敛，始见目明而精益矣。催生下胎，亦是味兼辛温，化其恶血，恶血去则胞与胎自无阻耳，故曰固肠。有之能，下胎，不无推荡之峻。细腻粘舌者良。（时珍曰：石脂虽五种，而性味主治不甚相远。）赤入血分，白入气分，研粉水飞用，恶芫花，畏大黄。

5.《本草便读》：固大肠，治久痢肠红，疗崩带淋漓，甘酸温肾，养心气，可和营敛血，涂癞风蚀烂，敷贴生肌。（赤石脂此石其性最粘而有脂，用以固济炉鼎甚良，其味甘酸，其质重镇。凡用药治病，皆宜察形观色，度其性味，审其寒温，自有得心应手之妙，不必拘拘乎本草诸说。总之其治能入心、肾、大肠血分，其功不外乎固涩重镇，足以尽之。）

6.《本草崇原》：气味甘平，无毒。主治黄疸，泄痢，肠癖浓血，阴蚀，下血赤白，邪气痈肿，疽痔，恶疮，头疡疥瘙。久服补髓益气，肥健不饥，轻身延年，五色石脂，各随五色，补五脏。……石脂乃石中之脂，为少阴肾脏之药。又，色赤象心，甘平属土。主治黄胆、泄痢、肠癖浓血者，脾土留湿，则外疸黄而内泄痢，甚则肠癖浓血。石脂得太阴之土气，故可治也。阴蚀下血赤白，邪气痈肿、疽痔者，少阴脏寒，不得君火之阳热以相济，致阴蚀而为下血赤白，邪气痈肿而为疽痔。石脂色赤，得少阴之火气，故可治也。恶疮、头疡、疥瘙者，少阴火热不得肾脏之水气以相滋，致火热上炎，而为恶疮之头疡疥瘙。石脂生于石中，得少阴水精之气，故可治也，久服则脂液内生，气血充盛，故补髓益气。补髓助精也，益气助神也，精神交会于中土，则肥健不饥，而轻身延年。

7.《本草从新》：重、涩，固大小肠。甘温酸涩。能收湿止血而固下（经疏云：大小肠下后虚脱，非涩剂无以固之。其他涩药，轻浮不能达下，惟赤石脂体重而涩，直入下焦阴分，故为久痢泄要药。），疗肠泄痢，崩带遗精，痈痔溃疡，收口长肉，催生下胞。（经疏云：能去恶血，恶血化则胞胎无阻。东垣曰：胞胎不出，涩剂可以下之。又云：固肠胃，有收敛之能，下胞衣，无推荡之峻。）细腻入气分。（五色石脂，各入五脏。）研粉，（亦有者。）水飞。畏芫花，恶大黄、松脂。（经水过多，赤石脂、破故纸等分为末，米饮下二钱。）

8.《本草撮要》：味甘温酸涩。入手足阳明经。功专厚肠止利。得干姜、粳米治下利脓血。得蜀椒、附子治心痛彻背。得故纸等分为末，米饮下，治经水过多。研粉或煅研，水飞用。畏芫花，恶大黄、松脂。

9.《本经逢原》：甘、酸、辛，温；无毒。五色石脂并温，无毒。《本经》养心气明目益精，疗腹痛肠，下痢赤白，小便利，及痈疽疮痔，女子崩中漏下，产难，胞衣不出。

10.《冯氏锦囊秘录》：禀土金之气，色赤则象火，故味甘、酸、辛，气大温，无毒。气薄味厚，降而能收，阳中阴也。入手阳明大肠，兼入手足少阴经。味涩可以去脱，色赤可以入血，甘温可以补中，所以为阴分收敛补益及涤除温热之用也。赤石脂，系收敛之剂。火煅醋淬，研碎，百溃疡疽，收口长肉，一切来血，止塞归经，养心气塞精，住泻痢除痛。治肠癖漏下，崩带脱肛，取色赤以和畅血脉，且体重而涩，直入下焦，以收敛也。治胞衣不下者，取体质之重，兼辛温而使恶血化也。故云：固肠胃有收敛之能，下胞衣无推荡之峻。治痘疮胃虚泻痢不止者，权用入丸药，为去脱收涩之方，宜煅红醋淬用之。

11.《千金翼方》：味甘、酸、辛，大温；无毒。主养心气，明目益精。疗腹痛泻，下痢赤白，小便利及痈疽疮痔，女子崩中漏下，产难，胞衣不出。久服补髓，好颜色，益智不饥，轻身延年。生济南，射阳及太山之阴，采无时。

【传统验方】

方 1　赤石脂散　源自《小儿药证直诀》

组成：赤石脂（拣去土）、伏龙肝各等分。

制法及用法：上药为细末。每用半钱敷肠头上，频用。

主治：痢后，䘌气下，推出肛门不入。

方 2　赤石脂丸　源自《金匮要略》

组成：蜀椒（一法二分）一两、乌头（炮）一分、炮附子（一法一分）半两、干姜（一法一分）一两、赤石脂（一法二分）一两。

制法及用法：上药末之，蜜丸如梧桐子大。先食服一丸，日三服，不知，稍加服。

主治：心痛彻背，背痛彻心。

方 3　赤石脂散　源自《千金翼方》

组成：赤石脂三斤。

制法及用法：上药捣筛为散，服方寸匕，日三，酒、饮并可下之，稍稍渐加之三匕，服尽三斤。

主治：痰饮盛，吐水无时节，其源为冷饮过度，遂令痼冷，脾胃气羸，不能消于食饮，食饮入胃，皆变成冷水，反吐不停者。

方 4　赤石脂丸　源自《太平圣惠方》

组成：赤石脂（好腻无砂者）一升。

制法及用法：上药捣罗研，以蜜和丸，如梧桐子大。每日空腹，以生姜汤下十丸，加至二十丸。

主治：反胃。

方 5　桃花汤　源自《伤寒论》

组成：赤石脂一斤（一半全用、一半筛末）、干姜一两、粳米一升。

制法及用法：上药以水七升，煮米令热，去滓，温服七合，纳赤石脂末方寸匕，日三服，若一服愈，余勿服。

主治：少阴病，下利脓血者。

方 6　赤石脂禹余粮汤　源自《伤寒论》

组成：赤石脂（碎）一斤、太乙禹余粮（碎）一斤。

制法及用法：上药以水六升，煮取二升，去滓，分温三服。

主治：下元不固之泄泻。

方 7　赤石脂丸　源自《类证活人书》

组成：黄连、当归各 60 g，赤石脂、干姜（炮）各 30 g。

制法及用法：上药捣罗为末，炼蜜为丸，如梧桐子大。每服 30 丸，米饮吞下，日服 3 次。

主治：伤寒热痢。

方 8　赤石脂丸　源自《圣济总录》

组成：赤石脂、白矾（烧令汁尽）、龙骨各一两半，杏仁（汤浸，去皮、尖、双仁，炒，研）百枚。

制法及用法：上药捣罗为末，炼蜜丸如梧桐子大。空心枣汤下二十丸，日再，以差为度。

主治：血痔，下血至多。

方 9　牡蛎丸　源自《普济方》

组成：牡蛎（白者）三两、赤石脂（捣碎）三两。

制法及用法：上药同研匀，酒煮面和丸如梧桐子大。每服十五丸，空心，盐汤送下。

主治：小便不禁。

方 10　赤石脂散　源自《太平圣惠方》

组成：赤石脂一两、艾叶（微炒）三分、干姜（炮裂，锉）三分、慎火草一两、当归（锉，微炒）一两、鹿茸（去毛，涂酥，炙令微黄）一两、龙骨一两、阿胶（捣碎，炒令黄燥）一两。

制法及用法：上药捣细罗为散。每于空腹时，以温酒送下二钱。

主治：妇人胞宫虚寒，漏下不止，腹内冷疼。

方 11　赤石脂汤　源自《千金要方》

组成：赤石脂八两，乌梅二十枚，栀子十四枚，廪米一升，白术、升麻各三两，干姜二两。

制法及用法：上药以水一斗煮米，煮熟去米下药，煮取二升半，分为三服。

主治：下焦热或下痢脓血，烦闷恍惚。

【临床研究】

1. 药物所致腹泻：赤石脂 20 ～ 40 g，碾成粉末，加入少量开水调匀，待温热时吞服或鼻饲导入，一日 2 ～ 4 次。泻止 1 日后停药。结果：8 例患者在 1 ～ 3 日内痊愈，2 例第 5 日停止腹泻，1 例腹泻减轻。

2. 小儿病毒性肠炎：将 160 例患儿随机分为治疗组和对照组，两组均行常规及对症治疗，治疗组加用赤石脂口服，剂量为年龄 2 ～ 6 个月患儿 3 ～ 5 g/ 天、6 个月～ 1 岁患儿 5 ～ 8 g/ 天、1 ～ 2 岁患儿 8 ～ 15 g/ 天，水煎成 50 ～ 100 mL 药液分 3 次空腹口服，疗程 3 天。结果：治疗组显效率、有效率分别为 75%、17.5%，对照组显效率、有效率分别是 45.2%、28.75%，两组比较有显著差异。治疗组在退热、止吐、止泻时间上，均短于对照组，有显著性差异。

3. 脾阳不足型血便：赤石脂（先煎）18 g、附片（先煎）6 g、炒白术 15 g、炮姜 9 g、黄芩 15 g、阿胶（烊冲）15 g、香附 12 g、地榆炭 30 g，加水 300 mL，煎成 100 mL 浓液，上、下午各服 1 次。结果：30 例全部有效，其中显效（大便隐血在 3 天内转阴者）22 例，有效（大便隐血在 3 ～ 7 天内转阴者）8 例。

【化学成分】本品主要含含水硅酸铝（hydrous aluminum silicate），又含有氧化铁（Fe_2O_3）、氧化镁（MgO）、氧化锰（MnO）等物质。尚有其他无机元素，主要为铜（Cu）、锌（Zn）、锡（Sn）、钠（Na）、钾（K）、锂（Li）、钼（Mo）、银（Ag）、铱（Ir）、锶（Sr）、钡（Ba）、钴（Co）、铬（Cr）、镍（Ni）、硒（Se）、磷（P）、硫（S）等。

【药理作用】

1. 影响血液系统：赤石脂水煎液能显著缩短凝血时间和血浆复钙时间；体外、体内均能显著抑制二磷酸腺苷（ADP）诱导的血小板聚集；对 ADP 引起的体内血小板血栓形成也有显著对抗作用，对全血黏度影响不明显。赤石脂合剂能显著缩短小鼠出血时间及凝血时间；对家兔实验性胃溃疡出血时间也有缩短作用，表现出较好的止血效果。

2. 保护消化道黏膜：赤石脂内服可吸附消化道内的毒物，减少异物刺激；能吸附炎性渗出物，使炎性得以缓解，对发炎的胃黏膜有保护作用。

3. 止泻：赤石脂灌胃进入肠道后，形成水合氧化铝和硅酸盐的胶体溶液，吸附胃肠中的污染物，清洁肠道，从而达到止泻作用。

4. 抗炎：外用赤石脂粉末有吸湿作用，防止细菌生成，使创面皮肤干燥，缓解炎症，促进溃疡愈合。

5. 其他：采用磷烧伤家兔模型，创面使用赤石脂吸附磷，全身应用绿豆汤治疗，可促进尿磷排泄，降低血磷，预防磷中毒，降低磷烧伤家兔的急性死亡率。

6. 不良反应：用赤石脂煎液（60 g/kg）1 次灌胃给药，小鼠 7 天内的体重增长率为（26.1 ± 16.9）%，与对照组相比无明显差异，说明 1 次口服给药无明显毒性。赤石脂煎液（60 g/kg）每天 1 次灌胃，连续 3 天，1 次静脉注射或 1 次腹腔注射给药。灌胃给药

7 天后，体重增长率与对照组相比亦无明显毒性反应。而腹腔注射或静脉给药 72 h 后，赤石脂组小白鼠无一只死亡。

【注意事项】有湿热积滞者忌服。孕妇慎服。

【现行质量标准】《中华人民共和国药典：一部》(2020 年版)。

参考文献

[1] 许树柴. 单味赤石脂治疗药物所致腹泻 [J]. 时珍国药研究，1993 (3)：41.

[2] 林秀珍，文海燕. 赤石脂治疗小儿病毒性肠炎临床观察 [J]. 光明中医，2007 (9)：35-36.

[3] 熊成熙. 自拟赤石脂汤治疗脾阳不足型血便 30 例 [J]. 湖北中医杂志，1992 (3)：25.

[4] 杨松年. 中国矿物药图鉴 [M]. 上海：上海科学技术文献出版社，1990：73.

[5] 江苏新医药学院. 中药大辞典：上册 [M]. 上海：上海人民出版社，1977：1091.

[6] 李大经，张亚敏，刘向东，等. 中国矿物药 [M]. 北京：地质出版社，1988：135.

[7] 周天驹，刘金梁. 药用矿物红色多水高岭石的研究 [J]. 天津中医，1989 (5)：25-27.

[8] 张福康，韩乃皓，杨鸣. 赤石脂合剂凝血止血作用的药理研究 [J]. 中国中药杂志，1992 (9)：562-563.

[9] 禹志领，窦昌贵，刘保林，等. 赤石脂对凝血系统作用的初步研究 [J]. 中药药理与临床，1992 (4)：23-25.

[10]《全国中草药汇编》编写组. 全国中草药汇编：上 [M]. 北京：人民卫生出版社，1975：414.

[11] 梅全喜. 现代中药药理与临床应用手册 [M]. 北京：中国中医药出版社，2008：993.

[12] 王韦，王新兰，张巍，等. 赤石脂和绿豆汤治疗家兔磷烧伤疗效初步观察 [J]. 第二军医大学学报，1989 (5)：454-458.

[13] 禹志领，张广钦，戴岳，等. 肉桂与赤石脂配伍的药理研究 [J]. 中国中药杂志，1997 (5)：53-56.

花蕊石

Huaruishi

Ophicalcitum

【壮药名】禀白文（Rinbegvaenz）。

【别名】花乳石、白云石。

【原矿物】为变质岩类岩石蛇纹石大理岩。

【产地】主产于广西、四川、山西、江苏、浙江、陕西、河北、河南等地区。广西主产于玉林，以及平乐、那坡等地。

【性状】本品为白色或灰白色粒状和致密块状集合体，呈不规则块状，大小不一，表面较粗糙，具棱角而不锋利。其中夹有点状或条状的蛇纹石，呈黄绿色或淡黄色，习称"彩晕"，对光观察具闪星状光泽，蛇纹石具蜡样光泽。质重而坚硬，断面粗糙，可用小刀刻画成痕。无臭，无味。

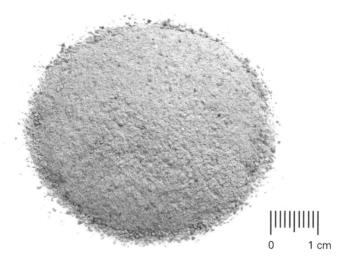

花蕊石

【鉴别】

1. 取本品粗粉 1 g，加稀盐酸 10 mL，即泡沸，产生二氧化碳气体，导入氢氧化钙试液中，即生成白色沉淀。

2. 取本品细粉 0.2 g，置锥形瓶中，加稀盐酸 5 mL，取上层澄清液 1 滴，置载玻片上，加硫酸溶液（1→4）1 滴，静置片刻，显微镜下可以观察到针状结晶。

3. 取本品粉末 0.2 g，加稀盐酸 5 mL，滴加氢氧化钠试液，即生成白色沉淀。分离，沉淀分成两份，一份中加过量的氢氧化钠试液，沉淀不溶解；另一份中加碘试液，沉淀变为红棕色。

【炮制】全年可以采挖。采挖后，敲去杂石，选取有淡黄色或黄绿色彩晕的小块，除去杂质及泥沙。沿用至今的炮制方法有煅制、醋制和水制等。煅花蕊石：取净花蕊石，照明煅法（《中华人民共和国药典　2020年版　四部通则》0213）煅至红透。

【性味】

1.中医：酸、涩，平。

2.壮医：微酸、涩，平。

【功效】

1.中医：收敛，化瘀，止血。

2.壮医：调龙路，止出血。

【主治】

1.中医：吐血，衄血，便血，崩漏，产妇血晕，胞衣不下，外伤出血，跌扑伤痛，瘀肿疼痛。

2.壮医：渗裂（吐血、衄血），阿意嘞（便血），兵淋勒（崩漏），产呱耐（产后血晕），叮相噢嘞（外伤出血），林得叮相（跌打损伤）。

【用法用量】内服：研末，3～6 g（最多至6～9 g）。外用：适量，研极细粉撒伤口处。

【本草论述】

1.《本草图经》：花乳石，出陕州阌乡县。体至坚重，色如硫黄，形块有极大者。人用琢器。古方未有用者，近世以合硫黄同煅研末，敷金疮。又人仓卒中金刃，不及煅合，但刮石上取末敷之，亦效。采无时。

2.《本草纲目》：花蕊石，其功专于止血，能使血化为水，酸以收之也。而又能下死胎，落胞衣，去恶血。恶血化则胎与胞无阻滞之患矣。东垣所谓胎衣不出，涩剂可以下之，故赤石脂亦能下胞胎，与此同义。葛可久治吐血出升斗，有花蕊石散。

3.《血证论》：此药独得一气之偏，神于化血。他药行血，皆能伤气，此独能使血自化，而气不伤，真去瘀妙品。

4.《和剂局方》：治诸血及损伤金疮胎产，有花蕊石散，皆云能化血为水，则此石之功，盖非寻常草木之比也。

【传统验方】

方1　溃疡丸　源自《中西医结合治疗急腹症》

组成：花蕊石。

制法及用法：上药为末。有明显出血者，以末掺之。

主治：瘀血型溃疡病。

方 2　花蕊石散　源自《太平惠民和剂局方》

组成：花蕊石（捣为粗末）一两、硫黄（上色明净者，捣为粗末）四两。

制法及用法：上药相拌令匀，固济，瓦罐内煅，取出细研，瓷合（盒）内盛。外伤掺伤处，内损用童便或酒调服一钱。

主治：金刃箭镞伤中，打扑伤损，猫狗咬伤，内损血入脏腑，妇人产后败血不尽，血迷血晕，恶血奔心，胎死腹中，胎衣不下。

方 3　花蕊石散　源自《十药神书》《得配本草》

组成：花蕊石、童便。

制法及用法：花蕊石火煅存性，研为末，用童便一盏，炖温，调末三钱，甚者五钱，食后服下，男子用酒一半，女人用醋一半，与童便和药服，使瘀血化为黄水，后以独参汤补之。

主治：五脏崩损，涌喷血成升斗。

方 4　花蕊石散　源自《卫生家宝方》

组成：花蕊石（水飞，焙）、防风、川芎、甘菊花、白附子、牛蒡子各一两，甘草（炙）半两。

制法及用法：上药为末，每服半钱，腊茶下。

主治：多年障翳。

方 5　花蕊石散　源自《谈野箱试验方》

组成：花蕊石末、黄丹。

制法及用法：好黄丹入花蕊石末，掺之。

主治：脚缝出水。

【临床研究】

1. 重症咯血：煅花蕊石粉 10 g，必要时再增服 5 g，以童便送吞，并配合中药辨证加减。结果：共 14 例血止者，其中服药后 1 天血止者 11 例，2 天血止者 2 例，3 天血止者 1 例；1 例肝火犯肺型患者，结合思想开导，经 11 天治疗咯血始止；无无效病例。

2. 治疗崩漏：以血竭和花蕊石为主药治疗崩中 62 例，疗效良好。也用花蕊石、大黄辩证治疗青春期崩漏，疗效尤佳。

3. 治疗阴道出血：自拟花蕊石汤治疗流产后阴道出血 45 例，临床症状表现为痊愈的占 77.7%，好转的占 22.3%，无效者为 0。另外，自拟蜂花合剂（含有花蕊石）治疗 62 例阴道出血，总有效率达 93.15%。

4. 治疗血肿机化：化以花蕊石、山羊血、牛角鳃为主药组方治疗血肿机化，取得较满意疗效。

5. 治疗氟骨症：用蛇纹石对 67 例氟骨症患者进行了 6 个月的治疗观察，有效率 91.0%。证明该药在止痛、增加关节活动度、促进功能恢复方面有较好的疗效。

【化学成分】本品主要含碳酸钙（$CaCO_3$），另含元素铁（Fe）、镁（Mg）、锰（Mn）、铅（Pb）、铜（Cu）、铬（Cr）、铝（Al）、钾（K）、镍（Ni）、钠（Na）。

【药理作用】

1. 抗惊厥作用：小鼠灌胃 20% 花蕊石混悬液 0.2 mg/10 g，每日 1 次，连续 4 天后，对回苏灵诱发的惊厥有明显对抗作用，且作用优于龙骨和龙齿。

2. 止血作用：对花蕊石、钟乳石、方解石、南寒水石分别进行含量测定，同时比较它们及化学试剂 $CaCO_3$ 的凝血时间和出血时间，花蕊石止血效果明显好于化学试剂 $CaCO_3$ 及其他矿物药，且与 $CaCO_3$ 含量多少无关。花蕊石能缩短凝血时间和出血时间，减少出血量，并能增加外周血小板数量，但是炮制后止血作用略有增强。

3. 毒性：花蕊石煎剂给小鼠静脉注射的半数致死量（LD_{50}）为 4.22 g/kg，静脉注射煅花蕊石煎剂 LD_{50} 为 21.5 g/kg。

【注意事项】不宜多服。凡无瘀滞者及孕妇禁用。

【现行质量标准】《中华人民共和国药典：一部》（2020 年版）。

参考文献

［1］国家药典委员会.中华人民共和国药典：2020 年版 一部［M］.北京：中国医药科技出版社，2020.

［2］邱春生.花蕊石散治疗重症咯血临床体会［J］.中国中医急症，2007，16（2）：233.

［3］黄亚君，陈宏.血竭与花蕊石为主药治疗"崩中" 62 例［J］.浙江中西医结合杂志，2005，15（2）：110-111.

［4］刘正鉴，黄丽光.擅用花蕊石大黄辨治青春期崩漏［J］.辽宁中医杂志，1997（4）：172.

［5］李新凤，陈长钟.花蕊石汤治疗流产后出血 45 例体会［J］.海峡药学，2001，13（B08）：34.

［6］谢德聪.蜂花合剂治疗 62 例阴道出血［J］.福建中医学院学报，1997（4）：6-7.

［7］吴军豪，石玮，石鉴玉.血肿机化用药新探［J］.上海中医药杂志，2000（12）：32.

［8］王因文.蛇纹石治疗氟骨症 67 例效果观察［J］.山西医药杂志，1981（5）：28-30.

［9］黄长高，李钢.矿物中药花蕊石组成与热稳定性研究［J］.科技视界，2012（25）：24-26.

［10］黄寅墨，刘淑花.龙骨龙齿花蕊石微量元素及药理作用比较［J］.中成药，1990（6）：31-32.

［11］高锦飚，李祥.花蕊石止血作用物质基础的研究［J］.吉林中医药，2007，27（3）：47-48.

［12］马兴民.新编中药炮制法［M］.增订本.西安：陕西科学技术出版社，1980：384.

［13］丁望，李大同，周洪雷.花蕊石止血作用的实验研究［J］.实用医药杂志，2005，22（12）：1109.

［14］岳旺，刘文虎，王兰芬，等.中国矿物药的急性毒性（LD_{50}）测定［J］.中国中药杂志，1989（2）：42-45.

炉甘石

Luganshi

Galamine

【壮药名】林踏养（Rindaepyiengz）。

【别名】甘石、卢甘石、羊肝石、羊甘石。

【原矿物】为碳酸盐类矿物菱锌矿或水锌矿。

【产地】主产于四川、湖南等地区。广西主产于桂林，以及融水、融安等地。

【性状】本品为灰白色或淡红色块状集合体，呈不规则块状，表面粉性，凹凸不平，多孔，似蜂窝状，土状光泽，不透明。体轻，质松，易碎。断面灰白色或土黄色，呈颗粒状，并有细小孔隙。有吸湿性。气微，味微涩。

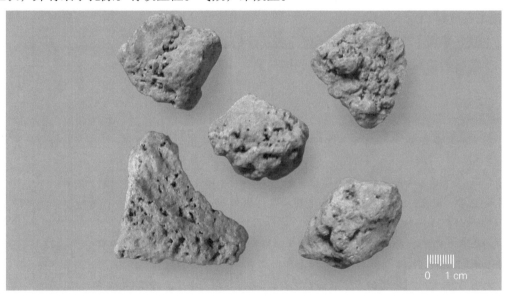

炉甘石

【鉴别】

1. 取炉甘石粗粉 1 g，加稀盐酸 10 mL，即泡沸，产生二氧化碳气体，导入氢氧化钙试液中，即生成白色沉淀。

2. 取炉甘石粗粉 1 g，加稀盐酸 10 mL 使溶解，滤过，滤液加亚铁氰化钾试液，即生成白色沉淀，或杂有微量的蓝色沉淀。

【炮制】

1. 炉甘石：拣去杂质，打碎生用或煅用。

2. 煅炉甘石：取净的本品，打碎置耐火容器内，煅透，取出立即倒入水中，浸淬，搅拌，倾取混悬液，未透者沥干后，继续煅淬水飞反复 3～4 次，弃去石渣，将混悬液放置澄清，倾去清水，取沉淀物干燥后，研细粉。

【性味】

1. 中医：甘，平。

2. 壮医：甜，寒。

【功效】

1. 中医：明目退翳，收湿敛疮。

2. 壮医：清热毒，除湿毒，敛疮生肌。

【主治】

1. 中医：目赤翳障，烂弦风眼，溃疡不敛，脓水淋漓，皮肤湿疮，皮肤瘙痒。

2. 壮医：呗脓（痈疮），能啥能累（湿疹），棱晗（阴囊湿痒）。

【用法用量】外用：适量，水飞点眼，研末撒或调敷患处。

【本草论述】

1.《本草纲目》：炉甘石，阳明经药也，治目病为要药。时珍常用炉甘石（煅，淬）、海螵蛸、硼砂各一两，为细末，以点诸目病甚妙。入朱砂五钱，则性不粘也。……止血，消肿毒，生肌，明目，去翳退赤，收湿除烂。同龙脑点治目中一切诸病。

2.《玉楸药解》：炉甘石生金银矿，秉寒肃燥敛之气，最能收湿合疮，退翳除烂。但病重根深，不能点洗收效，必须服药饵，用拔本塞源之法。……医痔瘘下疳。

3.《品汇精要》：主风热赤眼，或痒或痛，渐生翳膜，及治下部湿疮，调敷。

4.《本经逢原》：点眼皮湿烂及阴囊湿肿。

【传统验方】

方1   源自《御药院方》

组成：炉甘石（火煅，尿淬）、风化消等分。

制法及用法：上药为末。新水化一粟点之。

主治：目暴赤肿。

方2   源自《宣明论方》

组成：炉甘石、青矾、朴硝等分。

制法及用法：上药为末。每用一字，沸汤化开，温洗，日三次。

主治：诸般翳膜。

方3   源自《卫生易简方》

组成：炉甘石二两、黄连一两、童尿半盏、朴硝一两、密陀僧末一两。

制法及用法：炉甘石以黄连煎水，入童尿，再熬，下朴硝，又熬，成，以火煅石淬七次，洗净，为末，入密陀僧末，研匀，收点之。

主治：风眼流泪烂弦。

方4　源自《卫生易简方》

组成：炉甘石（火煅，童尿淬七次）、代赭石（火煅，醋淬七次）、黄丹（水飞）各四两、白沙蜜半斤。

制法及用法：上前三味药为末。白沙蜜半斤，以铜铛炼去白沫，更添清水五六碗，熬沸下药，文武火熬至一碗，滴水不散，以夹纸滤入瓷器收之。频点目用。

主治：目暗昏花。

方5　红绵散　源自《医方大成论》

组成：炉甘石二钱、枯矾二钱、胭脂半钱、麝香少许。

制法及用法：上药为细末。用绵子缠缴耳中脓汁尽，别用绵子蘸药，或干吹少许入耳亦可。如积热上壅，耳出脓水，神芎丸百粒，泻三五行。

主治：聤耳出脓及黄汁。

方6　源自《集玄方》

组成：炉甘石（煅）、寒水石等分。

制法及用法：上药为末。每用少许擦牙，忌用刷牙，久久自密。

主治：齿疏陷物。

方7　源自《秘传经验方》

组成：炉甘石（火煅，醋淬五次）一两、孩儿茶三钱。

制法及用法：上药为末，麻油调敷。

主治：下部阴疮。

方8　源自《仁斋直指方》

组成：炉甘石一分、真蚌粉半分。

制法及用法：上药研粉扑之。

主治：阴汗湿痒。

方9　源自《杂病治例》

组成：炉甘石（童尿制）、牡蛎粉。

制法及用法：上药外塞之。内服滋补药。

主治：漏疮不合。

【临床研究】

1. 新生儿湿疹：（1）新生儿每天沐浴后，立即擦干，将炉甘石洗剂震荡摇匀，然后用无菌棉签蘸炉甘石洗剂均匀涂擦于新生儿患处，2 次 / 天。结果：本组轻型湿疹 23 例，显效 23 例（100%）；重型湿疹 10 例，显效 9 例（90%），有效 1 例（10%）。

（2）治疗组：在常规治疗的基础上加用炉甘石散，以水调和，敷于患处，每次 30 min，每日 2 次，15 天为 1 个疗程，治疗 2 个疗程。对照组：采用西药常规治疗，口服氯雷他定颗粒剂，2～12 岁儿童，体重大于 30 kg，20 mg/ 次，1 日 1 次；体重小于 30 kg，10 mg/ 次，1 日 1 次，15 天为 1 个疗程，治疗 2 个疗程。结果：治疗组总有效率为 82.35%，对照组总有效率为 70.59%，治疗组总有效率明显高于对照组，两组差异有统计学意义（$P < 0.05$）。

2. 新生儿脓疱疮：将 64 例患儿随机分为两组，每组各 32 例，两组患儿均常规每天给予浓度为 1：10000 的高锰酸钾溶液浸浴，较大的脓疱先用无菌针头刺破。治疗组：将炉甘石洗剂 1 瓶（90 mL），弃去上层澄清液 20 mL，加入雷佛奴尔至 90 mL、庆大霉素注射液 4 万～8 万单位，摇匀后涂在脓疱疮上，每天 3 次，直至皮疹消退。对照组：给予炉甘石洗剂外涂，其次数及护理时间与治疗组相同。两组采用相同的抗感染及营养支持疗法。结果：炉甘石混合液用于治疗新生儿脓疱疮有效率为 96.87%，对照组为 46.87%。

3. 婴幼儿尿布疹：将 85 例患儿随机分为对照组 42 例和观察组 43 例。所有患儿均采用 40～45 ℃温水小心地清洗患儿臀部、会阴、肛周处，完成清洁后再用柔软毛巾小心地拭干水分。对照组给予炉甘石洗剂治疗，用前摇匀，用一次性无菌棉签自内向外涂布炉甘石至患儿臀部。观察组予"炉甘石洗剂 + 制霉菌素"联合甘油治疗，其中炉甘石洗剂的用法用量与对照组一致。两组均治疗 1 周。结果：观察组尿布疹治疗总有效率为 93.0%，显著高于对照组的 71.4%（$P < 0.01$）。

4. 急性湿疹：治疗组 140 例应用炉甘石洗剂涂于皮损处，每日 4 次；对照组 80 例应用皮炎平软膏涂于皮损处，每日 2 次。结果：治疗组有效率为 97.1%，对照组有效率 59.5%。

5. 睑缘炎：将炉甘石碎成小块，以艾叶紧紧包裹后点燃，使其慢慢烧透至熟，待冷却后将炉甘石研极细粉末装瓶密封备用。用时以麻油调炉甘石散为糊状，以棉棒蘸取轻轻搽于睑缘赤烂处，每日 3～4 次，7 天为 1 个疗程。结果：30 例患者中，搽治时间最短 5 天，最长 3 个疗程，平均 1～2 个疗程，其中 1 个疗程内治愈者 21 例，1 个疗程以上治愈者 9 例，治愈率为 100%。

【化学成分】本品含碳酸锌（$ZnCO_3$）、氧化铁（Fe_2O_3）、氧化镁（MgO）、氧化钙

（CaO）、氧化锰（MnO）、氧化锌（ZnO）、碳酸铅（PbCO₃）、碳酸钙（CaCO₃）、碳酸镁（MgCO₃）、钾（K）、钠（Na）、钛（Ti）、磷（P）、钡（Ba）、铍（Be）、钴（Co）、铬（Cr）、铜（Cu）、镓（Ga）、锂（Li）、镍（Ni）、锶（Sr）、钍（Th）、钒（V）、镧（La）、钕（Nd）、钐（Sm）、钆（Gd）、镉（Cd）、砷（As）、汞（Hg）等化学成分。

【药理作用】

1. 敛口生肌：炉甘石、煅炉甘石均能促进大鼠伤口成纤维细胞和毛细血管的形成，加快肉芽组织增生，从而加速皮肤创口的愈合，其中煅炉甘石生肌作用更强。

2. 抑菌：200、300、400、500、1000 目粒径炉甘石对金黄色葡萄球菌、标准大肠杆菌、表皮葡萄球菌、大肠埃希菌、沙门氏菌、铜绿假单胞菌菌株均有体外抑菌活性，其中 1000 目粒径炉甘石抑菌效果较好。纳米炉甘石凝胶可抑制金黄色葡萄球菌、大肠埃希菌、铜绿假单胞菌、沙门菌 4 种细菌菌种生长。纳米炉甘石对尿素八叠球菌、金黄色葡萄球菌、普通变形杆菌、大肠艾希氏杆菌和铜绿假单孢杆菌等革兰氏阳性菌的抑制作用都比炉甘石强；纳米炉甘石对大肠杆菌的最低杀菌浓度（MBC）与炉甘石相比减小 16 倍；对金黄色葡萄球菌、枯草芽孢杆菌、铜绿假单孢杆菌的最低抑菌浓度（MIC）与炉甘石相比减小 8 倍。

【注意事项】忌内服。宜炮制后用。

【现行质量标准】《中华人民共和国药典：一部》（2020 年版）、《广西壮族自治区壮药质量标准：第一卷》（2008 年版）。

参考文献

[1]国家药典委员会.中华人民共和国药典：2020 年版　一部［M］.北京：中国医药科技出版社，2020：237.

[2]姚荣芬，张凤珍，姜秉芬，等.炉甘石洗剂治疗新生儿湿疹的观察与护理［J］.护理实践与研究，2007，4（4）：40.

[3]张跃斌.炉甘石散治疗小儿湿疹皮炎的临床研究［J］.中医药信息，2015，32（6）：47-49.

[4]周坤，陈少春，郑肇敏.炉甘石混合液治疗新生儿脓疱疮的效果观察及护理［J］.现代临床护理，2004，3（2）：3-4.

[5]伍韶容.炉甘石洗剂联合制霉菌素治疗婴幼儿尿布疹的临床效果［J］.广东微量元素科学，2015，22（5）：47-50.

[6]杨海涛.炉甘石洗剂治疗急性湿疹 140 例疗效观察［J］.中原医刊，2003，30（23）：25-26.

[7]庞锡燕，卢宝良.炉甘石散治疗睑缘炎 30 例［J］.中医外治杂志，1997（6）：40-41.

[8]周灵君，徐春蕾，张丽，等.炉甘石炮制机制研究［J］.中国中药杂志，2010，35（12）：1556-1559.

[9]林晶，李虹.炉甘石原料及其制剂中锌盐含量测定方法的考察［J］.中国医药导报，2009，6（31）：42-44.

［10］雷启建，杨天市.炉甘石中 $ZnCO_3$，ZnO，$PbCO_3$，Fe_2O_3，（$CaCO_3+MgCO_3$）含量测定的研究［J］.冶金分析，1998（4）：12-14.

［11］张绍琴，李文旭，崔宇红，等.炉甘石炮制前后主成分和微量元素含量测定［J］.中药材，1992（11）：25-27.

［12］杨连菊，张志杰，李娲娲，等.中药炉甘石的成分分析［J］.中国中药杂志，2012，37（3）：331-334.

［13］徐立英，施亚琴，曹先兰，等.矿物药炉甘石14种元素含量测定［J］.微量元素与健康研究，1993（3）：50.

［14］成红砚，杨刚.原子荧光光度法测定炉甘石中砷、汞的含量［J］.贵阳中医学院学报，2008，30（5）：66-67.

［15］周灵君，张丽，丁安伟.炉甘石敛口生肌的药效学研究［J］.中药新药与临床药理,2013,24（4）：333-337.

［16］张杰红，银玲，王晓宇，等.不同粒径炉甘石体外抑菌作用的研究［J］.中药与临床，2011，2（6）：19-21.

［17］郭义明，孙玉，盛野，等.纳米炉甘石凝胶抑菌活性的初步研究［J］.中国现代应用药学，2006，23（1）：7-9.

［18］柳娜，杨祥良.纳米炉甘石体外抗菌作用的研究［J］.中成药，2005，27（9）：1083-1084.

砒石

Pishi

Arsenicum

【壮药名】申惜（Saenqsig）。

【瑶药名】别双（baec sorng）。

【别名】信石、人言、红砒、白砒。

【原矿物】为氧化物类矿物砷华或硫化物类矿物，毒砂、雄黄、雌黄经加工制成的三氧化二砷。

【产地】主产于江西、湖南、广东、广西、贵州等地区。广西主产于河池市。

【性状】砒石有红、白之分，药用以红砒为主。红砒淡红色、淡黄色或红、黄相间，略透明或不透明。呈不规则块状，大小不一，具玻璃样光泽或绢丝样光泽或无光泽。质脆，易砸碎，断面凹凸不平或呈层状。气无，烧之有臭气味。极毒，不能口尝。白砒为无色或白色，透明或不透明。呈不规则块状，大小不一，光泽玻璃样、绢丝样或无光泽。质脆，易砸碎，气无。

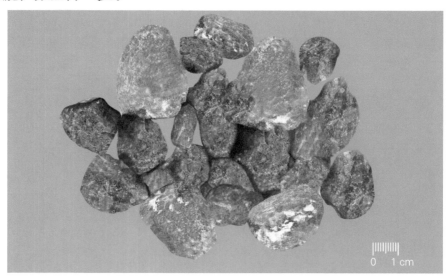

砒石

【鉴别】取本品粉末 0.1 g，置 100 mL 锥形瓶中，加 0.2% 氢氧化钠溶液 20 mL，用电热板将溶液加热约 5 min。放冷至室温。滤过，取滤液 1 mL 转移至试管中，加 1.7% 硝酸银试液 2 滴，混匀，生成黄色沉淀。

【炮制】少数取自天然砷华矿石，除去杂质即可。多数是用毒砂、雄黄或雌黄砸成小块，燃烧，产生气态的三氧化二砷及二氧化硫，冷却后，三氧化二砷凝固即得。

【性味】

1. 中医：辛、酸，热；有大毒。

2. 壮医：辣、微酸，热。

3. 瑶医：辛，大热；有大毒。

【功效】

1. 中医：劫痰截疟，杀虫，蚀恶肉。

2. 壮医：通气道，调谷道，除湿毒，杀虫截疟，消恶肉。

3. 瑶医：蚀疮去腐，平喘化痰，截疟。

【主治】

1. 中医：寒痰哮喘，疟疾，休息痢，痔疮，瘰疬，走马牙疳，癣疮，溃疡腐肉不脱。

2. 壮医：墨病（哮喘），阿意咪（痢疾），瘴病（疟疾），仲嘿唢尹（痔疮），裤口毒（臁疮），痂怀（牛皮癣）。

3. 瑶医：哈鲁（哮喘），布锥累（痈疮），卡滚锤（痔疮），努脑痨（瘰疬），补癣（皮肤顽癣），溃疡腐肉不脱。亦配方作刮骨取牙用。

【用法用量】内服：入丸、散制，每次 0.001 ～ 0.003 g。外用：适量，研末撒、调敷或入膏药中贴之。

【本草论述】

1.《本草别说》：古方并不入药，惟见烧炼丹石家用。近人多以治疟，然大意本以生者能解热毒。盖疟本伤暑故用，今俗医乃不究其理，即以所烧霜用，服之必吐下，因此幸有安者，遂为定法，尔后所损极多，不可不慎也。初取飞烧霜时，人在上风十余丈外立，下风所近草木皆死；又多见以和饭毒鼠者，若猫、犬食死鼠者亦死，其毒过于射罔远矣。可不察之？又衡山所出一种，力差劣于信州者云。

2.《本草衍义》：今信州凿坑井下取之。其坑常封锁。坑中有浊绿水，先绞水尽，然后下凿取。生砒谓之砒黄，其色如牛肉，或有淡白路，谓石非石，谓土非土。磨研酒饮，治癖积气有功。才见火，更有毒，不可造次服也。

3.《本草纲目》：此乃锡之苗，故新锡器盛酒日久能杀人者，为有砒毒也。生砒黄以赤色者为良，熟砒霜以白色者为良。

【传统验方】

方1　源自《普济方》

组成：北枣、信石。

制法及用法：北枣去核，入信（石于）枣内，烧灰擦于肿处。

主治：走马牙疳。

方 2　青金散　源自《普济方》
组成：信砒、铜绿各一分。
制法及用法：上药研为细末，摊纸上。涂疳蚀处。
主治：走马牙疳。

方 3　源自《灵苑方》
组成：砒黄。
制法及用法：信州砒黄细研，滴浓墨汁丸如梧桐子大，于铫子内炒令干后，用竹筒子盛。要用于所患处灸破或针，将药半丸敲碎贴之，以自然蚀落为度。觉药尽时更贴少许。
主治：瘰疬。

方 4　源自《朱氏集验医方》
组成：信石、斑蝥、黄丹。
制法及用法：信石入绿豆同研，斑蝥去足、羽为末，二者以面糊为丸，黄丹为衣。用时打破，以醋浸一宿，其疮先以艾灸，次用此末。
主治：鼠瘘。

方 5　黑药条　源自《中草药新医疗法资料选编》
组成：白砒二钱、小麦粉一两。
制法及用法：将小麦粉制成不黏手的浆糊状，加白砒，捻成线状细药条。用时将病变部位常规消毒，局麻后，用 1 号注射器针头在肿块周围 0.5 cm 处刺入肿瘤根部，然后将药条由孔处插入，用无菌敷料盖上，待肿块脱落后，每日换药膏（用滑石粉一斤、煅甘石粉三两、朱砂一两、冰片一两、淀粉二两，共研细末，香油调成糊状）至愈。
主治：皮肤癌。

方 6　源自《本草汇言》
组成：砒石一二分。
制法及用法：上药研极细，以米汤五六匙稀调。以新毫笔以癣圈涂之。
主治：遍身生云头癣，作圈如画，或大如钱，或小如笔管文印。

方 7　砒霜散　源自《太平圣惠方》

组成：砒石或红砒配硫黄、密陀僧、轻粉。

制法及用法：用砒石少许，研细末，米汤调涂患处；或以红砒配硫黄、密陀僧、轻粉同为末，湿者以末掺之，干者以牛油调涂。

主治：疥癣瘙痒。

方 8　源自《中药大辞典》

组成：白砒 1 份、硫黄 10 份、密陀僧 10 份。

制法及用法：上药共研成粉末过筛，加等量姜汁和醋调成糊状。用时以鲜茄蒂蘸白砒糊剂涂擦患处，擦后立即在日光下晒 1 h 左右（如日光不强可适当增加 10～20 min），在日浴过程中仍可反复在患处涂擦糊剂 2～3 次。上、下午各治疗 1 次，治疗中不可擦破皮肤；如果皮肤原有破损，须待破损愈后再用。药物不可入口及接触黏膜。治愈后衣、被、毛巾等均应彻底清洗后煮沸。

主治：花斑癣（汗斑）。

方 9　枯药　源自《魏氏家藏方》

组成：好白矾四两、生砒二钱五、朱砂（生研，令十分细）一钱。

制法及用法：上药各研为细末，先将砒安在建盏中，次用白矾末盖之，用火煅令烟绝，其砒尽随烟去，只是借砒气于白矾中，将枯矾取出，研令十分细。先看痔头大小，将所煅白矾末入生朱末少许，二味作一处，以水调令稀稠得所，用篦子涂在痔上，周遭令遍，日三上；须仔细看痔头颜色，转焦黑，乃是取落之渐，至夜自有黄膏水流出，以布帛衬之，至中夜更上药一遍，至来日依旧上药三次，纵有些小疼痛，不妨。换药时，用新水或温汤，在痔侧以羊毛笔轻手刷洗痔上，去了旧药，却上新药。次用荆芥汤洗之，三二日之后，黄膏水流出将尽，仍看痔头焦黑为度，以篦子敲打痔头，见得渐渐坚硬黑色，却于枯药中增添生朱减退白矾，自然药力慢缓矣。

主治：五痔。

方 10　紫金丹　源自《本事方》

组成：信砒（研飞如粉）一钱半、豆豉（好者，水略润，少时，以纸裹干，研成膏）一两半。

制法及用法：上用豆豉膏子和砒同杵极匀，丸如麻子大。每服十五丸，小儿量大小与之，并用腊茶清极冷吞下，临卧，以知为度。

主治：多年肺气喘急，呴嗽晨夕不得眠。

方 11　不二散　*源自《丹溪心法附余》*

组成：人言（为末）一两、飞面（与人言水和软饼，锅内焙干，为末用）四两，白扁豆（末）二两、细茶（末）二两。

制法及用法：上药同和匀。每服小半钱，已前半日用温茶调下，再用茶荡净。忌食酒、面、鱼等物。

主治：疟疾。

方 12　*源自《本事方》*

组成：人言一钱、绿豆（末）一两。

制法及用法：上药为末，无根井水丸绿豆大，黄丹为衣，阴干。发日五更，冷水下五七丸。

主治：寒热如疟。

方 13　缚虎圆　*源自《太平惠民和剂局方》*

组成：砒（成块好者，乳细）、黄蜡各半两。

制法及用法：将黄蜡熔开，下砒，以柳条七个，逐个搅，头焦即换，俟用足取起，旋丸如梧桐子大。每服一丸。痢，冷水下，脾疼亦然；腰痛，冷酒下；并食前。小儿丸如黍米大，每服一丸，汤使同上。

主治：休息痢经一二年不瘥，羸瘦衰弱，兼治脾疼腰痛。

方 14　砒黄丸　*源自《圣济总录》*

组成：砒黄（细研）一两。

制法及用法：上药用水浸饮，饼心为丸，如小豆大。每服二丸，用煮肉汤下，空心食前。

主治：诸虫痛。

【临床研究】

1. 皮肤癌：制作白砒条，白砒 10 g、淀粉 50 g，加水适量，揉成面团，捻成线条状，待自然干燥备用。制作一效膏：朱砂 50 g、炙甘石 150 g、冰片 50 g、滑石粉 500 g、淀粉 100 g，加麻油适量，调成糊状。用法：局部常规消毒后，于肿瘤周围间隔 0.5～1.0 cm 处刺入白砒条，深达肿瘤基底部，在肿物周围形成环状，外敷一效膏。结果：22 例患者中有 4 例 7～15 天治愈，6 例 16～30 天治愈，3 例 31～40 天治愈，无一例复发。

2. 淋巴结结核：用烧瓶 1 个，其上口用胶塞塞紧，中间插一玻璃管或粗针头，1 mL 长胶管与之连接，胶管另一端接一 T 型管，下端插入一空瓶内收集蒸馏液，另一端排出蒸气。热源用火炉、电炉、汽化炉均可。取 6 g 红砒粉加上 400 mL 水，搅匀后放入烧瓶内，塞紧，加热至沸腾。当 T 型管有蒸气喷出即可对准部位熏治。每天 1 次，每次 1 h，熏 7 天休息 2 天，直至痊愈为止。结果：46 例骨关节结核患者痊愈 40 例，有效 5 例；淋巴结结核患者 23 例，痊愈 20 例，有效 3 例。

3. 支气管哮喘：砒石 3 g、枯矾 9 g、豆豉 30 g 共为丸，绿豆大。每服 3～5 丸，日 2～3 次，连服 2～3 周，停止服用。结果：治疗 70 例，能估计疗效者有 57 例，其中有显著疗效者 35 例，占 61.4%。

4. 白血病：亚砷酸注射液 10 mg，用 0.9% 氯化钠注射液 500 mL 稀释后静脉滴注 3～4 h，4 周为 1 个疗程。结果：11 例患者在 1 个疗程后有 7 例达完全缓解，4 例达部分缓解。4 例部分缓解患者中有 2 例在 2 个疗程后达完全缓解，2 例放弃治疗。

5. 恶性肿瘤：将调好的红砒药膏敷于瘤组织或瘤与正常组织交界处，用药后 12～24 h 取下，用盐水冲净。根据瘤组织情况，可用多次，直至肿瘤组织全部脱落为止。结果：共治疗 15 例，临床治愈（局部瘤组织全部坏死脱落，病理复查阴性，疮面愈合与周围正常组织平齐，且无其他部位转移，自觉症状消失，已恢复正常劳动者）13 例，无效 2 例。

【化学成分】本品含三氧化二砷（As_2O_3）、铁（Fe）等化学成分。

【药理作用】

1. 平喘：砒石可抑制哮喘小鼠肺组织中 5- 脂氧合酶激活蛋白（FLAP）基因的表达，降低哮喘小鼠支气管肺泡灌洗液（BALF）中白三烯 C_4（LTC_4）水平，抑制哮喘小鼠肺组织中 5- 脂氧合酶（5-LO）基因的表达，具有抗哮喘活性。砒石可抑制哮喘小鼠肺组织中胞质型磷脂酶 A_2（$cPLA_2$）基因的表达，降低哮喘小鼠磷脂酶 A_2（PLA_2）活性和降低 LTC_4 水平，改善哮喘小鼠肺功能。砒石能减轻哮喘小鼠肺的病理损害，降低哮喘小鼠肺组织白三烯 B_4（LTB_4）、LTC_4 水平。砒石通过下调原癌基因蛋白质 c-myc、c-sis 的表达，降低气道的高反应性，抑制平滑肌细胞（SMC）、成纤维细胞（FB）的增殖，减少胶原的合成及细胞外基质（ECM）的沉积，抑制上皮下纤维化，抑制气道重构，从而发挥治疗哮喘的作用。砒石可抑制哮喘小鼠肺组织中转录激活因子 6（STAT6）和嗜酸粒细胞趋化因子（eotaxin）mRNA 表达，降低哮喘小鼠 BALF 中白细胞总数及嗜酸粒细胞（EOS）计数，减轻哮喘气道黏膜炎症。砒石能够减轻哮喘小鼠气道阻塞，降低气道高反应性，纠正氧化/抗氧化失衡。砒石可改善哮喘小鼠肺功能，使 T 淋巴细胞减少，可下调哮喘小鼠淋巴细胞 Bcl-2 基因表达。

2. 调节免疫功能：砒霜中亚砷酸（ATO）可降低系统性红斑狼疮模型（MRL/lpr）自发性狼疮小鼠的死亡率，延长其生存时间，可降低动物的死亡率，同时可以使其外周血抗双链 DNA 抗体（ds-DNA 抗体）的表达水平降低。砒霜能有效下调 MRL/lpr 狼疮小鼠脾辅助 T 细胞（Th 细胞）因子白介素 10（IL-10）和干扰素 -γ（IFN-γ）mRNA 的异常分泌及影响因子的表达，并能下调 MRL/lpr 狼疮小鼠脾脏 Th 细胞的异常增殖而不影响其存活率，从而调节狼疮鼠的异常免疫功能。

3. 抗肿瘤：砒石的主要成分三氧化二砷（As_2O_3）可抑制肝癌细胞珠 BEL-7402、$HepG_2$ 生长，促进肝癌细胞凋亡；As_2O_3 可抑制裸鼠肝癌生长。As_2O_3 通过抑制核因子 NF-κB p65 的活性抑制人乳腺浸润性导管癌细胞的生长作用，而对人体抑癌基因 p53、原癌基因蛋白质 c-myc 和端粒酶催化亚基（hTERT）蛋白无影响。As_2O_3 诱导白血病细胞系 K562-n 细胞凋亡的过程中可使核因子 NF-κB 活化，血管内皮生长因子（VEGF）、基质金属蛋白酶 9（MMP9）表达增强。As_2O_3 可抑制人胃癌细胞株 MKN-28 的生长，诱导细胞凋亡。As_2O_3 可下调人胃癌细胞株 SGC_{7901} 细胞粘附因子 CD44 基因编码蛋白表达。As_2O_3 抑制人鼻咽低分化鳞癌 BALB/C 裸鼠移植瘤的生长，可能与其诱导癌细胞向成熟方向分化有关。As_2O_3 可诱导急性早幼粒细胞白血病细胞株 HL-60 细胞凋亡，可能通过抑制 HL-60 细胞端粒酶亚单位 hTERT mRNA 的表达而诱导肿瘤细胞凋亡。As_2O_3 对 HepA 肝癌移植瘤小鼠肝癌细胞端粒酶活性有抑制作用。As_2O_3 可抑制多发性骨髓瘤细胞株 KM3 细胞的生长，诱导细胞凋亡；As_2O_3 阻滞细胞于 DNA 合成后期（G2 期）；As_2O_3 可抑制的端粒酶活性和 hTERT mRNA 的表达。As_2O_3 对人乳腺浸润性导管癌裸鼠移植瘤血管生成具有抑制作用。As_2O_3 对内皮细胞株 ECV304 增生有抑制作用，可抑制人类肝癌细胞株 SMMC-7221 细胞诱导新生血管生成，可抑制肿瘤组织 VEGF 表达。As_2O_3 可部分逆转人乳腺癌 MCF 7/ADM 细胞对阿霉素（ADM）的耐药性，其逆转机制可能与细胞内 GST π 的改变有关。As_2O_3 可抑制裸鼠高成瘤性慢性粒细胞白血病急变细胞系 K562-n 及表达 mdr-1 的多药耐药性细胞系 K562-n/VCR 细胞的生长，诱导细胞凋亡。

4. 促生长：砒石可促进骨骼生长钙化和提高机体免疫力，促进雏鸡生长。

5. 毒性：10 mg/kg 砒石灌 12 周，大鼠血清丙氨酸氨转化酶（ALT）、血尿素氮（BUN）、血清肌酐（SCR）升高，血清丙二醛（MDA）升高、超氧化歧化酶（SOD）降低，对大鼠肝、肾组织有损害。10 mg/kg 砒石灌胃 8 周，大鼠血清白细胞、红细胞、血小板和血红蛋白降低；骨髓的细胞周期 G1/G0 升高，G2/M 降低，砒石可使大鼠血细胞数量减少，抑制骨髓。

【注意事项】有大毒，用时宜慎。体虚者、孕妇、哺乳期妇女、肝肾功能损伤者禁服。忌火煅。

【现行质量标准】《香港中药材标准（第四册）》（2014 年版）。

参考文献

[1] 香港特别行政区卫生署. 香港中药材标准：第四册 [M]. 香港：香港特别行政区中医药卫生事务

部，2014：344-349.

[2] 田素琴.白砒条一效膏治疗皮肤癌 22 例［J］.中医杂志，1986（2）：40-41.

[3] 王慕鉴，马明祥.红砒气薰疗法治疗骨、颈淋巴腺结核 69 例［J］.河南中医，1995，15（1）：45.

[4] 上海第一医学院中医内科、肺科教研组.砒矾丸治疗支气管哮喘 70 例临床观察［J］.上海中医药杂志，1959（4）：35.

[5] 向航.三氧化二坤（砒霜剂）治疗复发型急性早幼粒细胞白血病［J］.内蒙古中医药，2010（5）：96-97.

[6] 赵钟祯，关文生，田素琴，等.中药砒制剂治疗体表恶性肿瘤 15 例临床观察［J］.辽宁中医，1979（5）：30-31.

[7] 刘爱秀.砒石的外用［J］.北京医药，1993（3）：12-15.

[8] 欧阳克氙，蔡力创，胡筠.空气 - 乙炔火焰原子吸收光谱法测定砒霜中的铁［J］.湿法冶金，2003，22（4）：217-219.

[9] 姚卫民，梁标，刘钰瑜.砒石对哮喘小鼠 5- 脂氧合酶激活蛋白基因表达及白三烯 C4 的影响［J］.中国呼吸与危重监护杂志，2004，3（1）：22-25.

[10] 姚卫民，梁标，刘钰瑜.砒石对哮喘小鼠白三烯 B_4 及 5- 脂氧合酶基因表达的影响［J］.中国临床药理学与治疗学，2004，9（2）：193-196.

[11] 宋泽庆，陈衡华，姚卫民，等.砒石对哮喘小鼠胞质型磷脂酶 A_2 基因表达及白三烯 C_4 的影响［J］.中国临床药理学与治疗学，2005，10（6）：659-663.

[12] 姚卫民，梁标，刘钰瑜.砒石对哮喘小鼠肺组织白三烯含量的影响［J］.临床合理用药杂志，2009，2（13）：1-3.

[13] 郭红荣，梁标.砒石对哮喘小鼠气道壁厚度及 c-myc 与 c-sis 表达的影响［J］.中国药理学通报，2005，21（7）：895-896.

[14] 易震南，黄仁清，陈英，等.砒石对哮喘小鼠信号转导和转录激活因子 6 及嗜酸粒细胞趋化因子 mRNA 表达的影响［J］.中国呼吸与危重监护杂志，2006，5（2）：113-116.

[15] 黎东明，谢佳星，梁标.砒石对哮喘小鼠血浆 8-Isoprostane 的影响［J］.中国中药杂志，2005，30（22）：1758-1760.

[16] 覃冬云，梁标.砒石对支气管哮喘小鼠 T 淋巴细胞周期及 Bcl-2 基因表达的影响［J］.中华结核和呼吸杂志，2004，27（6）：411-412.

[17] 王红，谢奇朋.砒霜对 MRL/lpr 自发性狼疮小鼠的生存时间及血清抗 ds-DNA 水平的影响［J］.中华中医药学刊，2013，31（2）：308-310.

[18] 王红.砒霜对 MRL/lpr 自发性狼疮小鼠的疗效及安全性观察［J］.现代中西医结合杂志，2008，17（2）：179-182.

[19] 夏晓茹，孙莉，陈培荣，等.砒霜对狼疮鼠脾 Th 细胞及分泌细胞因子的影响［J］.中华中医药学刊，2011，29（6）：1299-1302.

[20] 刘连新，朱安龙，陈炜，等.三氧化二砷对原发性肝癌的作用及其机理研究［J］.中华外科杂志，2005，43（1）：33-36.

[21] 钟灿灿，沈雁，刘建伟，等.三氧化二砷对肝癌细胞株的体外抑制作用［J］.广东药学院学报，2006，22（1）：87-88.

［22］马银斌，吴诚义，陈鑫.As$_2$O$_3$对裸鼠移植人乳癌组织NF-κB p65，p53，c-Myc和hTERT表达的影响［J］.第四军医大学学报，2005，26（8）：752-754.

［23］许小平，许晓巍，易克，等.三氧化二砷诱导白血病细胞凋亡与核因子NF-κB活化的关系［J］.中国实验血液学杂志，2005，13（5）：764-768.

［24］蔡明，黄文广，蔡昌学.三氧化二砷抗胃癌作用机制的研究［J］.临床消化病杂志，2006，18（4）：222-225.

［25］刘铁夫，成秉林，关宇光，等.CD44基因编码蛋白表达与三氧化二砷抗肿瘤作用关系的研究［J］.哈尔滨医科大学学报，2001，35（2）：111-112.

［26］杜彩文，李德锐，林英城，等.三氧化二砷诱导人鼻咽低分化鳞癌裸鼠移植瘤细胞分化的研究［J］.癌症，2003，22（1）：21-25.

［27］章尧，赵燕，陈昌杰.三氧化二砷对HL-60细胞凋亡及其端粒酶hTERT-mRNA表达影响的实验研究［J］.中国药理学通报，2003，19（2）：206-209.

［28］樊华，俞军.三氧化二砷对鼠移植性肝癌端粒酶活性的影响［J］.中国临床医学，2002，9（2）：121-123.

［29］郭振兴，金洁.As$_2$O$_3$对KM3细胞端粒酶及其逆转录酶作用的研究［J］.中国实验血液学杂志，2004，12（3）：346-349.

［30］陈鑫，吴诚义.三氧化二砷对人乳腺癌裸鼠移植瘤血管生成的作用［J］.重庆医学，2003，32（6）：708-709.

［31］华海清，秦叔逵，王锦鸿，等.三氧化二砷抗肿瘤血管生成研究［J］.世界华人消化杂志，2004，12（1）：27-31.

［32］王秀丽，孔力，赵瑾瑶，等.三氧化二砷逆转人乳腺癌MCF -7/ADM细胞耐药的机制研究［J］.中华肿瘤杂志，2002，24（4）：339-343.

［33］许晓巍，许小平，陈少谊，等.三氧化二砷诱导多药耐药白血病细胞K562-n/VCR凋亡［J］.白血病·淋巴瘤，2005（1）：4-6.

［34］梁俊荣，闫贵龙，崔红玉，等.对砒霜促生长作用机理的初步探讨［J］.中兽医医药志，2000（2）：10-13.

［35］易震南，梁标，宋泽庆，等.黄芪减轻砒石对大鼠肝、肾毒性作用研究［J］.现代医院，2006，6（8）：34-36.

［36］易震南，梁标，宋泽庆，等.黄芪减少砒石对大鼠氧化性损伤作用机制研究［J］.天津中医药，2006，23（5）：409-412.

［37］易震南，梁标.黄芪与砒石同服减少砒石对大鼠血细胞和骨髓细胞影响的观察［J］.广东医学院学报，2004，22（2）：109-111.

轻粉

Qingfen

Calomelas

【壮药名】把涩银（Mbaraemxngaenz）。

【别名】汞粉、峭粉、水银粉、银粉、甘汞、腻粉。

【原矿物】为用升华法炼制而成的粗制的氯化亚汞结晶。

【产地】主产于湖北、湖南、重庆、天津、河北、云南、广西等地区。广西主产于南宁、桂林等地。

【性状】本品为银白色有光泽的鳞片状或雪花状结晶，或结晶性粉末。具有银样光泽。质轻而脆，手捻易碎成细粉。气无，味淡。遇光颜色缓缓变暗。

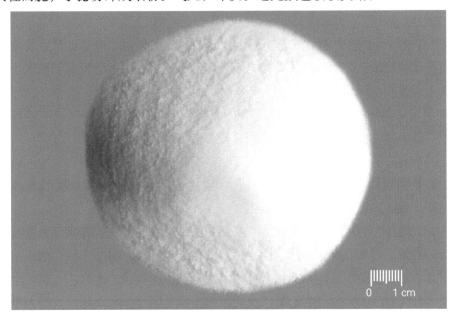

轻粉

【鉴别】

1.本品遇氢氧化钙试液、氨试液或氢氧化钠试液，即变成黑色。

2.取本品，加等量的无水碳酸钠，混合后，置干燥试管中，加热，即分解析出金属汞，凝集在试管壁上，管中遗留的残渣加稀硝酸溶解后，滤过，滤液显氯化物的鉴别反应。

【炮制】取原药材，除去杂质，研成细粉过80目筛。

【性味】

1. 中医：辛，寒；有大毒。

2. 壮医：辣，寒；大毒。

【功效】

1. 中医：杀虫，攻毒，祛腐，敛疮，止痒，祛痰，利水通便。

2. 壮医：清热毒，除湿毒，祛风毒，通气道、谷道，调水道。

【主治】

1. 中医：疮疡溃烂，疥癣瘙疹，瘰疬，梅毒，痔疮，酒皶鼻，痤疮，急慢惊风，痰壅喘逆，水肿胀满，二便不利。

2. 壮医：墨病（哮喘），阿意囊（便秘），笨浮（水肿），呗脓（痈疮），兵花留（梅毒），呗奴（瘰疬），急慢惊风。

【用法用量】内服：0.06 ～ 0.15 g，入丸、散用，不入汤剂。外用：适量，研末调敷或干撒患处。

【本草论述】

1.《本草衍义》：水银粉，下涎药并小儿涎潮、瘈疭多用。然不可常服及过多，多则其损兼行。若兼惊，尤须审谨。盖惊为心气不足，不可下，下之里虚，惊气入心不可治，若其人本虚，便须禁此一物。

2. 刘完素：银粉，能伤牙齿，盖上下齿龈属手足阳明之经，毒气感于肠胃，而精神气血水谷既不胜其毒，则毒即循经上行，而至齿龈嫩薄之分为害也。

3.《医学入门》：轻粉，《经》云利大肠，东垣又云抑肺而敛肛门，何也？盖轻粉经火本燥，原自水银性冷，用之于润药则利，用之于涩药则止，所以又能消水肿，止血痢，吐风涎。要之虚病禁用，实者亦量用之。

4.《本草纲目》：水银乃至阴毒物，因火煅丹砂而出，加以盐矾炼而为轻粉，加以硫黄升而为银朱，轻飞灵变，化纯阴为燥烈，其性走而不守，善劫痰涎，消积滞，故水肿风痰湿热毒疮，被劫涎从齿龈而出，邪郁为之暂开，而疾因之亦愈。若服之过剂，或不得法，则毒气被蒸，窜入经络筋骨，莫之能出，痰涎既去，血液耗亡，筋失所养，营卫不从，变为筋挛骨痛，发为痈肿疳漏，或手足皲裂，虫癣顽痹，经年累月，遂成废痼，其害无穷。陈文中言，轻粉下痰而损心气，小儿不可轻用，伤脾败阳，必变他证，初生尤宜慎之。

5.《本草经疏》：水银粉，疗体与水银相似，第其性稍轻浮尔。大肠热燥则不通，小儿疳病，因多食甘肥，肠胃结滞所致，辛凉总除肠胃积滞热结，故主之也。其主瘰疮疥癣虫及鼻上酒皶风疮瘙痒者，皆从外治，无非取其除热杀虫之功耳。

【传统验方】

方 1　源自《濒湖集简方》

组成：腻粉。

制法及用法：葱汁调腻粉涂之。

主治：小儿头疮。

方 2　源自《普济方》

组成：轻粉一钱、黄连一两。

制法及用法：上药为末掺之。

主治：风虫牙疳，脓血有虫。

方 3　轻粉散　源自《普济方》

组成：轻粉、斑猫（去翅、足）。

制法及用法：上药研细，用温水以鸡翎扫之周围。

主治：人面上湿癣。

方 4　神捷散　源自《圣济总录》

组成：轻粉五钱匕、吴茱萸一两、赤小豆四十九粒、白蒺藜一两、白芜荑仁半两、石硫黄少许。

制法及用法：上药捣研为散，令匀。每用生油调药半钱匕，于手心内摩热后，遍揩周身有疥处，便睡。

主治：诸疥疮。

方 5　加味颠倒散　源自《疮疡外用本草》

组成：轻粉 6 g，大黄、硫黄各 60 g。

制法及用法：上药研为细末。用时以凉水调为稀糊，临睡前薄涂患处，晨起即洗去，扑以干药粉。

主治：痤疮、酒皶鼻。

方 6　源自《仁斋直指方》

组成：猪脂、轻粉。

制法及用法：以上药抹之。

主治：小儿生癣。

方 7　源自《岭南卫生方》

组成：汞粉、大风子肉。

制法及用法：上药等分为末，涂之。

主治：杨梅疮癣。

方 8　源自《积善堂经验方》

组方：轻粉。

制法及用法：上药为末干掺之。

主治：下疳阴疮。

方 9　源自《永类钤方》

组成：轻粉五分、黄蜡一两。

制法及用法：以粉掺纸上，以蜡铺之。敷在疮上，黄水出。

主治：臁疮不合。

方 10　烟胶轻粉液　源自《中医皮肤病学简编》

组成：烟胶 60 g、轻粉 3 g。

制法及用法：上药用麻油调，外搽。

主治：鹅掌风。

方 11　轻粉兰香散　源自《小儿药证直诀》

组成：兰香叶（烧灰）6.0 g、铜青 1.5 g、轻粉 0.3 g。

制法及用法：上药为细末令匀。看疮大小，掺患处。

主治：小儿疳气，鼻下赤烂。

方 12　源自《医垒元戎》

组成：汞粉（乌鸡子去黄盛粉，蒸饼包，蒸熟取出）一钱、苦葶苈（炒）一钱。

制法及用法：上药同蒸饼杵丸绿豆大。每车前汤下三五丸，日三服。

主治：水气肿满。

方 13　源自《杨诚经验方》

组成：轻粉、胡桃仁、槐花（炒，研）、红枣肉各二钱（轻粉宜减量）。

制法及用法：上药捣丸。分作三服，初日鸡汤下，二日酒下，三日茶下。三日服尽。

主治：杨梅疮毒。

方14　源自《秘宝方》

组成：腻粉五钱、淀粉三钱。

制法及用法：上药同研匀，用水浸蒸饼心少许，和为丸如绿豆大。每服七丸或十丸，艾一枝，水一盏，煎汤下。艾汤多亦妙。

主治：血痢。

方15　源自《太平圣惠方》

组成：腻粉一钱（宜减量）、生麻油一合。

制法及用法：上药相合，空腹服之。

主治：大小便关格不通，腹胀喘急。

方16　源自《太平圣惠方》

组成：枣（去核）一枚、腻粉一钱（宜减量）。

制法及用法：以腻粉纳于枣中，和白面裹之，于火上炙令熟，碾罗为末。以煎汤调，顿服之。

主治：大便不通，十月秘者。

【临床研究】

1. 神经性皮炎：轻粉、银朱、东丹各 60 g，嫩松香 360 g，蓖麻油 90 g（夏天配制减为 60 g）。先将蓖麻油和松香一并入砂锅内炖后，以木棒不断搅约 5 min，稍冷，再缓入银朱、东丹、轻粉。遇热甚可变质，故配制时必须火稍冷。用文火保温摊于纸上，一次摊好备用。用法：用时根据皮损范围选用相应大小的膏药，于酒精灯旁溶开，用 75% 酒精棉球消毒皮损后贴上膏药，隔日换药 1 次。结果：42 例患者的 116 块皮损经过 1 ～ 10 次治疗，痊愈 71 块，显效 26 块，有效 17 块，无效 2 块，总有效率为 98.3%。

2. 腋臭：应用蛛轻粉外擦治疗腋臭。药物组成：蜘蛛 5 个、轻粉 3 g。配制方法：将蜘蛛用黄泥包好，放火内烧红后取出放凉，然后将黄泥去掉，加轻粉 3 g，研制成细末。用法：先用 75% 酒精擦洗腋窝，然后外擦蛛轻粉。每日 3 次，5 日为 1 个疗程。结果：治疗 30 例腋臭患者，1 个疗程治愈者 20 例，2 个疗程治愈者 6 例，3 个疗程治愈者 2 例，有效 1 例，无效 1 例。

【化学成分】本品主要含化合物氯化亚汞（Hg_2Cl_2）。

【药理作用】

1. 抗菌作用：轻粉对测定的 3 种标准质控菌株（金黄色葡萄球菌、大肠杆菌、绿脓杆菌）均有抗菌作用，最低抑菌浓度（MIC）依次为 1000 μg/mL、125 μg/mL、

＞2500 μg/mL；最低杀菌浓度（MBC）依次为 2000 μg/mL、250 μg/mL、＞2500 μg/mL；提示轻粉对大肠杆菌的抗菌作用最好，其次是金黄色葡萄球菌，对绿脓杆菌只有抑菌作用而无杀菌作用。轻粉对 363 株临床分离菌药敏结果显示，耐药的为 0 株，中敏的为 304 株（占 83.7%），敏感的为 59 株（占 16.3 %），总敏感率达 100%；药敏纸片对敏感株的抑菌直径 X=12.0 mm，提示轻粉对临床分离菌有较强的抗菌作用。轻粉的水浸液（1∶3）在试管内对多种皮肤真菌均有不同程度的抑制作用。

2.毒性作用：小鼠以轻粉经一次给药后，肝肾组织中汞蓄积量要远远低于 $HgCl_2$ 组，其对金属硫蛋白 –1（MT–1）和金属硫蛋白 –2（MT–2）基因表达的诱导作用也弱于 $HgCl_2$。另外，对肝肾组织也无明显的病理损伤。

【注意事项】本品有大毒，以外用为主，但也不可过量和久用；内服宜慎用，服后及时漱口，以免口腔糜烂，损伤牙齿。体弱者、小儿及孕妇忌服。

【现行质量标准】《中华人民共和国药典：一部》（2020 年版）。

参考文献

［1］国家药典委员会.中华人民共和国药典：2020 年版　一部［M］.北京：中国医药科技出版社，2020：265.

［2］刘远坝.轻粉膏治疗神经性皮炎 42 例［J］.陕西中医，1989（4）：161.

［3］何少增，薛红梅，何少强.蛛轻粉外擦治疗腋臭［J］.山西中医，1996（6）：46.

［4］国家药典委员会.中华人民共和国药典：2015 年版　一部［M］.北京：中国医药科技出版社，2015.

［5］陆继梅，孟建华，安立，等.红粉、轻粉体外抗菌作用实验研究［J］.新中医，2012，44（7）：157-158.

［6］王超仁，左金明.轻粉抑菌效果的实验研究［J］.安徽医科大学学报，1997（4）：103.

［7］江苏新医学院.中药大辞典：上册［M］.上海：上海人民出版社，1977：1639.

［8］何海洋，康峰，颜俊文，等.朱砂、朱砂安神丸与氯化汞、轻粉的急性毒性对比［J］.中国实验方剂学杂志，2011，17（2）：219-223.

钟乳石

Zhongrushi

Stalactite

【壮药名】因哈（Rinhaj）。

【别名】石钟乳、留公乳、虚中、钟乳、公乳、石乳、黄乳根、夏石、芦石、黄石砂、卢布。

【原矿物】为碳酸盐类方解石族矿物方解石形成的集台体。

【产地】主产于广西、湖北、四川等地区。广西主产于阳朔、南丹、武鸣等地的石灰岩溶洞中。

【性状】本品为白色、棕黄色或灰白色钟乳状集合体。多呈圆柱形或圆锥形，长短粗细不一，表面粗糙、凹凸不平。质坚而重，断面较平整，洁白色或棕黄色，对光观察具闪星状的亮光，中央多可见一圆孔，圆孔周围具多数浅橙黄色同心环层，有的可见放射状纹理。气无，味微咸。

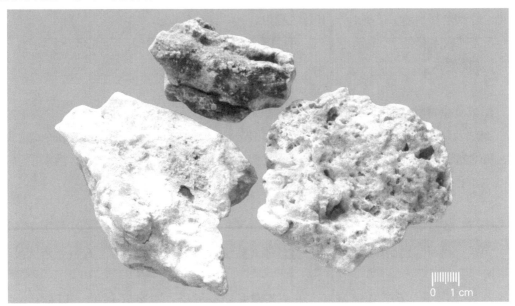

钟乳石

【鉴别】取本品，滴加稀盐酸，即发生大量气泡。溶液显钙盐的鉴别反应。

【炮制】石灰岩溶洞中采集，除去杂石，洗净，晒干。

【性味】

1. 中医：甘，温。

2. 壮医：甜，热。

【功效】

1. 中医：温肺平喘，益肾助阳，利窍通乳。

2. 壮医：散寒毒，补阳虚，消肿痛。

【主治】

1. 中医：虚劳喘咳，寒痰喘嗽，阳痿遗精，腰脚冷痹，乳汁不通，伤食纳少，疮疽，痔瘘。

2. 壮医：墨病（哮喘），核尜尹（腰膝冷痛），胴尹（胃痛），乳汁不通。

【用法用量】内服：煎汤，9～15 g，打碎先煎；研末，1.5～3.0 g；或入丸、散。外用：适量，研末调敷。

【本草论述】

1.《本草纲目》：石钟乳，其气慓疾，令阳气暴充，饮食倍进，而形体壮盛。

2.《本草经疏》：石钟乳，其主咳逆上气者，以气虚则不得归元，发为斯证，乳性温而镇坠，使气得归元，则病自愈，故能主之也。通百节，利九窍，下乳汁者，辛温之力也。疗脚弱疼冷者，亦是阳气下行之验也。

3.《神农本草经》：主咳逆上气，明目益精，安五藏，通百节，利九窍，下乳汁。

【传统验方】

方1 钟乳丸 源自《圣济总录》

组成：生钟乳（细研如粉）五两、黄蜡（锉）三两。

制法及用法：先取黄蜡盛于细瓷器，用慢火化开，投入钟乳粉末，搅和令匀，取出，用物封盖定，于饭甑内蒸熟，研如膏，旋丸如梧桐子大。每服一二丸，温水下。

主治：肺虚壅喘急，连绵不息。

方2 草钟乳丸 源自《千金翼方》

组成：钟乳（别研令细）二两、菟丝子（酒浸一宿，别捣）一两、石斛一两、吴茱萸半两。

制法及用法：上药分别捣筛为末，炼蜜丸如梧桐子。空腹服七丸，日再服之讫，行数百步，温清酒三合饮之，复行二三百步，口胸内热，热如定，即食干饭豆酱；过一日，食如常，暖将息。

主治：五劳七伤，损肺气，阳气绝，手足冷，心中少气，髓虚腰疼脚痹，身烦口干不能食。

方 3　乳煎钟乳　*源自《崔氏纂要方》*

组成：钟乳三两。

制法及用法：上药研如面，以夹帛练袋盛，稍宽容，紧系头，纳牛奶一大升中煎之，三分减一分即好，去袋空（腹）饮乳汁。若患冷人，即用酒蒸，患热人即用水煎。若用水及酒例须减半。不可啖热面、猪、鱼、蒜等。

主治：积冷上气，坐卧不得，并风虚劳损，腰脚弱。

方 4　钟乳酒　*源自《千金要方》*

组成：钟乳五两，附子、甘菊各二两，石斛、苁蓉各五两。

制法及用法：上药以清酒三斗渍。服二合，日再，稍增至一升。

功效：通顺血脉，极补下气。

主治：虚损。

方 5　*源自《千金要方》*

组成：石钟乳、漏芦各二两。

制法及用法：上药治下筛。饮服方寸匕。

主治：无乳汁。

方 6　*源自《十便良方》*

组成：钟乳粉（炼）。

制法及用法：上药每服二钱，糯米汤下。

主治：吐血损肺。

方 7　*源自《济生方》*

组成：钟乳粉一两、肉豆蔻（煨）半两。

制法及用法：上药为末，煮枣肉丸梧桐子大。每服七十丸，空心米饮下。

主治：大肠冷滑不止。

方 8　*源自《历代无名医家验案》*

组成：钟乳粉二钱、枣肉。

制法及用法：上药和捣，任意食之；不然，浓煎枣汤调钟乳服亦可。小儿只用一钱匕。

主治：婴幼儿腹泻。

方 9　乳粉散　*源自《外科理例》*

组成：钟乳粉（煅熟）、桑白皮（蜜炙）、麦门冬（去心）、紫苏各五分。

制法及用法：上药以水一盏，姜三片，枣一枚。煎六分，食后服。

主治：肺气虚，久嗽，皮毛枯槁，唾血腥臭，或喘不已。

方 10　钟乳散　*源自《叶氏录验方》*

组成：钟乳粉、人参、阿胶（炒）。

制法及用法：上药等分为末。用糯米饮酒服。

主治：寒嗽不止。

方 11　*源自《全国中草药汇编》*

组成：钟乳石。

制法及用法：上药研细，每服 1.8 g。每日 3 次，饭前温开水送服。

主治：溃疡病，胃酸过多。

【临床研究】

1. 胃、十二指肠溃疡：钟乳石 20 g、黄柏 10 g、蒲公英 30 g、肉桂 10 g、白及 20 g、乌贼骨 25 g、甘草 10 g。每日 1 剂，早晚各服药 1 次，30 天为 1 个疗程，不超过 2 个疗程。结果：临床观察 72 例，治愈 65 例（90.3%），好转 5 例（6.9%），无效 2 例（2.8%），总有效率为 97.2%。

2. 红臀：将钟乳石 60 g、寒水石 60 g、黄连 6 g、三梅片 3 g 研细成粉末，装瓶密闭备用。用药前先用温开水将患儿臀部洗净、擦干，再将此药粉敷于患处，一日数次。如局部皮肤有糜烂、渗液，应先涂麻油少许再用药。结果：观察治疗 35 例，经 2 ～ 4 天治愈者 24 例；经 5 ～ 7 天治愈者 5 例；经 8 ～ 10 天治愈者 3 例，余 3 例治疗 2 天后好转，因自动出院而停止。

3. 过敏性哮喘：用化哮八宝丹（钟乳石 40 g，琥珀、珍珠、朱砂各 20 g，冰片 3 g，羊胆粉 10 g，乌贼骨 100 g，土茯苓 300 g，研极细末，糊丸如绿豆大），每服 5 g，每日 2 次（小儿减半），治疗过敏性哮喘，有较好疗效。

4. 钟乳石 60 g 配合菟丝 30 g、石斛 30 g、吴芋 15 g，炼蜜丸如梧桐子大，服 7 丸，日再服，治五劳七伤损肺气、阳气绝、手脚冷、心中少气、髓虚、腰疼脚痹。蛇床子为使。

5. 滋阴兴阳汤：熟地 30 g、山萸肉 12 g、枸杞子 10 g、山药 15 g、当归 10 g、茯神 15 g、巴戟天 20 g、鹿茸 5 g、阳起石 30 g、钟乳石 30 g、仙灵脾 15 g、石燕 30 g、女贞子 12 g、旱莲草 12 g、蛇床子 15 g，取水 800 mL，煎取汁 300 mL 早晚分服，10 天为 1 个疗程，治疗并观察 2 ～ 3 个疗程。疗效标准分为 3 个。①治愈：阴茎勃起并能完成房事，并发症状消失。②有效：阴茎勃起不坚但能完成房事，并发症状减轻。③无效：阴茎勃起及并发症状无改善。治疗结果：192 例中，1 个疗程治愈 65 例，好转 103 例，无效 24 例，治愈率 33.85%，总有效率 87.50%；2 个疗程治愈 117 例，好转 56 例，无效 19 例，治愈率 60.93%，总有效率 90.10%。

【化学成分】本品含有碳酸钙（$CaCO_3$）、微量元素、稀土元素、方解石（calcite）、石膏（gypsum）、芒硝（mirabilite）和硅酸盐（silicate）。

【药理作用】

1. 中和胃酸：在胃中能中和过多的胃酸，至肠吸收后，能增加血中的钙离子，并有兴奋交感神经的作用。

2. 增加钙离子：钟乳石能中和胃酸，至肠吸收后能增加血中的钙离子。钙离子的存在，有利于与引起心肌收缩、舒张的钾离子相对抗，从而维持心肌正常的收缩和舒张，使心脏在血液循环中起到"动力"的作用。

3. 血液凝固：对血液有凝固作用。钙离子是维持人体正常血液凝固的重要因素，当血浆中钙离子含量太少时，出血将不易凝结而发生大出血。

【注意事项】不可久服。阴虚火旺、肺热咳嗽者禁服。

【现行质量标准】《中华人民共和国药典：一部》（2020 年版）。

参考文献

［1］国家药典委员会.中华人民共和国药典：2020 年版　一部［M］.北京：中国医药科技出版社，2020.

［2］贺街文.钟乳石散加减治疗胃十二指肠溃疡 72 例［J］.中国医药导报，2007，4（3）：93.

［3］江苏镇江地区人民医院儿科护理组.中药钟乳散治疗红臀的疗效观察［J］.中华护理杂志，1983（2）：120.

［4］汤叔良，石建芳.顾玉荣治疗过敏性哮喘的经验［J］.湖北中医杂志，1992（4）：4-5.

［5］陈镕时.生殖健康验方精粹［M］.重庆：重庆出版社，2015：318.

［6］罗旭峰.滋阴兴阳汤治疗阳痿 192 例［J］.中国社区医师，2006（1）：46.

［7］房方，李祥，陈建伟，等.钟乳石及其饮片中成分测定研究［J］.中成药，2013，35（12）：2714-2717.

［8］陈国佩，韦绍霞.钟乳石不同炮制品中碳酸钙含量测定［J］.中国中医药科技，1996（6）：25-26.

［9］房方，李祥，陈军，等.钟乳石炮制前后 FT-IR 指纹图谱分析［J］.药物分析杂志，2014，34（1）：169-173.

［10］阎静，贾桂芝.钟乳石及其炮制品中 Ca^{2+} 离子和微量元素含量的测定［J］.广东微量元素科学，1996（1）：55-57.

［11］房方，李祥，刘圣金，等.钟乳石炮制前后微量元素分析［J］.中药材，2014，37（3）：398-401.

［12］刘晨，张凌珲，高昂，等.钟乳石药学研究概况［J］.辽宁中医药大学学报，2012，14（4）：83-85.

［13］国家中医药管理局《中华本草》编委会.中华本草：蒙药卷［M］.上海：上海科学技术出版社，2004：45.

［14］国家中医药管理局《中华本草》编委会.中华本草：傣药卷［M］.上海：上海科学技术出版社，2005：15.

秋石

Qiushi

Depositum Urinae Praeparatum

【壮药名】廪守（Rincou）。

【别名】秋石丹、秋冰、淡秋石。

【原矿物】为人尿、人中白或石膏的加工品。

【产地】主产于华东地区。广西主产于玉林市。

【性状】人中白制成的秋石，多为白色小方块，表面不甚光滑，无光泽，质坚硬，不易碎；石膏制成的秋石，呈雪白色粉末或结块，质重而脆，易碎，碎石断面呈不规则状晶体。易潮解。质硬，气无，味咸。

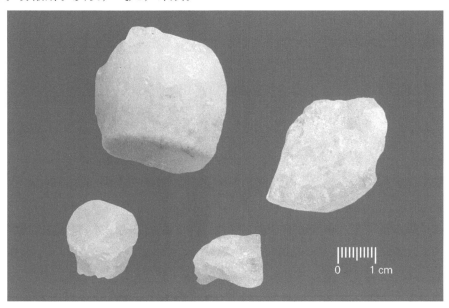

秋石

【鉴别】

1. 取本品 1 g，加水 20 mL 使溶解，滤过，取滤液 5 mL 加醋酸铀锌试液数滴，即生成黄色沉淀。

2. 取鉴别 1 中的滤液 5 mL，滴加硝酸银试液 3 滴，即生成白乳状沉淀，加氨试液沉淀即溶解至透明，再加硝酸，沉淀复生成。

3. 取本品粉末 0.5 g，加水 10 mL 使溶解，溶液显钠盐和盐酸盐的鉴别反应。

【炮制】一种是将人中白用水浸漂月余，常换水去其咸臭味，取出晒干，研成粉末，再用白及浆水拌和，用模型印成小方块，晒干即成。一种是用石膏制，秋月用童便1坛，入石膏末22 g，桑枝搅拌，澄清后倾去清液，如此3次，入秋露水1桶，搅拌、澄清，又如法数次，渣秽涤尽，咸味除后，以重纸铺灰上晒干，刮去在下重浊部分，取其轻清在上着，即为秋石。

【性味】

1. 中医：咸，寒。

2. 壮医：咸，寒。

【功效】

1. 中医：滋阴降火，固气涩精，明目清心，止血消瘀。

2. 壮医：清热毒，除湿毒，通气道，调龙路。

【主治】

1. 中医：虚劳羸瘦，骨蒸劳热，咳嗽，咳血，咽喉肿痛，噎食反胃，虚劳冷疾，小便频数，遗精，白浊，膏淋，妇女赤白带下。

2. 壮医：货咽妈（咽痛），渗裂（血症），埃病（咳嗽），肉扭（淋证），隆白带（带下病）。

【用法用量】内服：3～15 g，入丸、散；或煎汤。外用：适量，研末撒。

【本草论述】

1.《何氏自注》：时珍曰，古人惟取人中白、人尿治病，取其散血、滋阴降火、杀虫解毒之功也，王公贵人，恶其不洁，方士遂以人中白设法煅炼，治为秋石。

2.《琐碎录》：秋石味咸走血，使水不制火，久服令人成渴疾，盖此物既经煅炼，其气近温，服者多是淫欲之人，藉此放肆，虚阳妄作，真水愈涸，安得不渴耶？况甚则加以阳药，助其邪火乎？惟丹田虚冷者，服之可耳。观病淋者，水虚火极，则煎熬成沙成石，小便之炼成秋石，与此一理也。

3.《务中药性》：《嘉谟》曰，秋石须秋月取童子溺，每缸入石膏末七钱，桑条搅，澄定倾去清液，如此二三次，乃入秋露水一桶，搅澄。如此数次，滓秽涤净，咸味减除，以重纸铺灰上晒干，完全取起。轻清在上者为秋石；重浊在下者刮去。古人立名，实本此义。男用童女溺，女用童男溺，亦一阴一阳之道也。世医不取秋时，杂收人溺，但以皂荚水澄，晒为阴炼，火煅为阳炼。尽失其道，何合于名？谋利败人，安能应病？况经火炼，性即变温耶？秋石再研入罐内，铁盏盖定，盐泥固济，用火升起，盏上者，名秋冰，味淡而香，乃秋石之精英也。

4.《保寿堂方》：用童男、童女小便，各炼成秋石，其色如雪，和匀加乳汁，日晒夜露，取日精月华，干即加乳，待四十九日足，收贮配药。

5.《摘玄》：肿胀忌盐，只以秋石拌饮食佳。

6.《淮南子》：丹成，号曰秋石，言色白质坚也。近人以人中白炼成，白质，亦名秋石，言其亦出于精气之余也。再加升打，其精致者，谓之秋冰，此盖仿海水煎咸之义。其法须秋月取童子溺，每缸入石膏末搅澄，倾去清液，如此二三次，乃入秋露水，搅澄数次，滓秽涤净，咸味减除，以重纸铺灰上，晒干取起，刮去重浊在下者，取轻清在上者为秋石也。今人不必秋时，杂收人溺，以皂荚水澄之，晒干为阴炼，火煅为阳炼，尽失之矣。叶梦得称阴阳二炼之妙，云：火炼乃阳中之阴，得火而凝，入水则释，归于无体，质去味存，此离中之虚也；水炼乃阴中之阳，得水而凝，遇曝而润，千岁不变，味去质留，此坎中之实也。

7.《西药略释》：此物核得内含尿酸，尿底及钴氧之质，间或兼函绿气（今作氯气），殊无功用，服之未免损人。

【传统验方】

方1 源自《医方摘要》

组成：秋石。

制法及用法：上药每用一钱，白汤下。

主治：噎食反胃。

方2 秋石丸 源自《仁斋直指方》

组成：秋石、鹿角胶（炒）、桑螵蛸（炙）各半两，白茯苓一两。

制法及用法：上药为末，糕糊丸梧桐子大。每服五十丸，人参汤下。

主治：浊气干清，精散而成膏淋，黄白赤黯，如肥膏蜜油之状。

方3 秋石丹 源自《何氏济生论》

组成：真秋石十两、白茯苓四两、莲肉四两、山药四两、小茴香二两。

制法及用法：上药以酒为丸，空心米饮下。女子加生地二两、熟地四两、川芎三两，红枣肉为丸。

功效：补肾水。

主治：虚劳。

方4 源自《洪氏集验方》

组成：秋石一两、干山药一两。

制法及用法：上药研末，以酒调山药为糊，丸如梧桐子大，又以干山药为衣。每服二十丸，温酒米饮任下。

主治：男子、妇人虚劳瘦。

方5　秋石四精丸　*源自《永类钤方》*

组成：秋石、白茯苓各四两，莲肉、芡实各二两。

制法及用法：上药为末，蒸枣肉和丸梧桐子大。每空心盐汤下三十丸。

主治：思虑色欲过度，损伤心气，遗精，小便数。

方6　秋石交感丹　*源自《郑氏家传方》*

组成：秋石一两、白茯苓五钱、菟丝子（炒）五钱。

制法与用法：上药为末，用百沸汤一盏，井华水一盏，煮糊丸梧桐子大。每服百丸，盐汤下。

主治：白浊遗精。

方7　*源自《摘元方》*

组成：真秋石。

制法与用法：上药研末，蒸枣肉捣丸梧桐子大。每服六十丸，空心醋汤下。

主治：赤白带下。

【临床研究】肺结核：采用秋石三甲止血散（秋石、牡蛎、浙贝、甲珠、乌贼骨、麝香等）治疗。每日服2次，每次2.5～4.0 g，开水冲服，60～80天为1个疗程。服完1个疗程后停药7～10天，透视或摄片复查，重患者可服至3个疗程。服药1周后，咳嗽即渐有减轻，痰中已不带血，服完1个疗程后，盗汗和骨蒸潮热消失，精神好转。经X射线摄片复查，大部分已钙化。

【化学成分】阴炼法和石膏煅炼法所得秋石中，主要元素为镁（Mg）、钙（Ca）、硅（Si）、硫（S）、锌（Zn）、钾（K）、氯（Cl）、磷（P）、铝（Al），化学成分为硫酸镁（$MgSO_4$）、硫酸镁铵［$(NH_4)_2SO_4 \cdot MgSO_4$］。顾氏秋冰法和刘氏秋石法所得秋石中，主要元素为碳（C）、氧（O）、氮（N）、镁（Mg）、氯（Cl）、钠（Na）、钙（Ga）、钾（K）、硫（S），化学成分为氯化钾（KCl）、氯化钠（NaCl）、钾芒硝［$K_3Na(SO4)_2$］。淡秋石主要成分为尿酸钙（calcium urate）、磷酸钙［$Ca_3(PO_4)_2$］。

【药理作用】

1.抗炎：采用大鼠蛋清足跖浮肿容积法，分别以0.8 g/kg和1.6 g/kg咸秋石水煎液灌胃，连续给药6天。结果：咸秋水石煎液能抑制大鼠蛋清性足跖肿胀，有明显抗炎作用。

2.解热：应用化学刺激致热退热法制造大鼠发热模型，分别以0.8 g/kg和1.6 g/kg咸秋石水煎液灌胃1次。结果：咸秋石水煎液有缓解大鼠体温升高的作用，但起效较阿司匹林为缓。

【注意事项】不宜久服。脾、胃虚寒者慎服；火衰水泛者禁服。

【现行质量标准】《福建省中药材标准》(2006 年版)、《山东省中药材标准》(2012 年版)、《陕西省药材标准》(2015 年版)、《北京市中药材标准》(1998 年版)、《湖北省中药材质量标准》(2018 年版)。

参考文献

[1] 山东省药品监督管理局.山东省中药材标准:2002 年版［M］.济南:山东友谊出版社,2002.

[2] 陕西省食品药品监督管理局.陕西省药材标准:2015 年版［M］.西安:陕西科学技术出版社,2016.

[3] 孙钟.秋石三甲止血散治疗肺结核:夏仲鲁老中医治疗经验之一［J］.云南中医杂志,1980(5):32.

[4] 孙毅霖."秋石方"药性考［J］.科学技术与辩证法,2009,26(1):77-83.

[5] 中国医学科学院药物研究所,中医研究院中药研究所,中国科学院动物研究所,等.中药志:第四册［M］.北京:人民卫生出版社,1961:262.

[6] 方成武,王祥,芮正祥,等.咸秋石的抗炎、退热药理研究［J］.安徽中医学院学报,1999,18(5):78-79.

禹余粮

Yuyuliang

Limonitum

【壮药名】禹余粮（Yijyizliengz）。

【别名】余粮石、禹粮石、禹粮土、白禹粮。

【原矿物】为氢氧化物类矿物褐铁矿。

【产地】主产于河北、江苏、浙江、河南、广西等地区。广西主产于环江、罗城等地。

【性状】本品土黄色、黄褐色、褐色，呈卵球形的结核状，有核心或中空，完整者少见；壳层碎成不规则方块状或扁块状，大小厚薄不等；表面多凹凸不平，内表面粗糙，附有土黄色细粉。体重，质坚硬，断面层状，色泽不一，有土黄色、紫褐色、褐色、灰青色。中心结核近圆球形，表面粗糙，附有细粉；黄褐色至褐色；断面不呈层次，有许多蜂窝状小孔；有的砸破后，无核心，具黄粉。土腥气，味淡。

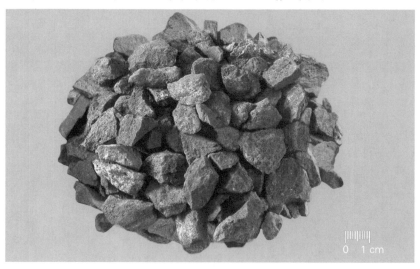

禹余粮

【鉴别】取本品粉末 0.2 g，加水 5 mL，振摇，滤过，取滤液 2 mL 置试管中，加新制的糠醛溶液（1 → 100）0.5 mL，沿管壁加硫酸 2 mL，两液接界处即显棕红色环。

【炮制】拣去杂石、泥土，洗净，干燥即得。

【性味】

1. 中医：甘、涩，平。

2.壮医：甜、涩，微寒。

【功效】

1.中医：涩肠止血。

2.壮医：调谷道，止血，止带。

【主治】

1.中医：久泻久痢，妇人崩漏、带下，痔漏。

2.壮医：白冻（泄泻），阿意咪（痢疾），兵淋勒（崩漏），隆白带（带下病），仲嘿唵尹（痔疮）。

【用法用量】内服：煎汤，3～5钱；或入丸、散。外用：研末撒或调敷。

【本草论述】

1.《神农本草经》：主咳逆寒热，烦满，下（痢）赤白，血闭症瘕，大热。炼饵服之，不饥，轻身延年。

2.《雷公炮炙论》：益脾，安脏气。

3.《名医别录》：疗小腹痛结烦疼。肢节不利，大饱绝力身重。

4.《药性论》：主治崩中。

5.《日华子本草》：治邪气及骨节疼，四肢不仁，痔漏等疾。

6.《本草发挥》：化滞物，解烦渴。

7.《本草纲目》：催生，固大肠。

【传统验方】

方1 赤石脂禹余粮汤 源自《伤寒论》

组成：赤石脂、禹余粮。

制法及用法：上药以水六升，煮取二升，去滓，分温三服。

主治：伤寒服汤药，下痢不止，心下痞硬。

方2 神效太一丹 源自《太平圣惠方》

组成：禹余粮（火烧令赤，于米醋内淬，如此七遍后，捣研如面）四两、乌头（冷水浸一宿，去皮脐，焙干，捣罗为末）一两。

制法及用法：上药相和，用醋煮面和为丸如绿豆大。每服五丸，食前以温水送下。

主治：冷劳，大肠转泄不止。

方3 源自《千金要方》

组成：牡蛎、伏龙肝、赤石脂、白龙骨、桂心、乌贼骨、禹余粮。

制法及用法：上药治下筛。空心酒服方寸匕，日二服。白多者加牡蛎、龙骨、乌贼骨，赤多者加赤石脂、禹余粮，黄多者加伏龙肝、桂心，随病加之。

主治：女人漏下，或瘥或剧，常漏不止，身体羸瘦，饮食减少，或赤或白或黄，使人无子者。

方4　源自《胜金方》

组成：禹余粮、干姜。

制法及用法：禹余粮用醋淬，同干姜捣研细为末。空心温酒调下二钱匕。

主治：妇人带下。

方5　源自《卫生易简方》

组成：禹余粮。

制法及用法：上药每米饮服二钱，日二服。

主治：肠气痛，妇人少腹痛。

方6　源自《太平圣惠方》

组成：禹余粮、白矾、青盐。

制法及用法：上药为末，罐子固济，炭火一秤煅之，从辰至戌，候冷，研粉，埋土中，三日取出，每一两入九蒸九曝炒熟胡麻末三两。每服二钱，荆芥茶下，日二服。

主治：大风疠疾，眉发秃落，遍身顽痹。

方7　源自《千金要方》

组成：禹余粮、半夏等分。

制法及用法：上药为末，以鸡子黄和。先以新布拭瘢令赤，以药涂之勿见风，日二次。

主治：瘢痕。

【临床研究】

1. 肝硬化腹水：104 例脾肾阳虚证肝硬化腹水患者，随机分为两组各 52 例。两组均参照《肝硬化腹水的中西医结合诊疗共识意见》标准给予限钠、护肝和利尿治疗。对照组给予恩替卡韦片口服，每次 0.5 mg，1 次／天。治疗组在对照组基础上予加味赤石脂禹余粮汤［赤石脂 30 g、禹余粮 30 g、制附子（先煎）20 g、炮姜 15 g、党参 15 g、黄芪 12 g、白术 10 g、肉桂 12 g、茯苓 10 g、泽泻 10 g、猪苓 10 g、葶苈子 9 g、淫羊藿 10 g、甘草 9 g 水煎煮］，1 剂／天，分早晚 2 次内服。两组均治疗 4 周。结果：治疗组治疗后中医临床症状评分、门静脉与脾静脉主干宽度和腹水深度、腹水乳酸脱氢酶（LDH）、葡萄糖（GLU）水平以及腹水白蛋白梯度（SAAG）水平均明显低于对照组（$P < 0.01$ 或 $P < 0.05$）；治疗组临床总有效率为 88.46%，对照组为 67.31%，治疗组高

于对照组（$P < 0.05$）。

2. 顽固性腹泻：56 例艾滋病顽固性腹泻患者，采用加味赤石脂禹余粮汤（赤石脂 25 g、禹余粮 25 g、乌梅 15 g、芡实 30 g、党参 15 g、炒白术 18 g、茯苓 18 g、炒山药 30 g、炒薏苡仁 30 g、炒白芍 18 g、炙甘草 6 g，水煎煮），每日 1 剂，早晚分服。结果：临床治愈 20 例，好转 30 例，未愈 6 例，总有效率为 89.29%。

【化学成分】本品主要含碱式氧化铁 [FeO (OH)]，尚有较多的石英（$\alpha-SiO_2$）和赤铁矿（Fe_2O_3），含锰（Mn）、铝（Al）、钙（Ga）、镁（Mg）、钾（Mg）、钠（Na）、磷（P）、钛（Ti）等无机元素。

【药理作用】

1. 抑菌作用：禹余粮不同炮制品的水煎液对大肠杆菌、伤寒杆菌、痢疾杆菌、金黄色葡萄球菌、乙型链球菌、绿脓杆菌产生抑制作用。

2. 止血作用：禹余粮生品水煎液具有明显缩短小鼠凝血时间、出血时间的作用；但经煅制、醋制后则不明显。

【注意事项】实证忌服；孕妇慎服。

【现行质量标准】《中华人民共和国药典：一部》(2020 年版)。

参考文献

[1] 国家药典委员会. 中华人民共和国药典：2020 年版　一部 [M]. 北京：中国医药科技出版社，2020：273.

[2] 甘霞，赵新芳，林红. 加味赤石脂禹余粮汤对脾肾阳虚证肝硬化腹水患者的影响及疗效分析 [J]. 2016，22（6）：172-176.

[3] 党中勤. 加味赤石脂禹余粮汤治疗艾滋病顽固性腹泻 56 例 [J]. 中国中医基础医学杂志，2013，19（7）：844-845.

[4] 梁传亭，梁家胜，梁家汇. 中药理性撰要 [M]. 北京：中医古籍出版社，2019：229.

[5] 马清钧，王淑玲. 临床实用中药学 [M] 南昌：江苏科学技术出版社，2002：883.

食盐

Shiyan

Natrii Chloridum

【壮药名】古（Gyu）。

【别名】盐、咸鹾、⿰卤最、⿰卤肖。

【原矿物】为石盐等轴晶系。

【产地】海盐主产于广西、辽宁、山东、浙江、福建、广东、台湾等地区；广西主产于北海、钦州、防城港等地。池盐主产于山西、河北、广东等地区。井盐主产于云南、四川等地区。

【性状】本品纯净者，无色透明；通常呈白色或灰白色，半透明。呈立方体形、长方形或不规则多棱形晶体。具玻璃样光泽。体较重，质硬，易砸碎。气微，味咸。

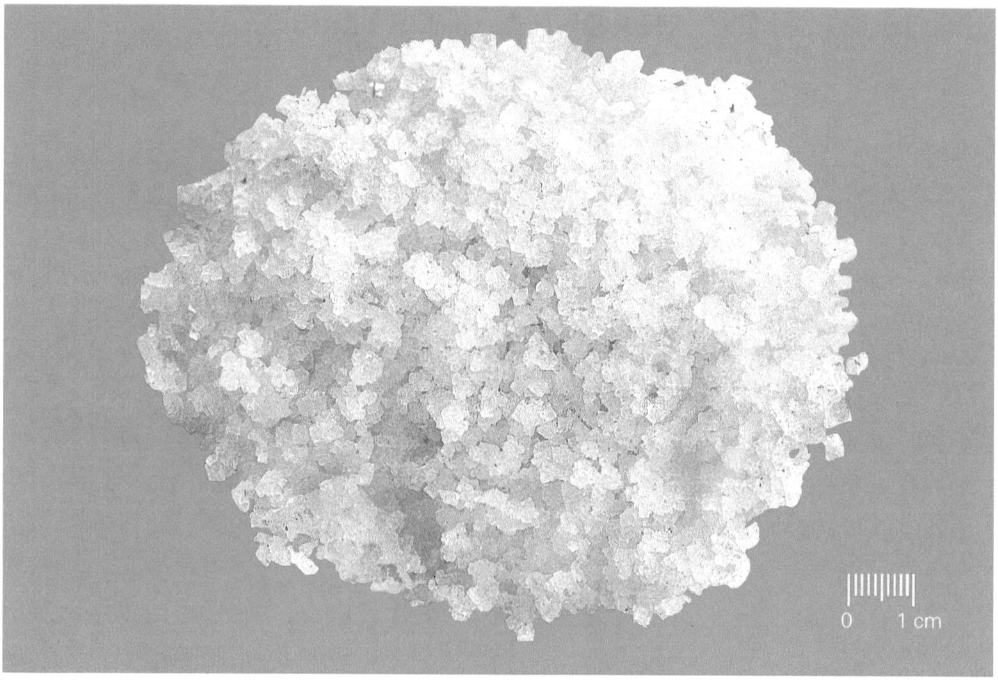

食盐

【鉴别】

1. 加硝酸使成酸性后，滴加硝酸银溶液，有白色沉淀生成，分离，沉淀加氨试液即溶解，再加硝酸，沉淀复生成（氯化物鉴定反应）。

2. 取铂丝，用盐酸湿润后，蘸取本品在无色火焰上灼烧，火焰显黄色（钠盐的焰色反应）。

【炮制】海水经蒸、晒，取浓缩干燥后的结晶药用。贮干燥容器内，置干燥处防潮贮放。

【性味】

1. 中医：咸，寒。

2. 壮医：咸，寒。

【功效】

1. 中医：涌吐，清火，凉血，解毒，软坚，杀虫，止痒。

2. 壮医：清热毒，除湿毒，祛风毒，通谷道，调龙路。

【功效与主治】

1. 中医：食停上脘，心腹胀痛，胸中痰癖，二便不通，齿龈出血，喉痛，牙痛，目翳，疮疡，毒虫螫伤。

2. 壮医：货烟妈（咽痛），胴尹（胃痛），阿意囊（便秘），渗裂（血症），嚎尹（牙痛）。

【用法用量】内服：沸汤溶化，0.9～3.0 g；作催吐用9～18 g，宜炒黄。外用：适量，炒热熨敷；或水化点眼、漱口、洗疮。

【本草论述】

1.《本草衍义》：《素问》曰，咸走血，故东方食鱼盐之人多黑色，走血之验，故可知矣。齿缝中多血出，常以盐汤漱，即已，益齿走血之验也。

2.《本草纲目》：盐之气味咸腥，人之血亦咸腥，咸走血，血病无多食咸，多食则脉凝泣而变色，从其类也。煎盐者，用皂角收之，故盐之味微辛。辛走肺，咸走肾，喘嗽、水肿、消渴者，盐为大忌，或引痰吐，或泣血脉，或助水邪故也。然盐为百病之主，百病无不用之，故服补肾药用盐汤者，咸归肾，引药气入本脏也；补心药用炒盐者，心苦虚以咸补之也；补脾药用炒盐者，虚则补其母，脾乃心之子也；治积聚结核用之者，盐能软坚也；诸痈疽眼目及血病用之者，咸走血也；诸风热病用之者，寒胜热也；大小便病用之者，咸能润下也；骨病齿病用之者，肾主骨，咸入骨也；虫伤用之者，取其解毒也。……解毒，凉血润燥，定痛止痒，吐一切时气风热、痰饮、关格诸病。其性味咸，寒。功能涌吐，清火，凉血，解毒。主治食滞中脘，心腹胀痛，胸中痰癖，二便不通，齿衄牙痛，咽喉肿痛，目生翳障，疮疡不敛，毒虫螫伤。催吐炒黄用。凡水肿者忌服。

3.《重庆堂随笔》：盐，味最咸，味过咸即渴者，干液之征也，既能干液，则咸味属火无疑。但味虽属火而性下行，虚火上炎者，饮淡盐汤即降，故为引火归元之妙品。吐衄不止者，盐卤浸足愈。

4.《名医别录》：主下部䘌疮，伤寒，寒热吐，胸中痰癖，止心腹卒痛，坚肌骨。大盐，主肠胃结热，喘逆，胸中满。

5.《日华子本草》：暖水脏，（主）霍乱心痛，金疮，明目，止风泪，邪气，一切虫伤疮肿，消食，滋五味，长肉，补皮肤，通大小便，小儿疝气。

6.《药性论》：盐有小毒，能杀一切毒气，鬼疰气。主心痛中恶，或连腰脐者。盐如鸡子大，青布裹烧赤，内酒中顿服，当吐恶物。主小儿卒不尿，安盐于脐中灸之。面上五色疮，盐汤绵浸揭疮上，日五六度易，差。又和槐白皮切蒸治脚气。又空心揩齿，少时吐水中洗眼，夜见小字，良。治妇人隐处疼痛者，盐，青布裹熨之。主鬼疰，尸疰，下部蚀疮，炒盐布裹坐熨之，兼主火灼疮。

【传统验方】

方1　源自《肘后备急方》

组成：食盐。

制法及用法：以盐汤吐，不吐撩出。

主治：头痛如破，非中冷，又非中风，是胸膈中痰厥气上冲所致，名为厥头痛，吐则瘥。

方2　立消丹　源自《眼科全书》

组成：食盐（雪白者）少许。

制法及用法：上药置净器中，生研如尘，以灯心渗盐，轻手指定翳上，点二三次，即不痛矣。

主治：浮翳，宿翳，雾膜遮睛痛眼。

方3　源自《仁斋直指方》

组成：食盐。

制法及用法：上药生研少许，频点。小儿亦宜。

主治：目中浮翳遮睛。

方4　源自《永类钤方》

组成：食盐。

制法及用法：上药每早揩牙漱水，以大指甲点水洗目，闭坐良久，乃洗面。

功效：明目，坚齿，去翳，大利老眼。

方 5　源自《吉林中草药》

组成：食盐。

制法及用法：早晚用盐细末刷牙，连续用。

主治：牙龈出血。

方 6　源自《唐瑶经验方》

组成：食盐。

制法及用法：槐枝煎浓汤两碗，入盐一斤。煮干炒研，日用揩牙，以水洗目。

主治：风热牙痛。

方 7　源自《子母秘录》

组成：食盐。

制法及用法：盐豉脐上灸之。

主治：小儿撮口。

方 8　源自《儒门事亲》

组成：食盐（成块者）二两。

制法与用法：上药火烧令通赤，放冷研细，以河水一大碗，同煎至三五沸。放温分三次啜之，以钗探喉中。

主治：喜笑不止。

方 9　源自《救急方》

组成：食盐。

制法与用法：上药炒，一包熨其心腹，令气透，又以一包熨其背。

主治：霍乱腹痛。

方 10　源自《太平圣惠方》

组成：食盐。

制法与用法：以绵裹箸头，搵盐揩之，如此二七遍。

主治：悬壅（雍）肿，喉咙内食物不下。

方 11　源自《方脉正宗》

组成：食盐。

制法与用法：上药炒热，熨脐下气海。

主治：阳脱虚证，四肢默冷，不省人事，或小腹紧痛，冷汗气喘。

方 12　*源自《杨氏家藏方》*

组成：食盐。

制法与用法：盐和苦酒敷脐中，干即易，仍以盐汁灌肛内，并用纸裹盐投水中饮之。

主治：二便不通。

方 13　*源自《食疗本草》*

组成：食盐三升。

制法与用法：上药蒸候热，分裹，近壁脚踏之，令脚心热，又和槐白皮蒸用，夜夜与之。

主治：一切气及脚气。

方 14　*源自《救急方》*

组成：食盐。

制法与用法：每夜用盐擦腿、膝至足，用淹少时，以热汤泡洗。

主治：脚气疼痛。

方 15　*源自《外科精义》*

组成：食盐。

制法与用法：盐摩患处四围。

主治：溃痈作痒。

方 16　*源自《食疗本草》*

组成：食盐三升。

制法与用法：上药以水一斗，煮取六升，以绵浸汤淹疮上。

主治：蠼螋尿疮。

方 17　*源自《梅师集验方》*

组成：食盐。

制法与用法：熬盐，绵裹熨之。

主治：热病下部有䘌虫生疮。

方 18　源自《经验方》

组成：食盐。

制法与用法：浓作盐汤浸身数遍。

主治：蚯蚓咬。

方 19　源自《金匮要略》

组成：食盐一升。

制法与用法：以水三升煮令盐消。分三服，当吐出食。

主治：贪食，食多不消，心腹坚满痛。

方 20　源自《救急方》

组成：食盐。

制法与用法：上药纸包烧研，调粥吃三四次。

主治：血痢不止。

方 21　源自《广利方》

组成：食盐。

制法与用法：上药和醋调下。

主治：气淋脐下切痛。

【临床研究】

1. 习惯性便秘：口服食盐水。早上空腹口服 10% ～ 20% 食盐水 150 ～ 200 mL，疗程 1 ～ 3 周。结果：治疗 29 例便秘者，总有效率为 89.65%。

2. 尿潴留：（1）肛肠病术后尿潴留。对照组常规肌内注射新斯的明药液 2 mL。观察组将葱白 500 g 捣碎，加入食盐 30 g 拌匀，分作 2 包。患者取仰卧位，充分暴露脐部，清洁脐部及周围皮肤，先将 1 个药包置于脐孔上，用热水袋（内装 60 ～ 70 ℃热水，老年人水温不超过 50 ℃，外套布套）热熨 15 min，再换 1 包，以冷水袋（内装自来水）冷熨 15 min，热冷交替使用，直至小便通畅为止。结果：观察组总有效率为 98.6%，对照组为 75.38%。

（2）产后尿潴留：对照组采用听水声、热敷膀胱区、温开水冲洗会阴等诱导排尿及新斯的明封闭双足三里。观察组用食盐脐疗法，即先用 75% 酒精棉签将脐部擦净，取食盐 10 ～ 20 g 直接填入脐内，外用胶布贴敷固定至排尿即可取下胶布清除食盐。结果：观察组总有效率为 96%，对照组总有效率为 71%，有明显差异。

3. PICC 置管后机械性静脉炎：观察组用食盐热敷法，用纯棉布料制成 10 cm × 6 cm 的棉布袋，将 1000 g 食盐倒入其中，封口于微波炉（额定功率 1300 W）中用中高火加热 2 min 取出，轻轻晃动使棉布袋温度为（50.0 ± 5.0 ℃），覆盖于 PICC 穿刺点上 3 cm 至肱三角肌下缘，亦可根据静脉炎走向直接覆盖于静脉上，2 次 / 天，2 ～ 3 小时 / 次。若温度下降，可再次置于微波炉中加温。对照组常规采用 50% 硫酸镁湿敷治疗。观察组总有效率为 95.24%，对照组总有效率为 90.48%，有明显差异。

4. 急性胃脘痛：取食盐 300 ～ 500 g，用铁锅炒热，以毛巾包裹，加热温度以 50 ～ 60 ℃ 为宜，放置于中脘穴上。1 ～ 2 次 / 天，每次 30 min。热敷完毕，予中脘穴按摩 10 min。治疗期间停用其他类似治疗方法及药物。结果：治疗 60 例，总有效率为 98%。

【化学成分】本品含氯化镁（$MgCl_2$）、硫酸镁（$MgSO_4$）、硫酸钠（Na_2SO_4）、硫酸钙（$CaSO_4$）及不溶性物质等，又含钾（K）、镁（Mg）、钙（Ca）、碘（I）等。

【药理作用】

1. 容积性泻下作用：食盐可增强肠蠕动和软化粪便，机理是食盐易溶于水，在肠腔内由于渗透压作用，可使肠腔内保持大量水溶液，不仅对肠壁产生机械性刺激而引起肠蠕动增强，并且随着肠管的蠕动，液体可与堵塞的干固粪块接触并逐渐浸入其深处，发挥浸泡和软化作用。

2. 防腐制酵作用：食盐通过渗透压的作用，使菌体皱缩或膨胀实现防腐制酵。

3. 促进消化腺体分泌作用：食盐中的钠离子与神经、肌肉的兴奋性有关，氯离子又是盐酸中氯的来源，因此具有促进分泌、兴奋胃肠蠕动的作用。

4. 恢复食欲作用：10% 浓度的高渗盐水能够提高血浆的渗透压，刺激下丘脑的视上核感受器，反射性引起口渴，恢复饮欲。

【注意事项】咳嗽、口渴慎服；水肿者忌服。

【现行质量标准】暂无。

参考文献

[1] 山东省药品监督管理局. 山东省中药材标准：2002 年版［M］. 济南：山东友谊出版社，2002.

[2] 苏胜梅. 口服食盐水治疗习惯性便秘［J］. 中国社区医师，1993（3）：36.

[3] 黄琳俐，苏秀宁，韦金翠，等. 葱白、食盐熨脐治疗肛肠病术后尿潴留的临床观察［J］. 护士进修杂志，2010，25（20）：1914-1915.

[4] 李英杰. 食盐脐疗治疗产后尿潴留的临床观察［J］. 华夏医学，1998（5）：73.

[5] 符美芳. 食盐热敷法治疗 PICC 置管后机械性静脉炎［J］. 护理学杂志，2009，24（3）：51-52.

[6] 王秀明，赵华云. 食盐热敷治疗急性胃脘痛的临床观察［J］. 陕西中医函授，1995（2）：38.

［7］李焕.矿物药浅说［M］.济南：山东科学技术出版社，1981：175.

［8］谢崇源，黄汉强.药用矿物［M］.南宁：广西科学技术出版社，1990：59.

［9］邢振国，胡兴民，赵登福，等.青藏药用矿物［M］.西宁：青海人民出版社，1985：32.

［10］严大有.关于食盐治结原理的讨论［J］.辽宁畜牧兽医，1981（3）：44-45.

胆矾

Danfan

Chalcanthitum

【壮药名】胆矾（Danjfanz）。

【别名】石胆、黑石、毕石、君石、铜勒、鸭嘴胆矾。

【原矿物】为硫酸盐类胆矾族矿物胆矾。

【产地】主产于云南、广东、广西、陕西、甘肃等地区。广西主产于钟山、岑溪等地。

【性状】本品呈深蓝或浅蓝色。条痕白色或淡蓝色。半透明至透明，具玻璃样光泽。呈不规则斜方扁块状，柱状，表面不平坦，有的面具纵向纤维状纹理。体较轻，硬度近于指甲；质脆，易砸碎。气无，味涩。

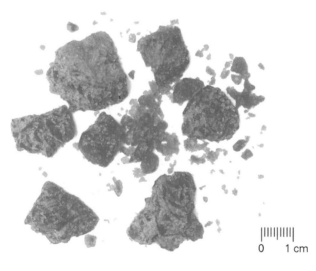

0　　1 cm

胆矾

【鉴别】

1. 取本品，加热灼烧，变为白色，遇水则又变蓝。

2. 取本品约 1 g，加水 20 mL 溶解后，滤过，滤液显铜盐与硫酸盐的鉴别反应。

【炮制】全年可采挖，采得后，除去杂质。

【性味】

1. 中医：酸、辛，寒；有毒。

2. 壮医：酸、微辣，寒；有毒。

【功效】

1.中医：涌吐痰涎，解毒收湿，祛腐蚀疮。

2.壮医：通龙路、火路，消肿痛。

【主治】

1.中医：主治风痰壅塞，中风，喉痹，癫痫，牙疳，口疮，痔疮，风眼赤烂，误食毒物，诸邪毒气。

2.壮医：邦呷（中风后遗症），勒爷发羊癫（小儿癫痫），货咽妈（咽炎），口疮（口腔溃疡），仲嘿唯尹（痔疮），呗脓（痈疮）。

【用法用量】内服：温汤化服，0.3～0.6 g；催吐，限服 1 次；或入丸、散。外用：适量，研末撒；或调敷；或水溶化外洗；或 0.5% 水溶液点眼。

【本草论述】

1.《神农本草经》：主明目，目痛；金疮，诸痫痉；女子阴蚀痛，石淋寒热，崩中下血，诸邪毒气。

2.《本草纲目》：石胆，其性收敛上行，能涌风热痰涎，发散风木相火，又能杀虫，故治咽喉口齿疮毒，有奇功也。

【传统验方】

方 1　源自《明目经验方》

组成：胆矾三钱。

制法及用法：上药烧研，泡汤日洗。

主治：风眼赤烂。

方 2　麝香矾雄散　源自《杨氏家藏方》

组成：胆矾、雄黄各二钱，麝香（另研）、龙骨各一钱。

制法及用法：上药同研令极细。每用一字，以鹅毛蘸药，扫患处，日用一二次；若小儿走马疳，唇龈蚀烂者，先泡青盐汤洗净，后用新棉，拭干掺药。

主治：大人、小儿牙齿动摇，龈腭宣露，骨槽风露，宣蚀溃烂，不能入食者。

方 3　吹喉散　源自《增补万病回春》

组成：胆矾、白矾、朴硝、冰片、山豆根、朱砂。

制法及用法：先将鸡肫内皮烘燥，与上药共研为细末，吹喉。

主治：咽喉肿痛及喉舌垂下肿痛。

方 4　二圣散　源自《济生方》

组成：鸭嘴胆矾两钱半、白僵蚕（炒、去丝嘴）半两。

制法及用法：上药为细末。每服少许，以竹管吹入喉中。

主治：缠喉风，急喉痹。

方 5　源自《摄生众妙方》

组成：胆矾一钱、熊胆一钱、广木香三分。

制法及用法：上药为细末，以木鳖子一个，去壳，磨井水，以鹅翎蘸药敷之。

主治：口疮，喉闭，乳蛾。

方 6　胆矾散　源自《沈氏尊生书》

组成：胡黄连五分，胆矾、儿茶各五厘。

制法及用法：上药为末，敷患处。

主治：牙疳。

方 7　源自《太平圣惠方》

组成：胆矾一分、干蟾（炙）一分。

制法及用法：上药共研为末。每取小豆大，掺在疮上，良久，用新汲水五升漱口，水尽为度。

主治：口舌生疮。

方 8　源自《仁斋直指方》

组成：胆矾、雀屎各少许。

制法及用法：上药点患处。

主治：肿毒不破。

方 9　石胆散　源自《圣济总录》

组成：石胆半两。

制法及用法：上药煅过细研，敷疮上，日二三度。

主治：甲疽胬肉疼痛，脓血不止。

方 10　含化丸　源自《外科正宗》

组成：胆矾、硼砂、明矾、牙皂、雄黄各一钱。

制法及用法：上药为末，红枣煮烂，取肉为丸，芡实大。空心含化一丸。

主治：梅核气。

【临床研究】

1. 复发性口腔溃疡：治疗组将胆矾霜直接涂在溃疡面上，持续 1 ～ 3 min 后用清水漱口即可。对照组用冰硼散直接涂在溃疡面上，反复用至愈合，有原发病者同时治疗原发病。结果：治疗组平均治疗时间 3.4 天，愈合率为 100%；对照组平均治疗时间 7.6 天，愈合率为 62%。

2. 拔牙术后出血：胆矾按 1.5% 的比例加水溶解，煮沸 15 min，冷却，过滤，250 mL 瓶灌分装，100 ℃下灭菌 30 min 备用。临用时将消毒纱布浸于止血液中浸透，以药液不会滴下为度，即为止血纱布，将止血纱布置于拔牙创面渗血点即可。结果：临床观察 132 例中，显效 125 例，占 94.7%；有效 7 例，占 5.3%，全部有效。

【化学成分】本品含五水硫酸铜（$CuSO_4 \cdot 5H_2O$）、砷（As）、汞（Hg）等化学成分。

【药理作用】

1. 利胆：胆矾可增加大鼠胆汁流出量，有利胆作用。

2. 毒性：在创面敷用胆矾造成中毒，损害肝、肾功能并造成红细胞膜破坏，导致溶血性贫血继发溶血性尿毒综合征、肺水肿、心衰死亡。

【注意事项】不宜过量或久服。体虚者、儿童、老年、孕妇禁服，严防中毒。

【现行质量标准】《四川省中药材标准》（2010 年版）、《北京市中药材标准》（1998 年版）、《上海市中药材标准》（1994 年版）。

参考文献

［1］四川省食品药品监督管理局编.四川省中药材标准：2010 年版［M］.成都：四川科学技术出版社，2011：460.

［2］姜路美.胆矾霜治疗复发性口腔溃疡 87 例疗效观察［J］.山东医药，2004（4）：28.

［3］佘清华，杨合明.胆矾液治疗拔牙术后出血 132 例［J］.湖南中医杂志，1998（4）：35.

［4］杨春，成红砚，张欧帮.不同来源胆矾中砷及微量重金属汞的含量测定［J］.山西中医，2008，24（6）：45-47.

［5］陈向明，何功倍.明矾、胆矾和皂矾利胆作用的比较研究［J］.中药通报，1988（12）：48.

［6］孙登连.胆矾外用致中毒死亡 1 例［J］.法律与医学杂志，2000（2）：66.

铁落

Tieluo

Pulvis Ferri

【壮药名】崖铁（Nyaqdiet）。

【瑶药名】烈性（lieh nzingx）。

【别名】生铁落、铁屎、铁花、铁蛾、铁屑。

【原矿物】为生铁煅至红赤、外层氧化时被锤落的铁屑。

【产地】主产于辽宁、河北、山东、安徽、江苏、河南、福建、湖北等地区。广西主产于柳州、桂林、玉林、河池等地。

【性状】本品铁灰色或棕褐色，条痕铁灰色，呈不规则细碎屑。不透明。体重，质坚硬。气微，味淡。

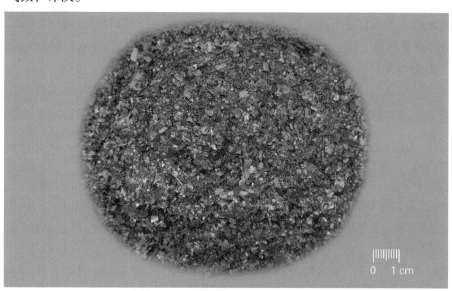

铁落

【鉴别】取本品约 0.1 g，加盐酸 2 mL，振摇，静置，上清液显铁盐的鉴别反应。

【炮制】收集铁屑，去除杂质。

【性味】

1. 中医：辛，凉。

2. 壮医：辣，凉。

3. 瑶医：辛，寒。

【功效】

1. 中医：平肝镇惊。

2. 壮医：通龙路、火路，清热毒，镇惊。

3. 瑶医：清热解毒，镇心宁神，平肝。

【主治】

1. 中医：癫狂，热病谵妄，心悸，易惊善怒，疮疡肿毒。

2. 壮医：发北（癫狂），谵妄，心跳（心悸），年闹诺（失眠），易惊易怒，呗脓（痈疮）。

3. 瑶医：补荣钧（痫症），漏精（遗精），脚气浮肿，眸名肿毒（无名肿毒、痈疮肿毒），嘴布瓢（口腔溃疡），补癣（皮肤顽癣），汪逗卜冲（烧烫伤），囊暗（蛇虫咬伤），麦蛮（风瘙隐疹）。

【用法用量】内服：煎汤，0.3～1.0两。外用：研末调敷。

【本草论述】

1.《神农本草经》：主风热恶疮，疡疽疮痂疥气在皮肤中。

2.《名医别录》：除胸膈中热气，食不下，止烦，去黑子。

3.《新修本草》：炒使极热，投酒中饮酒，疗贼风痉。又裹以熨腋，疗狐臭有验。

4.《本草拾遗》：主鬼打鬼注邪气。

5.《日华子本草》：治惊邪癫痫，小儿客忤，消食及冷气，并煎汁服之。治心惊邪，一切毒蛇虫及蚕漆咬疮，肠风痔漏，脱肛，时疾热狂。并染鬓发。

6.《本草蒙筌》：治诸疮毒气，焮在皮肤。

7.《本草纲目》：平肝去怯，治善怒发狂。

【传统验方】

方1　生铁落饮　源自《素问》

组成：生铁落。

制法及用法：上药以水研浸为饮。

主治：阳厥怒狂。

方2　源自《方脉正宗》

组成：铁落、甘草。

制法及用法：上药煎汤饮。

主治：暴怒发狂。

方3　源自《本草汇言》

组成：铁落。

制法及用法：上药炒熟，投酒中饮之。

主治：风流痛关节不能转动。

方 4　源自《千金要方》

组成：铜、铁屎。

制法及用法：上药以猪脂和敷之。

主治：小儿赤丹斑驳。

【临床研究】暂无。

【化学成分】本品主含四氧化三铁（Fe_3O_4）或名磁性氧化铁。

【药理作用】暂无。

【注意事项】肝虚及中气虚寒者忌服。

【现行质量标准】《山东省中药材标准》（2012 年版)、《吉林省中药材标准第二册》（2019 年版)、《湖南省中药材标准》（2009 年版)、《湖北省中药材质量标准》（2018 年版)。

参考文献

［1］湖南省食品药品监督管理局. 湖南省中药材标准：2009 年版［M］. 长沙：湖南科学技术出版社，2010：281.

［2］国家中医药管理局《中华本草》编委会. 中华本草：2［M］. 上海：上海科学技术出版社. 1999：352.

铅

Qian

Plumbum

【壮药名】彦（Yienz）。

【别名】黑铅、青金、乌锡、黑锡、铅精。

【原矿物】为硫化物类方铅矿族矿物方铅矿。

【产地】主产于甘肃、青海、湖南、广东、云南、广西等地区。广西主产于桂林、柳州、南宁等地。

【性状】本品呈灰白色，为粒状、片状，表面常被氧化成一层薄膜，呈灰色，光泽暗淡。体重，质软，可用指甲刻画成痕，在纸上可书写；条痕铅灰色，具展性，延性较小，易切断，断面具较强金属光泽。气味均无。

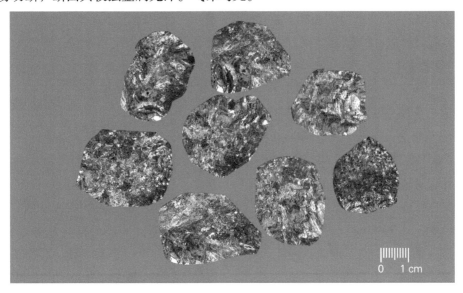

铅

【鉴别】

1. 取本品火烧易熔融，火焰显淡蓝色。

2. 取本品粉末约 0.2 g，加硝酸 5 mL 使溶解，滤过。滤液供下列试验：

（1）取滤液 1 mL，通硫化氢气，即生成亮黑色沉淀。

（2）取滤液 1 mL，加碘化钾试液，即生成黄色沉淀。

【炮制】取原药材去灰屑，切片，片厚 3～5 mm。

【性味】

1. 中医：甘、辛，寒；有毒。

2. 壮医：甜，微辣，寒。

【功效】

1. 中医：镇逆，坠痰，杀虫，解毒。

2. 壮医：清热毒，除湿毒，通气道，调谷道。

【功效与主治】

1. 中医：痰气壅逆，上盛下虚，气短喘急，噎膈反胃，瘿瘤，瘰疬，疔毒，恶疮。

2. 壮医：墨病（哮喘），胴尹（胃痛），呗叮（疔），笨埃（大颈病）。

【用法用量】内服：煎汤，每次 1.5 ～ 3.0 g；或煅透研末，入丸、散，每日少于 2 mg，用药时间不宜超过 2 周。一般不做内服。外用：适量，研末撒或调敷，或熬膏贴。

【本草论述】

1.《本草拾遗》：瘿瘤，鬼气疰忤，锉为末，和青木香，敷风疮肿恶毒。

2.《大明诸家本草》：镇心安神，治伤寒毒气，反胃呕哕，蛇蝎所咬，炙熨之。

3.《本草纲目》：消瘰疬痈肿，明目固牙，乌须发，治实女，杀虫，坠痰，治噎膈、消渴、风痫，解金石药毒。

【传统验方】

方1　隔纸膏　源自《明医指掌》

组成：龙骨（煅）、铅粉、铅丹各一两。

制法及用法：上药为末，香油或桐油调，油纸夹隔。须先以葱、椒煎汤，洗净然后贴上，次日又翻过贴。

主治：臁疮不问久近，虽腐烂至骨。

方2　三油膏　源自《外科大成》

组成：柏油、牛油、香油各一两，黄蜡一两，银朱一两，铅粉二钱，麝香二钱。

制法及用法：上药将三油共合火化，入黄蜡，熔化尽离火；再入银朱、铅粉、麝香等末，搅匀成膏。搽患处，火烘之，以油干滋润为度。

主治：鹅掌风及血风等疮。

方3　源自《濒湖集简方》

组成：铅粉二钱、银杏仁七个。

制法及用法：上药铜铫内炒至杏黄，去杏取粉，出火毒，研搽。

主治：妒精阴疮。

方 4　源自《太平圣惠方》

组成：黑铅（锉为末）半两、灯心二束、生姜半两。

制法及用法：上药用井华水一大盏，煎取五分，去滓，以葱一枝，慢火烧令热，拍破，先安在脐内，后顿服。

主治：小便不通。

方 5　铅粉散　源自《外科正宗》

组成：黑铅（铁杓化开，倾入水中，取起再化，如此百遍，以铅尽为度，去水）四两、澄下者三钱、松脂一钱、黄丹（飞，炒）五分、麝香一分、轻粉一分。

制法及用法：上药共研，先用葱汤洗净，麻油调涂疮口，油纸盖外。

主治：冷疔生于脚上，初起紫白泡，疼痛彻骨，渐至腐烂，深孔紫黑，血水气秽，经久不瘥。

方 6　铅丹丸　源自《圣济总录》

组成：黑铅（化汁入纸灰，以柳木椎同研成粉，罗过）一两。

制法及用法：上药研极细，用米醋一升，同入砂石器内熬为膏，入干蒸饼少许，捣令熟，丸如赤小豆大。每服十丸，生姜汤或米饮下，不拘时候。

主治：反胃，呕吐哕逆。

方 7　黑锡丹　源自《太平惠民和剂局方》

组成：黑锡（去滓）、硫黄（透明者结砂子）各二两，沉香（镑）、胡芦巴（酒浸，炒）、附子（炮，去皮、脐）、阳起石（酒浸，焙干，研如粉）各一两，肉桂（去皮）半两，破故纸（酒浸，炒）、茴香（舶上者，炒）、肉豆蔻（面裹，煨）、木香、金铃子（蒸，去皮、核）各一两。

制法及用法：上用黑盏，或新铁铫内，如常法结黑锡、硫黄砂子，地上出火毒，研令极细，余药并杵罗为细末，都一处和匀入研，自朝至暮，以黑光色为度，酒糊丸如梧桐子大，阴干，入布袋内，擦令光莹。每服三四十丸，空心姜盐汤或枣汤下，女人艾醋汤下。

主治：脾元久冷，上实下虚，胸中痰饮，头痛目眩，奔豚气上冲，胸腹连两胁膨胀刺痛，卒暴中风，痰潮上膈，言语艰涩，神昏气乱，喉中痰响，状似瘫痪。

方 8　源自《必效方》

组成：乌锡五两、皂荚（去皮子，炙）一挺。

制法及用法：上药以酒二升，煮取六沸，绞去渣，顿服之。

主治：水肿。

方9　铅酒方　*源自《圣济总录》*

组成：黑铅一斤、甘草（微炙，锉）三两。

制法及用法：上药用酒一斗，置一空瓶在旁，先以甘草入酒中，然后镕铅投之，却滤出酒在空瓶内，取铅依前镕投，如此九度，并甘草去之，留酒，恣饮醉寝。

主治：发背。

方10　*源自《华佗危病方》*

组成：黑铅四两。

制法及用法：上药磨水灌之。

主治：中砒霜毒，烦躁如狂，心腹搅（绞）痛，头旋，欲吐不吐，面口青黑，四肢逆冷，命在须臾。

方11　甘草粉蜜汤　*源自《金匮要略》*

组成：甘草二两、（铅）粉一两、蜜四两。

制法及用法：上药以水三升，先煮甘草，取二升，去滓，纳粉、蜜，搅令匀，煎如薄粥。温服一升，愈即止。

主治：蛔虫病。

【临床研究】暂无。

【化学成分】本品含金属元素铅（Pb）。

【药理作用】

1. 体内过程：铅的吸收甚缓慢，主要经消化道及呼吸道吸收。吸收后的铅90%～95%沉积于骨骼中，无生物活性。但血铅、组织铅和骨骼铅处于动态平衡状态，在感染、饮酒或酸中毒等情况下，骨骼中的铅会转运到血液和组织，可引起中毒。铅主要由肠和肾排泄，肠排泄量一般较肾多。

2. 毒性：成人1次口服醋酸铅2～3 g可中毒，致死量为50 g；口服每日<2 mg，连续数星期可出现慢性中毒，主要症状有①胃肠道紊乱，如食欲不振、便秘（有时为腹泻）、小肠痉挛（俗称"铅绞痛"）、齿龈及颊黏膜上由于硫化铅的沉着而形成灰蓝色"铅线"等。②神经系统受侵犯，可发生头痛、头晕、疲乏、烦躁易怒、失眠。晚期可发展为"铅脑病"，引起幻觉、谵妄、惊厥等。外周可发展多发性神经炎，出现"铅毒性瘫痪"。③血液系统，中毒早期血液中出现大量含嗜碱性物质的幼稚红细胞，一般认为是骨髓中血细胞生长障碍的表现。晚期可抑制骨髓及破坏红细胞而产生贫血。吸入毒性更大，对人和哺乳动物有致畸性。

【**注意事项**】不可多服、久服，严格控制剂量，防止中毒。孕妇、儿童、铅作业工人或铅中毒倾向者、肝肾功能不全者禁服；中气虚寒者慎用。

【**现行质量标准**】《中华人民共和国药典：四部》(2020 年版)。

参考文献

［1］湖南省食品药品监督管理局.湖南省中药材标准：2009 年版［M］.长沙：湖南科学技术出版社，2010：223.

［2］王翔朴.卫生学大辞典［M］.2 版.北京：华夏出版社，1999.

［3］国家中医药管理局《中华本草》编委会.中华本草：1［M］.上海：上海科学技术出版社，1999：411.

浮石

Fushi

Pumex

【壮药名】浮石（Rinfouzsiz）。

【别名】水花、白浮石、海浮石、海石、水泡石、浮水石、大海浮石。

【原矿物】为火山喷出的岩浆凝固而成的多孔状石块浮石。

【产地】主产于广东、辽宁、浙江、山西、广西等地区。广西主产于北海市。

【性状】本品表面灰白色或灰黄色，偶尔呈浅红色。呈稀松似海绵状的卵形不规则块状，大小不等。具多数细孔，形似蛙窠，有时呈管状。体轻，质硬而脆，易碎，断面疏松，具小孔，常有玻璃或绢丝样光泽。放大镜下可见玻璃质构成多孔骨架，晶质矿物呈斑晶或隐晶质微晶分布在骨架中。投入水中浮而不沉。气微弱，味微咸。

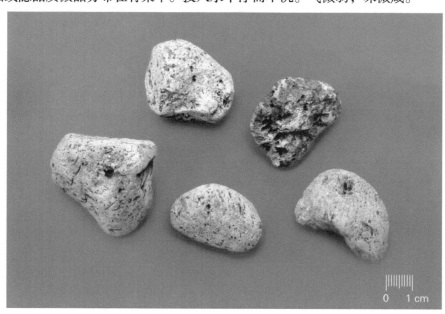

浮石

【鉴别】以个体均匀、色灰白、投入水中浮而不沉者为佳。

【炮制】夏、秋季采。浮石多附着在海岸边，用镐刨下，清水泡去盐质及泥沙，晒干。

【性味】

1.中医：咸，寒。

2.壮医：咸，寒。

【功效】

1. 中医：清肺火，化老痰，软坚散结，利水通淋。

2. 壮医：清热毒，止咳喘，利水道，散结肿。

【主治】

1. 中医：痰热壅肺，咳喘痰稠难咯，小便淋沥涩痛，瘿瘤，瘰疬。

2. 壮医：埃病（咳嗽），墨病（哮喘），幽扭（热淋），呗奴（瘰疬）。

【用法用量】内服：煎汤，10～15 g；或入丸、散。外用：适量，水飞后吹耳或点眼。

【本草论述】《本草纲目》：浮石，乃江海间细沙水沫凝聚，日久结成者。状如水沫及钟乳石，有细孔如蛀窠，白色，体虚而轻。今皮作家用磨皮垢甚妙。海中者，味咸，入药更良。……又引《交州记》：海中有浮石，轻虚可以磨脚，煮水饮之止渴。即此也。

【传统验方】

方1　没药散　源自《普济方》

组成：海浮石一两、没药一钱、麝香一字。

制法及用法：上药为细末。每用半字，吹入耳中。

主治：耳底有脓。

方2　源自《太平惠民和剂圣惠方》

组成：浮石二两。

制法及用法：上药捣罗为末，炼蜜和丸如梧桐子大。每服以粥饮下十丸，日三四服。

主治：咳嗽不止。

方3　海浮石滑石散　源自《医学从众录》

组成：海浮石、飞滑石、杏仁各四钱，薄荷二钱。

制法及用法：上药为极细末，每服二钱，用百部煎汤调下。

主治：小儿天哮，一切风湿燥热，咳嗽痰喘。

方4　海蛤散　源自《上海市药品标准》

组成：海浮石100 g、蛤壳200 g。

制法及用法：上药共研细粉，过60目筛，混匀，即得。每次9 g，布袋包煎。每日服1～2次。

主治：肺虚咳嗽，气急痰粒。

方 5　源自《本事方》

组成：浮石、青黛各等分，麝香少许。

制法及用法：上药为细末。每服一钱，温汤调下。

主治：消渴。

方 6　神效散　源自《本事方》

组成：白浮石、蛤粉、蝉壳（去头、足）各等分。

制法及用法：上药为细末，用鲫鱼胆七个，调三钱服，不拘时候。

主治：渴疾饮水不止。

方 7　消瘿顺气散　源自《北京市药品标准》

组成：海浮石（煅)45 g、海藻 45 g、海带 45 g、昆布 45 g、蛤粉 45 g、浙贝母 60 g、地黄 60 g。

制法及用法：上药粉碎成细粉，过筛，混匀，每袋装 12 g，即得。每次 6 g，每日服 2 次。

主治：项部瘿瘤，瘰疬结核，肿硬不散，年久不消。

方 8　耆老丹　源自《普济方》

组成：白浮石半两、没药二钱。

制法及用法：上药为细末，醋糊为丸，如梧桐子大。每服六丸，冷酒送下。

主治：疔疮，发背，恶疮。

方 9　源自《千金要方》

组成：浮石。

制法及用法：上药使满一手，下筛，以水三升，酢一升，煮取二升，澄清服一升，不过三服。亦治嗽，淳酒煮之。

主治：石淋。

方 10　源自《丹溪心法》

组成：海石、香附。

制法及用法：上药为末，生姜汁调下。

主治：诸疝，心痛。

方 11 　海金散 　源自《仁斋直指方》

组成：黄烂浮石。

制法及用法：上药为末，每服二钱，生甘草煎汤调下。

主治：血淋，小便涩痛。

【临床研究】暂无。

【化学成分】本品主要含二氧化硅（SiO_2），以及钙（Ca）、钠（Na）、铁（Fe）、铝（Al）、镁（Mg）、锌（Zn）、钛（Ti）、磷（P）、锰（Mn）、锡（Sn）、铜（Cu）、钾（K）、镉（Cd）、铬（Cr）、钴（Co）等元素。

【药理作用】暂无。

【注意事项】虚寒咳嗽患者禁服。

【现行质量标准】《黑龙江省中药材标准》（2001 年版）。

参考文献

［1］国家中医药管理局《中华本草》编委会.中华本草：2［M］.上海：上海科学技术出版社，1999：343.

［2］韩亚亮，刘萍，何新荣.浮石、石花中 14 种无机元素含量测定分析［J］.中国药物应用与监测，2010，7（6）：347-349.

密陀僧

Mituoseng

Lithargyrum

【壮药名】密陀僧（Mizdozswngh）。

【别名】陀僧、金陀僧、银陀僧、蜜陀僧、炉底。

【原矿物】为硫化物类方铅矿族矿物方铅矿。

【产地】主产于湖南、陕西、广西等地区。广西主产于桂林、柳州等地。

【性状】本品颜色为金黄色或淡灰黄色，带有绿色调；条痕淡黄色。呈不规则块状，大小不一。外表面粗糙而常脱落成较平滑面，对光照之闪闪发光。体重质硬，可砸碎，断面不平坦，层纹明显，可层层剥离；具银星样光泽。气微，味微咸。

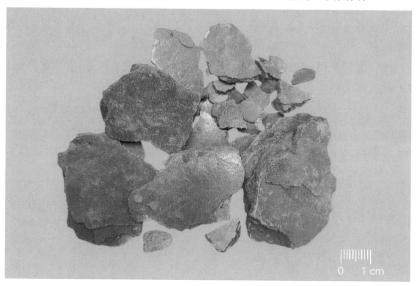

密陀僧

【鉴别】加 5 mL 稀盐酸，滤过。取滤液加硫氰酸铵试液，溶液即显红色。

【炮制】将铅熔融，用铁棍在熔铅中旋转数次，使部分熔铅黏附于上，取出浸入冷水中，熔铅冷却后即成固体氧化铅密陀僧。如此反复多次，使密陀僧积聚一定量时，打下即得。

【性味】

1. 中医：咸、辛，平；有毒。

2. 壮医：咸、微辣，平；有毒。

【功效】

1. 中医：消肿杀虫，收敛防腐，坠痰镇惊。

2. 壮医：清热毒，除湿毒，镇惊。

【主治】

1. 中医：疮疡肿毒，溃疡久不收口，湿疹，狐臭，创伤，久痢，惊痫。

2. 壮医：呗脓（痈疮），阿意咪（痢疾），裤口毒（臁疮），惊痫，能啥能累（湿疹）。

【用法用量】内服：研末，0.2～0.5 g；或入丸、散。外用：适量，研末撒或调涂；或制成膏药、软膏、油剂等。

【本草论述】

1.《本草纲目》：密陀僧感铅银之气，其性重坠下沉，直走下焦，故能坠痰、止吐、消积、定惊痫，治疟痢，止消渴，疗疮肿。

2.《夷坚志》：惊气入心络，暗不能言语者，用密陀僧末一匕，茶调服，即愈。昔有人伐薪为野狼所逐，而得是疾，或授此方而愈。又一军校采藤，逢恶蛇病此，亦用之而愈。此乃惊则气乱，密陀僧之重，去怯而平肝也。

【经验方】

方1　陀僧散　*源自《普济方》*

组成：蒲黄、黄药子、密陀僧、黄柏、甘草。

制法及用法：上药为细末，干贴口疮上。

主治：口舌生疮。

方2　*源自《寿域神方》*

组成：密陀僧、桐油。

制法及用法：以密陀僧末，桐油调匀，摊贴之。

主治：骨疮。

方3　陀僧丸　*源自《良朋汇集》*

组成：黄蜡、枯矾、陀僧、雄黄、朱砂、蜜。

制法及用法：除蜜、蜡，研细末听用。先将蜡化开，入蜜熔化离火，将前药入内搅匀，众手速丸，绿豆大。每服三分，滚水送下，病在上食后服，病在下食前服。鼠疮未破者，长（常）以帛绢按之，已破者用米泔水煎地锦草勤洗之。

主治：鼠疮已破，初起遍生（身）疮毒，有管出水，有口出脓；顽廉（臁）多年不愈，及痔漏诸疮。

方 4　源自《孙天仁集效方》

组成：密陀僧、香油。

制法及用法：上药入粗碗内磨化，油纸摊膏，反覆（复）贴之。

主治：血风臁疮。

方 5　源自《濒湖集简方》

组成：密陀僧。

制法及用法：浆水洗净，油调密陀僧涂之，以一钱，用热蒸饼一个，切开掺末夹之。

主治：腋下狐臭。

方 6　源自《浙江中医杂志》。

组成：密陀僧、生大蒜头。

制法及用法：上药共捣如泥，每取 5 g 左右药泥，平摊于清洁纱布敷料上，贴于腋下，用胶布固定，每日换药 1 次，7 天为 1 个疗程，一般在 2 ～ 4 周获效。

主治：腋下狐臭。

方 7　源自《中华皮肤科杂志》

组成：密陀僧 10.0 g、黄柏 5.0 g、冰片 0.5 g。

制法及用法：上药共研细末，以香油调稠。用竹板将药涂抹于病损处，每日午前换药 1 次。

主治：湿疹。

方 8　陀僧散　源自《洞天奥旨》

组成：密陀僧一两、轻粉一钱、熟石膏二钱、枯矾二钱。

制法及用法：上药为末，湿则干敷，干则桐油调搽。

主治：脚丫湿烂。

方 9　源自《本草纲目》

组成：密陀僧。

制法及用法：上药为末，敷之。一方加蛇床子末。

主治：阴汗湿痒。

方 10　神效丸　源自《余居士选奇方》

组成：密陀僧二两。

制法及用法：上药研末，汤浸蒸饼丸梧桐子大。浓煎蚕茧盐汤、或茄根汤、或酒下，一日五丸，日增五丸，至三十丸止，不可多服。五六服后，以见水恶心为度；恶心时，以干物压之，日后自定。

主治：消渴饮水。

方 11　源自《太平圣惠方》

组成：密陀僧三两。

制法及用法：上药烧令黄色，细研如粉。每服一钱，以醋茶调下，日三服。

主治：赤白痢，所下不多，遍数不减。

【临床研究】

1. 汗斑症：密陀僧搽剂治疗。方药组成：密陀僧 15 g，雄黄、硫黄、蛇床子、硼砂、牡蛎、乌贼骨各 30 g，轻粉 7 g，菖蒲 20 g。先将蛇床子、菖蒲研细（因含挥发油），过 100 目筛，再将其他诸药共研细，过 100 目筛，混合，加蒸馏水适量振摇，共制500 mL。本品为油 / 水型乳悬液。早晚各 1 次，将药物振摇后涂搽于患处。结果：治疗汗斑症患者 8 例，均痊愈。一般用药 3 天后斑点开始消退，疗程最短 7 天，最长 14 天。

2. 腋臭：自制密陀僧散治疗腋臭。药物组成：密陀僧 30 g、蛇床子 30 g、硫黄 30 g、枯矾 20 g、石黄 15 g、冰片 10 g。上药分别粉碎研磨成细末，过目筛混合均匀，装瓶密封备用。取干净纱布或海绵块，用米醋打湿，蘸取密陀僧散粉末涂搽腋窝皮肤，涂擦3 ～ 5 遍使之均匀，然后连同纱布或海绵夹于腋下，稍稍用力以免掉落，每日睡觉前治疗 1 次，次日晨起取下，洗净患处皮肤。连续治疗 7 天为 1 个疗程，中间休息 2 天再进行下 1 个疗程，共治疗 2 个疗程。结果：54 例患者中痊愈 28 例，显效 18 例，有效 6例，无效 2 例，总有效率为 96.3%。

【化学成分】本品主要含氧化铅（PbO），尚含少量砂石、金属铅（Pb）、二氧化铅（PbO_2）等夹杂物，以及微量锑（Sb）、铁（Fe）、钙（Ca）、镁（Mg）等。

【药理作用】

1. 抗菌作用：2% 密陀僧膏对共心性毛癣菌、堇色毛癣菌、红色毛癣菌及铁锈色小芽菌有抑制作用；在 4% 浓度时，对絮状表皮癣菌、石膏样毛癣菌、足趾毛癣菌、趾间毛癣菌、许兰黄癣菌及蒙古变种均有抑制作用。

2. 收敛作用：密陀僧能与蛋白质结合成蛋白化铅，可减少黏液分泌、保护溃疡面。

3. 毒性：小鼠静脉注射密陀僧煎剂的半数致死量（LD_{50}）为 6.81 g/kg，中毒表现为反应迟钝、震颤、肝充血等。

【注意事项】本品长期大量使用易引起铅中毒。内服宜慎，不可过量及久服。体虚者及孕妇、儿童忌服。

【现行质量标准】《中华人民共和国卫生部药品标准：中药材（第一册）》（1992年版）、《贵州中药材标准》（2003年版）、《台湾中药材标准》（1985年版）。

参考文献

［1］杨锦鑫.一种伪制密陀僧的鉴别［J］.现代应用药学，1993（4）：20-21.

［2］谢素珍，卜铁建.密陀僧搽剂治疗汗斑症［J］.四川中医，1989（11）：36.

［3］唐雪勇，杨志波，李小莎.自制密陀僧散治疗腋臭54例［J］.中医外治杂志，2011，20（5）：26-27.

［4］苗明三，孙玉信，王晓田.中药大辞典［M］.太原：山西科学技术出版社，2017：765.

［5］国家中医药管理局《中华本草》编委会.中华本草：1［M］.上海：上海科学技术出版社，1999：413.

琥珀

Hupo

Succinum

【壮药名】恨故（Hoenzguk）。

【别名】育沛、虎珀、虎魄、琥魄、血珀。

【原矿物】为古代松科松属植物的树脂埋藏地下经年久转化而成的化石样物质琥珀。

【产地】主产于辽宁、河南、广西、贵州、云南等地区。广西主产于浦北县。

【性状】本品颜色为黄色、血红色、淡黄色至淡棕色或深棕色等色调，常相间排列。呈不规则块状或钟乳状、粗颗粒状。块状者大小不一；钟乳状者，表面光滑或凹凸不平。条痕白色，透明至半透明。断面平滑，具树脂样光泽。体较轻，质酥脆，捻之易碎。稍有松脂气，味淡，嚼之易碎，无砂石感。

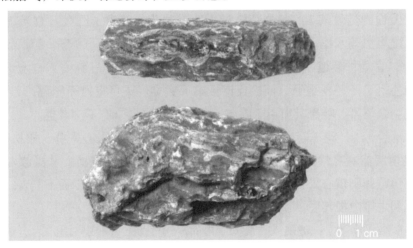

琥珀

【鉴别】

1. 琥珀燃之易熔，稍冒黑烟，刚熄灭时冒白烟，微有松香气。

2. 煤珀燃之冒黑烟，刚熄灭时冒白烟，有似煤油的臭气。本品加水煮沸不软化变形。

【炮制】拣净杂质，用时捣碎研成细粉。《雷公炮制论》：凡入药中，用水调侧柏子末安于瓷锅中，安琥珀末，下火煮，从巳至申，别有异光，更捣如粉，重筛用。

【性味】

1. 中医：甘，平。

2. 壮医：甜，平。

【功效】

1. 中医：镇惊安神，散瘀止血，去翳明目，利水通淋。

2. 壮医：清热毒，除湿毒，祛风毒，通水道，调龙路，调巧坞，安神志。

【主治】

1. 中医：惊风癫痫，惊悸失眠，血淋血尿，小便不利，妇女闭经，产后停瘀腹痛，症瘕积聚，目生翳障，痈疽疮毒，跌打创伤。

2. 壮医：年闹诺（失眠），狠风（惊风癫痫），肉扭（淋证），肉卡（癃闭），京瑟（闭经），呗脓（痈疮）。

【用法用量】内服：研末，1～3g；或入丸、散剂。外用：适量，研末撒；或点眼。

【本草论述】

1.《本草衍义补遗》：琥珀属阳，今古方用为利小便以燥脾土有功。脾能运化，肺气下降，故小便可通。若血少不利者，反致其燥急之苦。琥珀生于阳而成于阴，故皆治荣而安心利水也。

2.《雷公炮制药性解》：琥珀乃松脂入地千载化成，得土既久，宜入脾家。松之有脂，犹人之有血与水也。且成珀者，有下注之义，又宜入心与小肠。《黄帝内经》曰：主不明则十二官危，使道闭塞而不通。服琥珀则神室得令，五脏安，魂魄定，邪何所附，病何自生邪。于是使道通，而瘀血诸证靡弗去矣。夫目得血而能视，心宁则荣和，而翳何足虞。金疮者，唯患其血逆于腠尔，能止之和之，未有不瘳者也。

3.《本草经疏》：琥珀，专入血分，心主血、肝藏血，入心入肝，故能消瘀血也。此药毕竟是消磨渗利之性，不利虚人。大都从辛温药则行血破血，从淡渗药则利窍行水，从金石镇坠药则镇心安神。凡阴虚内热，火炎水涸，小便因少而不利者，勿服琥珀以强利之，利之则愈损其阴。

4.《本草乘雅半偈》：虎魄入土化石，松脂入土化珀，同成坚固，因名琥珀。况膏释脂凝，则松脂原具坚固相矣。入土沦结，自然莹光特异。虽与松脂偕安五脏，不若琥珀之能奠安神室也。魂游于天，对待治之；魄降于地，想更亲切。故定魂魄之功，昭著特甚。瘀血五淋，腐秽所成。松脂琥珀，精英所聚，杀精魅邪鬼者，以异光璧照，则鬼魅遁形，如神明在躬，死阴自当潜消默化矣。

5.《本经逢原》：琥珀，消磨渗利之性，非血结膀胱者，不可误投。和大黄、鳖甲作散，酒下方寸匕，治妇人腹内恶血，血尽则止。血结肿胀，腹大如鼓，而小便不通者，须兼沉香辈破气药用之。又研细敷金疮，则无瘢痕，亦散血消瘀之验。

6.《本草分经》：从镇坠药则安心神，从辛温药则破血生肌，从淡渗药则利窍行水。

7.《本草再新》：有镇定之功，然极耗津液。

8.《临证医方妙用》：琥珀，性平偏凉，本品主降，善走血分，消气滞，通经脉，有活血化瘀、止痛之功。又利水通淋，治血淋及热结膀胱所致小便淋沥。

9.《中药类比歌诀》：琥珀入血分而偏泻，适用于阳亢火盛之心神不宁、躁动不安之症。长于镇惊安神，又能化瘀通窍，适用于湿热壅滞气血所致的热淋、血淋。

10.《中药指征相类鉴别应用》：琥珀，味甘性平，归心、肺、膀胱经，具有镇惊、通淋、化瘀之功能。虽为重坠之品，但善养心镇惊，化痰浊而安心神。亦可活血通淋，兼能活血散瘀，通经消癥，通癃闭。阴虚内热、无瘀滞者，津液不足之尿少、小便不利者，均不宜使用。

【传统验方】

方1　源自《仁斋直指方》

组成：琥珀一钱、防风一钱、朱砂半钱。

制法及用法：上药为末，猪乳调一字，口服。

主治：小儿胎惊。

方2　琥珀多寐丸　源自《景岳全书》

组成：琥珀、羚羊角、人参、白茯神、远志（制）、甘草。

制法及用法：上药为细末，猪心血和炼蜜丸，芡实大，金箔为衣。每服一丸，灯心汤嚼下。

主治：健忘恍惚，神虚不寐。

方3　琥珀散　源自《小儿卫生总微论方》

组成：琥珀末一分、珍珠末一分、朱砂末半分、铅霜半分、赤芍药末一分半。

制法及用法：上药拌匀，每服一字，煎金、银、薄荷汤调下，无时。

主治：天吊惊风发搐。

方4　琥珀抱龙丸　源自《活幼心书》

组成：真琥珀、天竺黄、檀香、人参、白茯苓各一两半，粉草三两，枳壳（麸炒）、枳实（麸炒）各一两，朱砂（水飞）五两，山药一斤，胆南星一两，金箔（去护纸，取见成药一两，同在乳钵内极细杵，仍和匀前药末用）百片。

制法及用法：上药除朱砂、金箔不入研，内余十味，檀香不过火外，九味或晒或焙，同研为末，和匀，朱砂、金箔每一两重，取新汲井水一两，重入乳钵内略杵匀，随手丸如绿豆大一粒，阴干。用葱汤化服，百日内婴儿每丸分三次投，两岁以上者止一丸或二丸。

主治：小儿诸惊，四时感冒，风寒温疫邪热，致烦躁不宁，痰嗽气急及疮疹欲出发搐。

方 5　源自《新中医》

组成：大黄、半夏、琥珀。

制法及用法：大黄、半夏各 10 ～ 15 g，水煎成 200 mL，每次用 100 mL 冲服琥珀 0.5 ～ 1.0 g，每日早晚各 1 次。初用本方，药量从轻到重，因人而异，服药 3 剂时大黄用量 10 g，病人服药后，大便每日不超过 2 次，大黄可用到 15 g。个别患者服药后有轻度腹痛，不需停药，2 日后腹痛可自行缓解。

主治：慢性前列腺炎。

方 6　源自《山西中医》

组成：琥珀粉 50 g、云南白药 8 g。

制法及用法：上药混匀装瓶备用。用时取药粉 3 ～ 6 g，合阿胶 6 g 烊化，温开水送服，每日 2 次。

主治：紫癜性肾炎。

方 7　琥珀粉　源自《浙江中医杂志》

组成：琥珀粉。

制法及用法：上药每日 6 g，装入鸭蛋内，微火煨熟，早晚各 1 次分服；剩余蛋壳研末，用植物油调敷患处。一般连用 6 ～ 7 天，即可见效。

主治：瘰疬。

方 8　源自《仁斋直指方》

组成：琥珀、朱砂各少许，全蝎一枚。

制法及用法：上药为末，麦门冬汤调一字服。

主治：小儿胎痫。

方 9　琥珀安神丸　源自《活人心统》

组成：琥珀、珍珠、生地、甘草各一钱，当归、黄连各三钱，朱砂二钱。

制法及用法：上药为末，米糊丸，如粟米大。每服三十丸，食后，麦门冬汤下。

主治：病后虚烦不睡。

方 10　琥珀蜡矾丸　源自《外科正宗》

组成：白矾一两二钱、雄黄一钱二分、琥珀（另研极细）一钱、朱砂一钱二分、黄蜡一两、蜂蜜二钱。

制法及用法：前四味，先研极细，另将蜜、蜡入铜勺内熔化，离火片时，候蜡四边稍凝，方入药末搅匀，共成一块，将药火上微烘，急作小丸，如绿豆大，朱砂为衣，瓷罐收贮。每服二三十丸，食后白汤送下，病甚者早晚日进两次。

主治：痈疽发背，已成未脓之际，恐毒气不能外出，必致内攻，预服此丸，护膜护心，亦且散血解毒。

方 11　源自《外台秘要方》

组成：琥珀。

制法及用法：刮琥珀屑，酒服方寸匕，或入蒲黄三二匕，日服四五次。

主治：从高坠下，有瘀血在内。

方 12　琥珀导赤汤　源自《医醇賸义》

组成：琥珀一钱，天冬一钱五分，麦冬一钱五分，生地五钱，丹参二钱，丹皮二钱，赤芍、木通各一钱，甘草梢五分，淡竹叶二十张，灯心三尺。

制法及用法：上药以水煎服。

主治：心经之火，移于小肠，溲溺淋浊或涩或痛。

方 13　忘忧散　源自《杨氏家藏方》

组成：琥珀、萱草根。

制法及用法：琥珀为细末，每服半钱，浓煎萱草根调下，食前。

主治：心经蓄热，小便赤涩不通，淋沥作痛。

方 14　源自《仁斋直指方》

组成：琥珀。

制法及用法：上药为末，每服二钱，灯心汤下。

主治：小便尿血。

方 15　源自《基层医刊》

组成：琥珀 0.6 g。

制法及用法：上药研为粉末，为 1 次量，温开水冲服，每日 3 次。

主治：血尿。

方 16　琥珀散　源自《太平圣惠方》

组成：琥珀、白术、当归（锉碎，微炒）各三分，柴胡（去苗）一两，延胡索、红花子、牡丹皮、木香、桂心各半两，桃仁（汤浸，去皮、夹、双仁，麸炒微黄）三分，鳖甲（涂醋炙令黄，去裙澜）一两，赤芍药半两。

制法及用法：上药捣粗罗为散。每服四钱，加生姜半分，水煎，食前服。

主治：妇人血风劳气，少腹疼痛，经脉不调，渐加赢瘦。

方 17　琥珀煎丸　源自《太平圣惠方》

组成：琥珀（细研，以醋三升熬如膏）一两、虻虫（去翅足，炒黄）半两、水蛭（炒黄）半两、肉桂（去皴皮）三两、桃仁（去皮、尖、双仁，别研，生用）一两、川大黄（生用）三两。

制法及用法：上药捣罗为末，以琥珀膏和丸，如梧桐子大，每服空心以温酒下三十丸。

主治：妇人月候不通。

方 18　琥珀丸　源自《女科万金方》

组成：琥珀、乳香、没药、辰砂各一钱三分，麝香少许。

制法及用法：上药各研细，灯心汤为丸，芡实大。每服一丸，如腹痛，姜汁、童便、酒冲下。

主治：经水或前或后或血崩及瘀血死胎，并养胎，镇心安神。

方 19　源自《圣济总录》

组成：琥珀、姜黄、牛膝（酒浸，切，焙）、虎杖、牡丹皮各半两，当归（切，焙）、生干地黄（焙）、肉桂（去粗皮）、桃仁（汤浸，去皮、尖、双仁，麸炒）各三分，大黄（锉，焙）一两，虻虫（去翅、足，炒黄）一分，芒硝一两。

制法及用法：上药粗捣筛。每服二钱匕，水一盏，煎取七分，去滓，温服。

主治：产后恶露不下，气攻心腹，烦闷刺痛。

【临床研究】

1. 肾结石：琥珀消食冲剂治疗肾结石有效，能减少尿钙排泄，改善近端肾小管功能，有助于肾结石的排除、溶解并减少复发。

2. 安神：琥珀宁心汤治疗老年顽固失眠收到了很好的疗效。

3. 脑震荡：琥珀安神汤可治疗脑震荡伤。

4. 癫痫：琥珀 12 g，硼砂 30 g，朱砂 6 g 分别研细混合制成散剂服用。1 ～ 5 岁患儿每次 0.5 g，6 ～ 9 岁患儿每次服 1.0 g，10 ～ 15 岁患儿每次服 1.6 g，成人每次服 2.0 g，均是每日服 2 次，1 个月为 1 个疗程。停药 1 周，不愈可连服 2 ～ 4 个疗程。服药期间停服其他药物。结果：服 2 个疗程未再复发者 6 例，服 3 个疗程未再复发者 4 例，服 4 个疗程未再复发者 2 例，无效者 2 例。

5. 慢性子宫颈炎：琥珀、牛膝、乳香、没药、苍术、黄柏、当归各 90 g，扁蓄、瞿麦、车前子各 150 g，生黄芪、党参、白术各 120 g，柴胡、陈皮各 70 g，炒淮山、乌贼骨各 180 g，肉桂 30 g，甘草 60 g，研末，加蜂蜜适量做丸。每次服 6 g（30 丸），另以土茯苓 30 g 煮汤送服，日服 3 次，30 天为 1 个疗程。若未愈，停服 3 天，再继续下一个疗程。结果：总有效率为 93.3%，治疗时间最短为 15 天，最长为 3 个月。

【化学成分】本品含树脂类、挥发油类等多种化学成分。树脂类成分为琥珀松香酸（succinoabietic acid）、琥珀酯醇（succoxyabietic acid）、琥珀松香高酸（succinoabietinolic acid）、琥珀银松香酸（succinosilvic acid）、琥珀松香醇（succinoabietol）。挥发油类为琥珀酸（succinic acid）、龙脑（borneol）、斯巴醇（spathulenol）、氧化石竹烯（caryophyllene oxide）、α- 胡椒烯（α-copaene）、兜铃烯环氧化物（aristoleneepaxide）、β- 榄香烯（β-elemene）、l- 石柱烯（l-caryophyllene）、氧化蛇麻烯 Ⅱ（humulene epoxide Ⅱ）、（-）-alpha-荜澄茄油烯〔（-）-alpha-citrus oleene〕、4- 乙烯基 -4,8,8- 三甲基 -2- 亚甲基 - 双环〔5.2.0〕壬烷（bicyclo〔5.2.0〕nonane,4-ethenyl-4,8,8-trimethyl-2-methylene-）、1,4,7-环三烯（1,4,7,-cycloundecatriene）、对（1R,2S,6S,7S,8S）-1- 甲基 -3- 亚甲基 -8-（1- 甲基乙基）- 三环〔4.4.0.02,7〕癸烷｛tricyclo〔4.4.0.02,7〕decane,1-methyl-3-methylene-8-（1-methylethyl）-,（1R,2S,6S,7S,8S）-rel-｝、（1S,2E,6E,10R）-3,7,11,11- 四 乙 基 -〔8.1.0〕双环十一碳 -2,6- 二烯｛bicyclo〔8.1.0〕undeca-2,6-diene,3,7,11,11-tetram-ethyl-,（1S,2E,6E,10R）-｝、1- 异丙基 -7- 甲基 -4- 亚甲基 -1,2,3,4,4a,5,6,8a- 八氢萘（1-isopropyl-7-methyl-4-methylene-1,2,3,4,4a,5,6,8a-octahydronaphthalene）、桉油烯醇（eucalyptol）。

【药理作用】镇静催眠：以琥珀为主要成分的琥珀安神胶囊可以减少小鼠自发活动次数，缩短入睡时间，延长戊巴比妥睡眠时间，且呈剂量依赖关系。同时，琥珀安神胶囊还可影响大鼠脑电波，减慢同步化高幅，减少脑电波频率，发挥镇静催眠作用。

【注意事项】阴虚内热及无瘀滞者慎服。

【现行质量标准】《河南省中药材标准》（1991 年版）、《四川省中药材标准》（2010 年版）、《贵州省中药材民族药材质量标准》（2003 年版）、《广东省中药材标准》（2011 年版）、《辽宁省中药材标准：第二册》（2019 年版）、《湖南省中药材标准》（2009 年版）。

参考文献

［1］贵州省药品监督管理局.贵州省中药材民族药材质量标准：2019 年版　第一册［M］.北京：中国医药科技出版社，2020.

［2］刘竹凤，刘竹华.人参三七琥珀末治疗老年性冠心病心绞痛 116 例疗效观察［J］.新中医，2005，37（10）：44-45.

［3］李宏，范兴忠，李新东.琥珀消石冲剂治疗肾结石的疗效及作用机理探讨［J］.中国中西医结合肾病杂志，2001，2（S1）：142.

［4］张建军.琥珀宁心汤治疗老年顽固失眠［J］.现代医药卫生，2006，22（21）：3335.

［5］陆健祖，景元伟.琥珀安神汤治疗脑震荡伤24例报告［J］.医药产业资讯，2006，3（14）：273.

［6］韦运兴，韦全义，何书珍.琥珀散治疗癫痫13例［J］.河南中医，1989（4）：39.

［7］熊亮.琥珀丸治疗慢性子宫颈炎30例临床观察［J］.湖北中医杂志，1988（2）：23-24.

［8］王徽枢.河南西峡琥珀的矿物学研究［J］.矿学学报，1989，9（4）：338-344.

［9］杨剑芳，董小萍，郭力，等.琥珀的化学研究进展［J］.北京中医杂志，2002，21（4）：245-248.

［10］ALEKSEEVA I A，SINITSYNA T A. The structure of the soluble fraction of amber［J］. Chemistry of natural compounds，1977（3）：356-357.

［11］CZECHOWSKI F，SIMONEIT B R T，SACHANBIŃSKI M，et al. Physicochemical strutural charactenization of amber from deposits in Poland［J］. Applied geochemistry，1996，11（6）：811-834.

［12］程松，潘英妮，孙琦，等.琥珀挥发油成分的GC-MS分析［J］.中国药房，2014，25（27）：2256-2258.

［13］余驰，黄必胜，白玉，等.琥珀及其混淆品的薄层色谱、红外和GC-MS分析［J］.中药材，2019，42（9）：2025-2029.

［14］陆茵，许慧琪，黄小平，等.琥珀安神胶囊的药效学研究［J］.南京中医药大学学报，1995，11（4）：34-36.

硫黄

Liuhuang

Sulfur

【壮药名】黄中（Vuengzcungq）。

【瑶药名】留元（liouh wiangh）。

【别名】石硫黄、硫磺、石流黄、土硫黄、黄牙。

【原矿物】为自然元素类硫黄族矿物自然硫。

【产地】主产于内蒙古、陕西、四川、甘肃、河南、江苏、山西、湖南、广东等地区。广西主产于凤山县。

【性状】本品黄色、浅黄色或略呈绿黄色，呈不规则块状、粗颗粒状。表面不平坦，呈脂肪光泽，常有多数小孔。体轻，质松脆，易砸碎，断面常呈针状结晶形。具特异臭气，味淡。

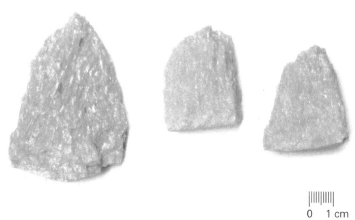

0　1 cm

硫黄

【鉴别】本品燃烧时易熔融，火焰为蓝色，并有二氧化硫的刺激性臭气。

【炮制】采挖得自然硫后，加热熔化，除去杂质，或用含硫矿制得。

【性味】

1. 中医：酸，热；有毒。

2. 壮医：酸，热；有毒。

3. 瑶医：酸，湿；有毒

【功效】

1. 中医：补火壮阳，温脾通便，杀虫止痒。

2.壮医：清热毒，除湿毒，祛风毒，杀虫，止痒，补阳虚。

3.瑶医：散寒、祛痰，通便，壮阳，杀虫。

【主治】

1.中医：阳痿足冷，虚喘冷哮，虚寒便秘，心腹冷痛，久泻久痢，遗精，尿频，带下，疥疮，顽癣，阴疽恶疮。

2.壮医：痂（癣），巧痂（秃疮），能啥能累（湿疹），濑幽（遗尿），汗斑，愣咛（酒渣鼻），墨病（哮喘），委哟（阳痿），阿意囊（便秘）。

3.瑶医：碰改瓢（泄泻），哈紧（气管炎），盖昧严（阳痿），蠢蛮（神经性皮炎），补癣（皮肤顽癣），身谢（湿疹、皮肤瘙痒），脓疱疮，汪逗卜冲（烧烫伤）。

【用法用量】内服：1.5～3.0 g，炮制后入丸、散服。外用：适量，研末撒；或油调敷；或烧烟熏。

【本草论述】

1.《神农本草经》：主妇人阴蚀，疽痔恶血，坚筋骨，除头秃。

2.《吴普本草》：治妇人血结。

3.《名医别录》：疗心腹积聚邪气，冷癖在胁，咳逆上气，脚冷疼弱无力，及鼻衄，恶疮，下部疮，止血，杀疥虫。

4.《药性论》：能下气，治脚弱，腰肾久冷，除冷风顽痹。生用治疥癣及疗寒热咳逆，炼服主虚损泄精。

5.《海药本草》：主风冷虚惫，肾冷，上气，腿膝虚羸，长肌肤，益气力，遗精，痔漏，老人风秘等。

6.《日华子本草》：壮阳道，治疫癣冷气，补筋骨劳损，风劳气，止嗽上气及下部痔瘘，恶疮疥癣，杀腹藏虫、邪魅等。

7.《本草纲目》：主虚寒久痢，滑泄，霍乱，补命门不足，阳气暴绝，阴毒伤寒，小儿慢惊。硫黄秉纯阳之精，赋大热之性，能补命门真火不足，且其性虽热而疏利大肠，又与燥涩者不同，盖亦救危妙药也。

8.《玉楸药解》：驱寒燥湿，补火壮阳。主治虚劳咳嗽，呕吐泄利，衄血便红，冷气寒痕，腰软膝痛，阳痿精滑，痈疽痔瘘，疥癣癞秃。敷女人阴痒，洗玉门宽冷，涂齄疣疔耳，消胬肉顽疮。

9.《本草求真》：主治老人一切风秘、冷秘、气秘，为补虚助阳圣药。

10.《药性考》：疏利大肠，除疙。

11.《本草图经》：主命门火衰，阳气暴绝，阴证伤寒，阳道痿弱，老人虚秘，妇人血结，虚寒久痢，心腹积聚。秉纯阳之精，益命门之火，热而不燥，能润肠结，亦救危补剂……但中病则便已，不可尽剂。

12.《汤液本草》：硫黄，如太白丹佐以硝石，来复丹用硝石之类，至阳佐以至阴，与仲景白通汤佐以人溺、猪胆汁大意相同，所以去格拒之寒，兼有伏阳，不得不尔，如无伏阳，只是阴证，更不必以阴药佐之也。

13.《本草衍义》：硫黄，今人治下元虚冷，元气将绝，久患寒泄，脾胃虚弱，垂命欲尽，服之无不效。中病当便已，不可尽剂。

【传统验方】

方1　源自《千金要方》

组成：石硫黄。

制法及用法：上药研末，以粉（入）耳中，日一夜一。

主治：小儿聤耳。

方2　源自《瑞竹堂经验方》

组成：舶上硫黄、鸡心槟榔等分，片脑少许。

制法及用法：上药为末，绢包，日日擦之，加蓖麻油更妙。

主治：酒皶赤鼻。

方3　源自《千金要方》

组成：硫黄、雄黄各等分。

制法及用法：上药为末，绵裹纳耳中。

主治：耳聋。

方4　源自《医方摘要》

组成：硫黄。

制法及用法：上药烧烟熏之。

主治：咳逆打呃。

方5　源自《肘后备急方》

组成：硫黄。

制法及用法：麻油磨硫黄涂之。

主治：卒得疥疮。

方6　源自《仁斋直指方》

组成：硫黄。

制法及用法：上药为末，酒调少许，饮汁，或加大枫子油更好。

主治：疠风。

方7 如圣散 源自《圣济总录》

组成：石硫黄半钱、风化石灰半两、铅丹二钱、腻粉一钱。

制法及用法：上药同研如粉，用生油调，先以布揩破癣涂之。未涂药间，煎葱白、甘草汤淋洗，如换时亦依此。

主治：一切干湿癣。

方8 源自《中草药新医疗法资料选编》

组成：硫黄一两、银珠一钱、陈醋半斤。

制法及用法：将硫黄放在铁勺内熔化后，放入银珠拌匀，在地上挖个二至三寸深的坑，将醋和熔化的硫黄液先后倒在坑内，等凝固后取出再熔化，如此处理三次，捣细粉，用植物油调匀，以布包药搽患处，每日二次。

主治：慢性湿疹，神经性皮炎。

方9 源自《姚僧坦集验方》

组成：硫黄。

制法及用法：以布拭醋，磨硫黄、附子涂之，或硫黄、白矾擦之。

主治：疬疡风病，白色成片。

方10 源自《梅师集验方》

组成：石硫黄。

制法及用法：上药研如粉，敷疮上，日三度。

主治：阴生湿疱疮。

方11 源自《中草药新医疗法资料选编》

组成：硫黄、烧酒。

制法及用法：将硫黄粉碎放入瓷器内（不可用金属容器），兑入烧酒，以没过硫黄为度。把酒点着烧成炭灰色。因酒含有水分，如烧后还余水分，可用慢火将硫黄烤干，然后研面，用时撒于患部。如有水疱，将水疱挑破再上药粉。

主治：烫伤，烧伤。

方12 硫黄霜 源自《中国医院药学杂志》

组成：硫黄100.0 g、硬脂酸135.0 g、凡士林（白）40.0 g、氢氧化钾6.5 g、甘油50.0 g、尼泊金乙酯1.0 g、蒸馏水适量1000.0 g。

制法及用法：硬脂酸、凡士林、尼泊金乙酯置水浴上熔化，80 ℃保温；另取氢氧化钾溶于蒸馏水中，加热至 80 ℃，在不断搅拌下加入上液中，将硫黄（过 100 目筛）与甘油调成糊状加入，继续搅至冷凝，即得。外涂患处。

主治：疥疮。

方 13　还阳散　源自《本事方》

组成：硫黄。

制法及用法：上药为末，新汲水调下二钱，良久，或寒一起，或热一起，更看紧慢，再服，汗出瘥。

主治：阴毒面色青，四肢逆冷，心躁腹痛。

方 14　金液丹　源自《太平惠民和剂局方》

组成：硫黄十两。

制法及用法：上药净拣去沙石，研细飞过，用瓷盒子盛，以水和赤石脂封口，以盐泥固济晒干，地内先埋一小罐子，盛水令满，安合子在上，用泥固济讫，慢火养七日七夜，候足，加顶火一斤煅，候冷取出，研为细末。以药末一两，用蒸饼一两，汤浸握去水，搜为丸，如梧桐子大。每服三十丸，多至百丸，温米饮下，空心服之。

主治：男子腰肾久冷，心腹积聚，胁下冷癖，腹中诸虫，失精遗溺，形羸力劣，脚膝疼弱，冷风顽痹，霍乱转筋，虚滑下利；又治妇人血结寒热，阴蚀疽痔。

方 15　剪根丸　源自《经验广集》

组成：延胡索、胡椒、五灵脂、白豆蔻各五钱、硫黄一两、木香（切片、晒干）二钱五分。

制法及用法：上药研细末，拌匀收贮，体壮者服一分，弱者八厘，老人幼童五厘，取温烧酒半小盅调服，待次日，吃稀米汤，至五日后方可吃干饭。孕妇忌服。

主治：胃气，冷痛尤效。

方 16　半硫丸　源自《太平惠民和剂局方》

组成：硫黄（明净好者，研令极细，用柳木槌子杀过）、半夏（汤浸七次，焙干，为细末）。

制法及用法：上药等分，以生姜自然汁同熬，入干蒸饼末搅和匀，入臼内杵数百下，丸如梧桐子大。每服空心温酒或生姜汤下十五至二十丸，妇人醋汤下。

主治：心腹一切痃癖冷气，及年高风秘、冷秘或泄泻等。

方 17　源自《杨氏护命方》

组成：舶上硫黄（研末）一两、炒面一分。

制法及用法：上药同研，滴冷热水丸梧桐子大。每米汤下五十丸。

主治：脾虚下白，脾胃虚冷，停水滞气，凝成白涕下出。

方 18　黄蜡丸　源自《圣济总录》

组成：硫黄一两。

制法及用法：上药研细，先熔黄蜡，入硫黄末打匀，丸如梧桐子大，每服五丸，新汲水下。

主治：水泻不止，伤冷虚极。

【临床研究】

1. 疥疮：用硫黄粉剂 100 g 溶于 2000 mL 开水内，约 15 min 后，用毛巾蘸药在患处反复擦洗，每晚 1 次，连续使用多日。一般 3 次可愈。注意事项：治疗期间不宜洗澡，治愈后必须更换清洁衣、被、床单等物，换下的衣物用硫黄水浸后洗净，防止再次感染。结果：本组 38 例，经硫黄擦洗 3 次治愈者 35 例，5 次治愈者 2 例，6 次治愈者 1 例。随访半年无 1 例复发。

2. 慢性湿疹：硫黄和生甘草以 2 ∶ 1 比例加水同煮半小时，取出硫黄，晒干研成细末，分装胶囊。每只胶囊装硫黄末 0.6 g，成人每天服硫黄胶囊 4 ～ 5 粒，小孩酌减，1 次吞服，疗程 1 个月。结果：治疗 8 例患者，病程最短 2 年，最长 10 年，均获满意疗效。

3. 蛲虫病：取硫黄 5 ～ 10 g 研成细粉末，分成 7 ～ 10 包，每包用前用香油调成糊状，每晚把调好的硫黄涂在肛门皱裂周围处。每晚间涂 1 次。结果：治疗小儿蛲虫病多例，一般连涂 7 天治愈，多者 10 天，最多不超过 2 周即愈。

4. 皮肤瘙痒症：取 1 个盘子、1 个瓷碗，将碗扣入盘内，将硫黄 4 g 置入碗底。患者脱去衣服躺入被内，暴露病变部位，将被子四周裹好后头面部暴露出被外。点燃硫黄后将盘子放入被内，烧烟外薰，患者双腿屈膝并用两手将被子支撑起来（或用 2 根稍粗的木棒作支撑亦可）使烟充满被内。烧烟外薰法每次 1h 左右，每日 1 次。5 ～ 7 次为 1 个疗程。结果：本组治疗后痊愈 16 例，有效 3 例，轻者 5 ～ 7 次即愈，重者 2 ～ 3 个疗程即有明显疗效。

5. 遗尿：生硫黄 3 g，葱白 1 节。将二药合捣如膏，睡前将药膏外敷脐上，用绷带固定，或用伤湿止痛膏固定，晨起取下。每晚 1 次，连用 3 ～ 5 次。结果：治疗 20 余例小儿患者（年龄均在 15 岁以下），3 ～ 5 次后症状均得到控制。

6. 手足癣：将工业用硫黄置铁锅中文火加热，使其熔化，迅速将长约 60 cm、宽约 10 cm 的纸条浸入，纸条一头留 3 ～ 4 cm，用手捏住轻轻抽出，同时用 2 根玻璃棒夹住，刮去过多的硫黄，铺开晾干备用。制作烟熏木箱，箱内温度保持在 55 ～ 60 ℃。将患手（或患足）从纸筒口伸入箱内，用带子就近腕、踝部扎紧纸筒口，烟熏 1 h 即可。结果：200 例角化型手足癣经 1 次治疗，痊愈 186 例（93%），好转 9 例（4.5%），无效 5 例（2.5%）；有效 195 例（97.5%）。

【化学成分】本品含化学元素硫（S）。

【药理作用】

1. 中枢抑制作用：硫黄对氯丙嗪及硫喷妥钠的中枢抑制作用有明显的加强，说明对脑干有影响。

2. 消炎、镇咳、祛痰：适量硫黄对实验动物的炎症有治疗作用，并能使各级支气管慢性炎症细胞浸润减轻，同时能使各级支气管黏膜的杯状细胞数有不同程度的减少，并能促进支气管分泌物增加。

3. 溶解角质、软化皮肤、杀灭疥虫：硫黄与皮肤接触后，可产生硫化氢，或有某种生物的作用。局部外用，硫黄则氧化成五硫黄酸，从而有溶解角质、软化皮肤、杀灭疥虫、杀霉菌等作用。

4. 缓泻：硫黄内服后至肠内可形成硫化氢，刺激肠壁增加蠕动，引起缓泻。硫化氢在体内产生极慢，故致泻的作用不强。若肠内容物中脂肪性物质较多时，易产生大量的硫化氢。

【注意事项】本品有毒，内服宜用制品，不宜多服、久服。阴虚火旺者及孕妇忌服。

【现行质量标准】《中华人民共和国药典：一部》（2020 年版）。

参考文献

［1］国家药典委员会. 中华人民共和国药典：2020 年版　一部［M］. 北京：中国医药科技出版社，2010.

［2］徐向明. 单味硫黄擦洗治疗疥疮 38 例［J］. 中国民间疗法，1996（6）：32-33.

［3］广东潮安县归湖卫生院. 硫黄内服治疗慢性湿疹［J］. 新医学，1973（6）：324.

［4］金万斌. 硫磺外涂肛门治疗蛲虫病［J］. 黑龙江中医药，1988（2）：38.

［5］冯章巧. 硫黄烟熏法治疗顽固性皮肤瘙痒症［J］. 中国民间疗法，1996（6）：36-37.

［6］孙世福. 硫磺外敷疗遗尿［J］. 山东中医杂志，1983（5）：42.

［7］顾启祥. 硫磺烟熏治疗手足癣 200 例疗效分析［J］. 人民军医，1983（9）：62-63.

［8］国家药典委员会. 中华人民共和国药典：2015 年版　一部［M］. 北京：中国医药科技出版社，2015.

［9］颜正华. 中药学［M］. 北京：人民卫生出版社，1991：908.

［10］叶显纯. 中药学：下册［M］. 上海：上海中医学院出版社，1988：758.

雄黄

Xionghuang

Realgar

【壮药名】永黄（Yungzvuengz）。

【瑶药名】雄汪（Yorngh uiangh）。

【别名】黄食石、腰黄、雄精、名雄黄、石黄、鸡冠石。

【原矿物】为简单硫化物类雄黄族矿物雄黄。

【产地】主产于湖南、湖北、贵州、甘肃、云南、广西等地区。广西主产于河池，以及龙胜各族自治县。

【性状】本品为黄色、深红色或橙红色，条痕橙色的块状或粒状集合体，呈不规则块状。表面常附有橙黄色细粉，手触之，染指。微透明或半透明，质较酥脆，易砸碎，断面红色至深红色，具树脂样光泽。微有特异臭气。

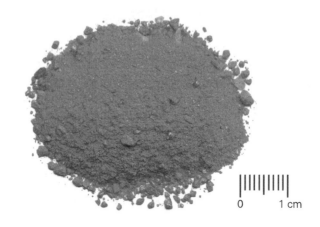

雄黄

【鉴别】

1. 取本品粉末 10 mg，加水润湿后，加氯酸钾饱和的硝酸溶液 2 mL，溶解后，加氯化钡试液，生成大量白色沉淀。放置后，倾出上层酸液，再加水 2 mL，振摇，沉淀不溶解。

2. 取本品粉末 0.2 g，置坩埚内，加热熔融，产生白色或黄白色火焰，伴有白色浓烟。取玻片覆盖后，有白色冷凝物，刮取少量，置试管内加水煮沸使溶解，必要时滤过，溶液加硫化氢试液数滴，即显黄色，加稀盐酸后生成黄色絮状沉淀，再加碳酸铵试液，沉淀复溶解。

【炮制】雄黄在矿中质软如泥，见空气即变坚硬，一般用竹刀刮取其熟透部分，除去杂质。

【性味】

1.中医：苦、辛，温；有毒。

2.壮医：辣，温；有毒。

3.瑶医：辛，温；有毒。

【功效】

1.中医：燥湿，祛痰，杀虫，解毒。

2.壮医：清热毒，除湿毒，杀虫，止痛。

3.瑶医：燥湿祛风，解毒杀虫。

【主治】

1.中医：痈疽疔疮，走马牙疳，喉风喉痹，疥癣，缠腰火丹，湿毒疮，痔疮，蛇虫咬伤，虫积，惊痫，疟疾，哮喘。

2.壮医：呗脓（痈疮）、呗叮（疔）、额哈（毒蛇咬伤）、胴西咪暖（肠道寄生虫病）、腊胴尹（腹痛）、勒爷狠风（小儿惊风）、瘴病（疟疾）。

3.瑶医：发恶锥（疮痈肿毒），囊暗（蛇虫咬伤），布种（疟疾），身谢（湿疹、皮肤瘙痒）。

【用法用量】内服：研末，每次 0.15 ～ 0.30 g；或入丸、散，不入汤剂，内服禁用火煅。外用：适量，研末撒、调敷或烧烟熏。

【本草论述】

1.《本草纲目》：雄黄，乃治疮杀毒要药也，而入肝经气分，故肝风，肝气，惊痫，痰涎，头痛眩晕，暑疟泄痢，积聚诸病，用之有殊功；又能化血为水。而方士乃炼治服饵，神异其说，被其毒者多矣。……治疟疾寒热，伏暑泄痢，酒饮成癖，惊痫，头风眩晕，化腹中瘀血，杀劳虫疳虫。

2.《本草经疏》：雄黄，味苦平，气寒有毒，《别录》加甘、大温，甄权言辛、大毒，察其功用，应是辛苦温之药，而甘则非也。其主寒热、鼠瘘、恶疮、疽痔、死肌、疥虫，匿疮诸证，皆湿热留滞肌肉所致，久则浸淫而生虫，此药苦辛，能燥湿杀虫，故为疮家要药。其主鼻中息肉者，肺气结也，癖气者，大肠积滞也，筋骨断绝者，气血不续也，辛能散结滞，温能通行气血，辛温相合而杀虫，故能搜剔百节中大风积聚也。雄黄性热有毒，外用亦见其所长，内服难免其无害，凡在服饵，中病乃已，毋尽剂也。

3.《神农本草经》：主寒热，鼠瘘，恶疮，疽痔，死肌，杀精物、恶鬼、邪气、百虫毒，胜五兵。

4.《名医别录》：疗疥虫，匿疮，目痛，鼻中息肉及绝筋破骨。百节中大风，积聚，癖气，中恶腹痛，杀诸蛇虺毒，解藜芦毒。

5.《日华子本草》：治疥癣，风邪，癫痫，岚瘴，一切蛇虫犬兽咬伤。

6.《本草正》：治痈疽腐肉，并鼠瘘、疽、痔等毒。

【传统验方】

方1　至灵散　源自《圣济总录》

组成：雄黄、细辛等分。

制法及用法：上药研令细。每用一字已下，左边疼吹入右鼻，右边疼吹入左鼻。

主治：偏头疼。

方2　源自《圣济总录》

组成：雄黄、猪胆汁。

制法及用法：上药和敷之。

主治：白秃头疮。

方3　源自《全幼心鉴》

组成：雄黄（豆大）七粒。

制法及用法：上药每粒以淮枣去核包之，铁线串于灯上烧化为末。每以少许掺之，去涎，以愈为度。

主治：走马牙疳，臭烂出血。

方4　源自《全展选编·皮肤疾病》

组成：雄黄、石膏各半斤，白矾一斤。

制法及用法：石膏研末，放锅内煅成白色，再将雄黄、白矾研细过筛，混合搅匀，密闭保存。用时将手指沾水湿润后，沾适量药粉（约一钱），使成浆糊状（勿过稠或过稀），涂于腋窝部，每日一次，连续涂药至愈。

主治：腋臭。

方5　源自《千金翼方》

组成：雄黄粉。

制法及用法：上药以大酢和。先以新布拭之，令癣伤，敷之。

主治：癣。

方6　源自《姜月峰家传方》

组成：雄黄、蛇床子、水银、猪油。

制法及用法：雄黄、蛇床子各等分，俱研细，水银减半，以猪油和捣匀，入水银再研，以不见星为度。早晚以汤洗净，搽药。

主治：遍身虫疥虫癣。

方 7　生肉神异膏　源自《世医得效方》
组成：雄黄五钱、滑石倍用。
制法及用法：上药为末，洗后掺疮上，外用绵子覆盖相护。凡洗后破烂者，用此贴之。
主治：痈疽坏烂及诸疮发毒。

方 8　雄吴散　源自《经验广集》
组成：雄黄一钱、吴茱萸一两。
制法及用法：上药为末，香油熬熟调搽。
主治：对口疼痛。

方 9　源自《摄生众妙方》
组成：雄黄（透明成块、无石、红色者为佳）五钱、硫黄五钱、陈水粉（真正者）。
制法及用法：上药共研细末，合一处，用乳汁调敷。
主治：赤鼻。

方 10　雄黄解毒丸　源自《丹溪心法》
组成：雄黄一两、巴豆（去油）十四个、郁金一钱。
制法及用法：上药为末，醋糊丸如绿豆大。茶清下七丸，吐出顽痰即苏。如口噤，以物斡开灌之。
主治：缠喉急喉风，双蛾肿痛，汤药难下。

方 11　源自《世医得效方》
组成：雄黄。
制法及用法：上药为末，醋调涂，仍用酒服。
主治：蛇缠疮。凡为蛇伤及蜂虿、蜈蚣、毒虫、癫犬所伤，皆可用。

方 12　源自《卫生杂兴》
组成：雄黄二钱、陈皮五钱。
制法及用法：上药用青布卷作大捻，烧烟熏之。
主治：臁疮日久。

方 13　源自《积德堂经验方》

组成：雄黄一钱半、杏仁（去皮）三十粒、轻粉一钱。

制法及用法：上药为末，洗净，以雄猪胆汁调上。

主治：杨梅疮。

方 14　源自《集玄方》

组成：雄黄、白矾各一两。

制法及用法：上药为末，面糊调膏摊贴。

主治：腹胁痞块。

方 15　源自《太平圣惠方》

组成：雄黄半两。

制法及用法：先用瓶子一个，口稍大者，内入灰上（土），如装香火，将雄黄烧之，候烟出，以瓶口当病处熏之。

主治：伤寒狐惑，毒蚀下部，肛门如匿，痛痒不止。

方 16　雄黄膏　源自《太平圣惠方》

组成：雄黄（细研）半两、清油三两、乱发半两、硫黄（细研）半两、黄蜡半两。

制法及用法：先以油煎乱发令焦尽，去滓，便入雄黄、硫黄及黄蜡，以慢火熬搅成膏，摊帛上贴之。

主治：积年冷瘘，出黄水不瘥。

方 17　源自《全展选编·传染病》

组成：雄黄一两、大蒜六十瓣。

制法及用法：将雄黄研细，大蒜捣烂，配制成六十丸，每次一丸，每日三次。连服二十天为一疗程。

主治：布鲁氏菌痢病后遗症。

方 18　雄漆丸　源自《疡医大全》

组成：真漆（入蟹黄五钱拌匀，晒之，渐渐去浮面上水）一两，明雄黄、牙皂各五钱。

制法及用法：上药和匀为丸，不可见日，阴干。每服三分，酒下。

主治：大麻疯。

方 19　源自《仁斋直指方》

组成：雄黄、朱砂、猪心血。

制法及用法：雄黄、朱砂等分，为末，每取一钱，猪心血入薄水调。

主治：小儿诸痫。

方 20　源自《方脉正宗》

组成：雄黄（水飞）、胆星（俱研细）、草麻肉各等分。

制法及用法：共研匀，米糊为丸，如绿豆大。每早饭后服一钱，白汤下。

主治：癫痫卒倒，常愈常发。

方 21　源自《医方易简》

组成：雄黄一钱五分、五倍子一两、白矾二钱。

制法及用法：上药共研末，乌梅肉为丸。每服一钱，空心白汤下。

主治：痔疮并肠红。

【临床研究】

1. 带状疱疹：取雄黄适量研细成末，以醋调成糊状，外敷皮损处，需要每日 3 ～ 4 次。结果：本组 50 例患者中皮损为丘状、无水疱或水疱干燥结痂，5 天内疼痛消失者 33 例；皮损为水疱，7 天内干燥结痂，疼痛消失者 11 例；皮损为水疱，干燥结痂超过 7 天，但遗留神经痛，10 天之内疼痛消失者 6 例，治愈率 100%。

2. 翼状胬肉：雄黄 0.9 g、生矾 3.0 g 共研为极细的粉末，装入有色瓶内，置于阴凉处备用。患者仰卧手术台上（一般床也可），用 1% 地卡因点患眼 3 次，（同时点 1% 肾上腺素 2 滴防止出血），眼区常规消毒，用开睑器撑开眼睑，令患者斜视健侧，使胬肉充分暴露，用无菌毛笔或消毒的小棉棒，蘸取少量雄黄散涂于胬肉表面，待 1 ～ 2 min，用有齿小镊子从胬肉头部夹起，逆胬肉方向揭扯可取下，再在根部涂少量雄黄散，待渗血停止，将残留之胬肉提净，点青霉素液及磺胺药膏，加以包扎，次日掩去敷料，点几天青霉素液或一般消炎药。结果：治疗 32 例共 38 眼，均顺利取除胬肉。

3. 骨髓增生异常综合征：雄黄粉（装胶囊，每粒 1 g）每次 1 粒，口服，每日 2 次。服药 3 周，停 1 周，1 个月为 1 个疗程，治疗 3 个疗程停药。同时依中医辨证分型服用扶正祛邪中药，基本方组成：太子参 20 ～ 25 g、黄芪 20 ～ 25 g、天冬 15 ～ 20 g、五味子 10 ～ 20 g、女贞子 15 ～ 20 g、黄精 10 ～ 20 g、生地黄 20 ～ 25 g、白花蛇舌 25 ～ 30 g、黄药子 10 ～ 15 g、半枝莲 15 ～ 20 g、大黄 6 ～ 9 g、甘草 6 ～ 10 g。随症加减。每日 1 剂，水煎服，连服 3 个月。结果：在 11 例骨髓增生异常综合征患者中完全缓解（CR）2 例，部分缓解（PR）2 例，骨髓完全缓解（MCR）伴血液学进步（HI）5 例，稳定 1 例，失败 1 例。

4. 白血病：将市售雄黄研末装入胶囊中，每粒 1 g，口服 6 克 / 日。不同时使用维甲酸、化疗及其他治疗白血病之药物。定期复查血常规，血小板计数，肝肾功能及骨髓。治疗过程中酌情使用抗生素，输血及对症治疗。结果：7例达到完全缓解（CR），完全缓解率为77.7%，达到CR时间60～84天，平均71天。

5. 宫颈病变：于月经干净后3天行宫颈上药（雄黄1 g），隔2日1次，1个月为1个疗程，连续应用3个周期，于第5个周期月经干净后复查液基薄层细胞学检查（TCT）、人乳头瘤病毒DNA（HPV-DNA）、阴道镜检查、宫颈活检、血常规及肝肾功能。结果：雄黄可提高人乳头瘤病毒（HPV）转阴率、降低宫颈HPV-DNA负荷量，减轻宫颈糜烂，逆转宫颈上皮内瘤样病变（CIN）Ⅰ级的病理改变。该药短期用于治疗CIN和HPV感染安全、疗效好、无毒副作用。

【化学成分】本品含四硫化四砷（As_4S_4）或二硫化二砷（As_2S_2）、三氧化二砷（As_2O_3）、五氧化二砷（As_2O_5）、铅（Pb）、钙（Ca）、镁（Mg）、钠（Na）、钡（Ba）、钾（K）、铁（Fe）、锶（Sr）、铜（Cu）、锰（Mn）、锌（Zn）、镍（Ni）、硅（Si）等化学成分。其中，As_4S_4包括$\alpha-As_4S_4$和$\beta-As_4S_4$。

【药理作用】

1. 免疫调节：天然雄黄和精制雄黄均能提高正常小鼠网状内皮系统（RES）的吞噬功能，精制雄黄能显著增强2,4,6-三硝基氯苯（PC）诱导小鼠迟发型变态反应，可提高小鼠细胞免疫功能，而天然雄黄则无影响。雄黄对发热模型大鼠能提高血清热休克蛋白70（HSP70）水平；增强血清血红素氧合酶（HO-1）的活力，且在给药后不同时间的HO-1活力升幅的变化趋势与血清中总砷浓度的变化趋势一致；可降低血清白细胞介素1β（IL-1β）水平，给药后4 h基本回复到正常水平。

2. 抗肿瘤：50 μg/mL和100 μg/mL纳米雄黄可诱导肺癌A549细胞及其肿瘤干细胞发生凋亡。纳米雄黄可通过降低β-连环蛋白（β-catenin）及原癌基因（c-myc mRNA）在肺癌A549细胞中的表达，阻断Wnt信号转导通路，抑制肺癌A549细胞增殖。纳米雄黄混悬液对人宫颈癌Siha细胞具有诱导凋亡、抑制增殖的作用，其机制可能与其抑制HPV16E6和E7致瘤基因的表达有关。纳米雄黄对小鼠艾氏腹水癌实体型和小鼠肝癌H22均有抑制作用，纳米雄黄50 mg/kg剂量的抑瘤作用与原料雄黄100 mg/kg剂量的抑瘤作用相当，纳米雄黄对人急性早幼粒白血病HL-60细胞和人单核细胞白血病U937细胞的抑制作用强于原料雄黄。纳米雄黄可抑制人肝癌细胞SMMC7721细胞生长，可使SMMC7721细胞形态发生凋亡变化，可降低肿瘤质量和坏死面积。纳米雄黄脂质体对人肝癌HepG2细胞有生长抑制作用。雄黄可诱导荷人卵巢癌裸鼠移植瘤细胞凋亡，抑制荷瘤裸鼠肿瘤的生长，阻止血管生成抑制细胞DNA的合成，并可延长小鼠存活时间。雄黄对HL-60细胞具有诱导分化作用；可使细胞表面分化抗原CD11b表达升高，细胞周期阻滞于DNA合成前期（G1）期。雄黄纳米微粒对急性粒细胞白血病细胞系HL-60细胞、慢性髓性白血病细胞系K562细胞均具有诱导凋亡和坏死的双重作用。

3. 抗炎：40 mg/L雄黄可拮抗细菌脂多糖（LPS）对大鼠多巴胺能神经元的毒性作用。

雄黄可抑制 LPS 激活神经小胶质细胞，促进其释放超氧化自由基；可抑制 LPS 诱导炎症因子的过度表达，抑制肿瘤坏死因子 α（TNF-α）、一氧化氮合成酶（iNOS）、白介素 1β（IL-1β）、环氧化酶 2（COX-2）mRNA 的表达以及蛋白质的水平。

4. 药动学：雄黄单剂量家兔灌胃 50 mg，药动学参数为：A=0.0962±0.0093 mg/L，末端消除速率（Ke）=0.0702±0.0074 L/h，吸收速率常数（Ka）=0.4723±0.0712 L/h，Lagtime=0.0300±0.0000 H，末端消除半衰期（T1/2）（Ka）=0.151±0.238 H，T1/2（Ke）=10.056±0.895 H，T（peak）=4.806±0.401 H，药峰浓度（Cmax）=0.060±0.000 mg/L，药时曲线下面积（AUC）=1.168±0.084（mg/L）h，清除率 CL/F（s）=4.078±3.495 L/h，V/F（c）=620.696±29.649 L；纳米级雄黄粉体单剂量家兔灌胃 50 mg，药动学参数为：A=0.2443±0.0052 mg/L，Ke=0.0227±0.0052 L/h，Ka=0.9225±0.0593 L/h，Lagtime=0.0300±0.0000 H，T1/2（Ka）=0.754±0.049 H，T1/2（Ke）=28.746±1.007 H，T（peak）=4.066±0.174 H，C（max）=0.216±0.005 mg/L，AUC=9.822±0.394（mg/L）h，CL/F（s）=5.108±0.208 L/h，V/F（c）=211.566±3.297 L。纳米级雄黄粉体与传统雄黄比较，其药代动力学发生显著变化，吸收相增大而消除相减小。雄黄（75 mg/kg）灌胃给药后，雄黄中的砷只有少量吸收进入血液中，吸收、分布和消除半衰期分别为 4.30 h、12.59 h、2.70 h；血砷浓度在药后 3 h 和 12 h 分别达到峰浓度 46.0 μg/L、42.0 μg/L，雄黄（75 mg/kg）连续灌胃给药 15 天，从第 7 天起达到稳态浓度，停药后 2 周的血清中未检出砷，消除半衰期为 43.61 h。单次给药后，在大鼠各主要脏器、组织中均可检测到砷，以脾、毛发、肺和肾上腺中分布较多，肾、心、肝、膀胱、皮肤次之；大脑、睾丸、肌肉、胫骨中分布较少，多次给药后砷除了同样在肾上腺、肺、毛发和脾分布较多外，在肾和膀胱的积累显著增加。停药 2 周后，砷在各脏器组织（心除外）中的含量普遍显著降低，降幅从 21.1% 到 69.5%。

5. 毒性：以雄黄灌胃大鼠的血清为含药血清，总砷浓度分别为不同浓度梯度的含药血清对星形胶质细胞（AC）活力、兴奋性氨基酸转运体 1（GLAST）和兴奋性氨基酸转运体 2（GLT-1）蛋白的表达，随含雄黄血清中砷浓度的升高而逐渐降低。口服纳米雄黄小鼠灌胃的半数致死量（LD₅₀）为 310.25 mg/kg，其 95% 可信区间为 231.79～415.24 mg/kg；蓄积系数 k 为 3.26，死亡小鼠尸检肉眼观察胸腔、腹腔出现积血，肺脏、肝脏充血，小肠部分坏死；显微镜下发现，纳米雄黄组小鼠心肌出现断裂，肝细胞不典型增生，肺泡结构破坏；血液中尿素、总胆固醇、谷丙转氨酶升高。雄黄 600 mg/kg 一次灌胃给药，8 h 后仅在肝脏中检测到砷，肝肾轻度病理变化。单次灌胃天然雄黄后，小鼠肝脏谷胱甘肽（GSH）含量 4 h 时升高，36 h 时降低，谷胱甘肽过氧化物酶（GSH-Px）、超氧化物歧化酶（SOD）活力下降，丙二醛（MDA）水平升高；单次灌胃精制雄黄，4 h 时明显抑制 GSH-Px 活力，0.4 g/kg 组 GSH 含量升高，而对 SOD 活力、MDA 水平无明显影响。连续灌胃 4 周后，天然雄黄组小鼠病理检查可见明显肝损伤，对 GSH、MDA 含量无明显影响；精制雄黄可提高 GSH 含量，降低 MDA 水平，病理检查未见明显肝损伤。小鼠单次灌胃雄黄给药的 LD_{50} 为 20.5 g/kg（等于摄入可溶性砷 34.8 mg/kg），相当于人（60 kg）日用量的约 12812 倍。雄黄大鼠灌胃超过一定剂量用药达到 2 个月及以上时，可造成肾脏和肝脏病理损害，其中肾脏显示更为敏感。大鼠灌胃雄黄 1、2、3 个月的无明显毒性剂量分别为每天 160 mg/kg、20 mg/kg、10 mg/kg。天然雄黄小鼠灌胃 LD_{50} 为 3.21 ± 0.76 g/kg。精制雄黄 25 g/kg 灌胃，饮食饮水正常，生长状况良好，皮毛光泽，活动度好，外观、行为等均无异常表现，无一死亡，尸检无肉眼可见性病变。3 个批号的雄黄总砷含量分别为 95.5%、96.0%、94.8%，可溶性砷分别为 3.32%、5.23%、6.73%，价态砷分别为 1.39%、3.26%、4.36%，测得小鼠灌胃给药的 LD_{50} 分别为 2.069 g/kg、1.319 g/kg、1.100 g/kg。用 2 倍 LD_{50} 的雄黄上清液给药，小鼠全部死亡。

【注意事项】本品辛热有毒，内服宜慎，中病即止，不可多服久服；外用亦不可大面积涂搽或长期持续使用，以免皮肤吸收积蓄中毒。阴亏血虚者及孕妇忌服。

【现行质量标准】《中华人民共和国药典：一部》（2020 年版）、《广西壮族自治区瑶药材质量标准：第二卷》（2021 年版）。

参考文献

［1］丁冬梅.中药鉴定技术［M］.北京：中国医药科技出版社，2011：284-285.

［2］潘凤芝.单味雄黄外敷治疗带状疱疹 50 例［J］.吉林中医药，2002，22（6）：34-35.

［3］王茂才，谢延文.雄黄散治疗翼状胬肉［J］.山东医刊，1960（10）：21.

［4］刘学永，王剑鹏，袁雪梅，等.雄黄为主治疗中高危骨髓增生异常综合征疗效观察［J］.中国中医急症，2014，23（1）：158-160.

［5］高学熙，马建军，宁红程.雄黄治疗急性早幼粒细胞性白血病的疗效观察［J］.临床肿瘤学杂志，1998，3（2）：30-32.

［6］张明英.中药雄黄治疗宫颈上皮内瘤样病变及 HPV 感染的临床观察［J］.临床和实验医学杂志，2012，11（8）：580-581.

［7］刘嵘，濮德敏.雄黄的研究进展［J］.时珍国医国药，2007，18（4）：982-984.

［8］赵中杰，江佩芬.ICP 发射光谱法测定雄黄人工胃液浸出液中 25 种微量元素［J］.药物分析杂志，1989（1）：34-36.

［9］于跃.雄黄的功效分析［J］.中国科技博览，2014（11）：332.

［10］关君，王耘，铁步荣，等.雄黄主要成分的考证［J］.北京中医药大学学报，2010，33（9）：623-627.

［11］张伟，余伯阳，寇俊萍，等.雄黄活性物质的毒效相关性初步研究［J］.中国天然药物，2004，2（2）：123-125.

［12］汤毅珊，王宁生，张银卿，等.雄黄及含雄黄复方对发热模型大鼠应激蛋白、炎症介质和补体的

影响［J］.中药材，2009，32（1）：73-78.

［13］杨玥，陈静，易娟，等.纳米雄黄对肺癌 A549 细胞及其肿瘤干细胞的凋亡诱导作用［J］.中药药理与临床，2010，26（6）：36-39.

［14］齐元富，李慧杰，刘寨东.纳米雄黄对肺癌 A549 细胞增殖影响及其机制的探讨［J］.中华肿瘤防治杂志，2013，20（1）：27-30.

［15］刘嵘，濮德敏，赵立波，等.纳米雄黄混悬液诱导 Siha 细胞凋亡及对 HPV16E6/E7 表达的影响［J］.中国中药杂志，2008，33（1）：54-58.

［16］徐凌云，曾繁典，叶寒青，等.纳米雄黄抗肿瘤作用及在荷瘤小鼠组织中的分布［J］.中国新药杂志，2006，15（21）：1845-1849.

［17］詹秀琴，赵凤鸣.纳米雄黄抑制肿瘤细胞增殖的体内外研究［J］.中华肿瘤防治杂志，2015，22（3）：184-188.

［18］王子好，王丽，张东生.纳米雄黄脂质体的制备、特性检测和体外抗肿瘤细胞作用的研究［J］.东南大学学报（医学版），2009，28（3）：175-179.

［19］陈文雪，张峰，杨会钗，等.雄黄对荷人卵巢癌裸鼠移植瘤细胞凋亡的基础研究［J］.肿瘤，2007，27（10）：787-790.

［20］罗丽云，张天蓝，王夔.雄黄纳米微粒对人白血病细胞株 HL-60 的诱导分化作用［J］.中国中药杂志，2006，31（16）：1343-1346.

［21］宁凝，彭作富，袁兰，等.雄黄纳米微粒对于白血病细胞的诱导凋亡及坏死作用［J］.中国中药杂志，2005，30（2）：136-140.

［22］张锋，陆远富，刘杰，等.雄黄是安宫牛黄丸抗细菌脂多糖诱导神经胶质细胞致炎作用的有效成分［J］.中国中药杂志，2010，35（24）：3333-3338.

［23］王晓波，袭荣刚，张治然，等.纳米级雄黄粉体药代动力学研究［J］.解放军药学学报，2002，18（6）：324-326.

［24］汤毅珊，欧卫平，王宁生，等.雄黄单次和多次给药在大鼠体内的药物动力学和组织分布［J］.中药新药与临床药理，2008，19（5）：372-376.

［25］高岚岳，杨卉蕾，张颖花，等.含雄黄血清对星形胶质细胞 GLAST、GLT-1 和 GS 蛋白表达的影响［J］.中药药理与临床，2016，32（2）：118-121.

［26］成竹，赵宇，王晓波，等.纳米雄黄在小鼠体内的蓄积毒性研究［J］.解放军药学学报，2016，32（2）：111-114.

［27］苗加伟，刘晓丽，梁世霞，等.牛黄解毒片、雄黄与其他砷化物急性毒性的比较研究［J］.毒理学杂志，2011，25（3）：217-221.

［28］范麒如，寇俊萍，张伟，等.天然雄黄与精制雄黄对小鼠肝脏损伤的初步研究［J］.中国天然药物，2007，5（1）：63-67.

［29］梁爱华，李春英，王金华，等.雄黄的毒性研究［J］.中国中药杂志，2011，36（14）：1889-1894.

［30］顾晶晶，黄珍祯，谷颖敏，等.雄黄可溶性砷和价态砷与小鼠急性毒性关系［J］.中国实验方剂学杂志，2011，17（8）：230-233.

紫石英

Zishiying

Fluoritum

【壮药名】紫石英（Swjsizyingh）。

【别名】荧石、氟石。

【原矿物】为卤素化合物氟化物类萤石族矿物萤石。

【产地】主产于浙江、江苏、黑龙江、辽宁、湖南、湖北、河北、甘肃、广西等地区。广西主产于玉林，以及资源、灌阳、东兴等地。

【性状】本品为紫色或绿色，深浅不匀，条痕白色的块状或粒状集合体。呈不规则块状，具棱角。半透明至透明，具玻璃样光泽。表面常有裂纹。质坚脆，易击碎。气无，味淡。

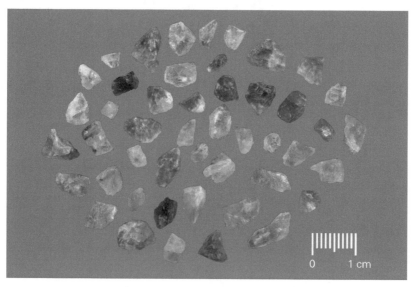

紫石英

【鉴别】

1. 取本品细粉 0.1 g，置烧杯中，加盐酸 2 mL 与 4% 硼酸溶液 5 mL，加热微沸使溶解。取溶液 1 滴，置载玻片上，加硫酸溶液（1→4）1 滴，静置片刻，置显微镜下观察，可见针状结晶。

2. 取本品，置紫外光灯（365 nm）下观察，显亮紫色、紫色至青紫色荧光。

3. 取本品细粉 20 mg 与二氧化硅粉 15 mg，混匀，置具外包锡纸的橡皮塞的干燥试管中，加硫酸 10 滴。另取细玻璃管穿过橡皮塞，玻璃管下端沾水 1 滴，塞置距试管底部约 3.5 cm 处，小心加热（在石棉板上）试管底部，见水滴上下移动时，停止加热约 1 min，再继续加热，至有浓厚的白烟放出为止。放置 2～3 min，取下塞与玻璃管，用 2～3 滴水冲洗玻璃管下端使流入坩埚内，加钼酸铵溶液［取钼酸铵 3 g，加水 60 mL 溶解后，再加入硝酸溶液（1→2）20 mL，摇匀］1 滴，稍加热，溶液显淡黄色，放置 1～2 min 后，加联苯胺溶液（取联苯胺 1 g，加入 10% 醋酸使溶解成 100 mL）1 滴和饱和醋酸钠溶液 1～2 滴，即显蓝色或生成蓝色沉淀。

【炮制】采得后，拣选紫色的入药，并去除外附的黏土及砂砾。

【性味】

1.中医：甘、辛，温。

2.壮医：甜，热。

【功效】

1.中医：镇心安神，降气，暖宫。

2.壮医：调龙路，止咳喘，养神。

【主治】

1.中医：心悸，怔忡，惊痫，肺寒咳逆上气，女子宫寒不孕。

2.壮医：年闹诺（失眠），心跳（心悸），肺虚，埃病（咳嗽），墨病（哮喘），孬咪裆（不孕症）。

【用法用量】内服：煎汤，6～12 g；或入丸、散。

【本草论述】

1.《吴普本草》：紫石英，生太山或会稽。采无时。欲令如削，紫色达头，如樗蒲者。陶弘景：紫石英，今第一用太山石，色重澈，下有根。先时并杂用，今丸散家采择惟太山最胜，余处者可作丸酒饵。

2.《药对》：(紫石英)得茯苓、人参、芍药共疗心中结气；得天雄、菖蒲共疗霍乱。

3.《岭表录异》：陇州山中多紫石英，其色淡紫，其质莹澈，随其大小皆五棱，两头如箭镞，煮水饮之，暖而无毒，比北中白石英，其力倍矣。

4.《本草衍义》：紫石英，明澈如水精，其色紫而不匀。

5.《本草纲目》：按《太平御览》云，自大岘至太山，皆有紫石英。太山所出甚环玮。平氏阳山县所出，色深特好。服紫石英乍寒乍热者，饮酒良。

【传统验方】

方1　源自《日华子本草》

组成：紫石英。

制法及用法：上药醋淬，捣为末。生姜、米醋煎敷之，摩亦得。

主治：痈肿毒气。

方 2　紫石英汤　*源自《太平圣惠方》*

组成：紫石英五两。

制法及用法：上药打碎如米豆大，水淘一遍。上以水一斗，煮取二升，去渣澄清。细细温服，或煮粥羹食亦得，服尽更煎之。

功效：止惊悸，令能食。

主治：虚劳。

方 3　*源自《平易方》*

组成：紫石英四钱、六神曲三钱、蒲公英四钱、杏仁泥五钱。

制法及用法：水煎服（婴孩减半）。

主治：烂喉症。

方 4　*源自《本草汇言》*

组成：紫石英（火煅醋淬七次，研细末，水飞过）一两，当归、远志、枣仁、川贝母、茯苓、柏子仁各二两，川黄连（俱用盐水拌炒）三钱。

制法及用法：上药研为末，炼蜜丸。每早晨服三钱，临睡服四钱，俱用黑枣汤下。

主治：怔忡惊悸，魂魄不宁，或心虚不寐，精神烦乱。

方 5　风引汤　*源自《金匮要略》*

组成：紫石英、寒水石、石膏、滑石、白石脂、赤石脂各六两，大黄、干姜、龙骨各四两，桂枝三两，甘草、牡蛎各二两。

制法及用法：上药粗筛，以韦囊盛之，取三指撮，井花水三升，煮三沸，温服一升。

主治：肝阳亢盛，风邪内动之癫痫、风瘫。

方 6　*源自《本草汇言》引《青囊秘传》*

组成：紫石英。

制法及用法：上药火煅醋淬七次，研细末，水飞过。每早用五分，花椒十粒，泡汤下。

主治：肺寒咳逆上气。

方 7　*源自《本草汇言》引《青囊秘传》*

组成：紫石英（火煅醋淬七次，研细末，水飞过）二两，香附（醋炒）、当归、川芎（俱酒炒）、白术（土拌炒）各三两，枸杞子（酒洗，炒）、熟地（酒煮，捣膏）各适量。

制法及用法：上药炼蜜为丸梧桐子大。每早晚各服三钱，好酒送下。

主治：妇人胎胞虚冷，久不受孕，或受孕多小产者。

方8　紫石英丸　源自《太平圣惠方》

组成：紫石英（细研，水飞过）二两、朱砂（细研，水飞过）一两、柏子仁二两、龙骨二两、人参（去芦头）二两、桑螵蛸（微炒）二两、麝香半两、肉苁蓉（酒浸一宿，刮去皱皮，炙干）一两。

制法及用法：上药捣罗为末，研入朱砂、石英、麝香令匀。炼蜜和捣三二百杵，丸如梧桐子大。每服二十丸，食前以温酒送下。

主治：虚劳梦与鬼交，虚竭至甚。

【临床研究】

1.多囊卵巢综合征：60例患者，随机分为2组各30例，观察组应用紫石英及菟丝子等中药（处方：黄芪、丹参各30 g，生地、熟地、白芍、当归、桃仁、紫石英、菟丝子、黄精、补骨脂、虎杖各12 g，红花10 g），水煎服，每日1剂，连续治疗3个月；对照组应用达因-35和克罗米芬等西药治疗。结果：观察组显效16例，有效8例，无效6例；对照组显效5例，有效6例，无效19例。观察组临床疗效明显优于对照组（$P < 0.05$）。

2.继发性不孕：64例患者，予自拟紫石英汤（紫石英50 g、荆芥12 g、当归10 g、羌活12 g、熟地黄20 g、菟丝子30 g、杜仲15 g、川芎10 g、淫羊藿30 g、枳壳12 g、甘草6 g）治疗，面色晦暗、腰膝酸软、性欲淡漠者加巴戟天15 g，狗脊30 g；经前乳房胀痛、烦躁易怒者加郁金15 g、香附12 g、王不留行12 g；月经后期、量少、色黑、有块、少腹疼痛拒按者加炒桃仁15 g、红花12 g、延胡索10 g。经期水煎服，每日1剂，经过则止。1个月经周期为1个疗程。结果：在8个疗程内妊娠者为有效，有效51例（79.7%）。

【化学成分】本品主要含有氟化钙（CaF_2）、氧化铁（Fe_2O_3）、钙（Ca）、氟（F）、镉（Cd）、铬（Cr）、铜（Cu）、锰（Mn）、镍（Ni）、铅（Pb）、锌（Zn）、钇（Y）、铈（Ce），偶杂有铀（U）等元素、稀土元素。

【药理作用】镇静作用：紫石英能减少小鼠自发活动的次数，并且能够延长戊巴比妥钠小鼠的睡眠时间。

【注意事项】阴虚火旺者忌服。

【现行质量标准】《中华人民共和国药典：一部》（2020年版）。

参考文献

[1] 国家药典委员会. 中华人民共和国药典：2020 年版　一部［M］. 北京：中国医药科技出版社，2020：351.

[2] 郑秋露. 应用紫石英及菟丝子治疗多囊卵巢综合征的临床疗效观察［J］. 求医问药，2013，11（4）：84-85.

[3] 李安国. 紫石英汤治疗继发性不孕 64 例［J］. 吉林中医药，2003，23（5）：26.

[4] 国家药典委员会. 中华人民共和国药典：2005 年版　一部［M］. 北京：中国医药科技出版社，2005：236.

[5] 南京中医药大学. 中药大辞典［M］. 2 版. 上海：上海科学技术出版社，2006：691，974，3283.

[6] 张贵君. 常用中药鉴定大全［M］. 哈尔滨：黑龙江科学技术出版社，1993：824.

[7] 李正勇，刘薇莉，张克. 中药及中成药检验相关问题的探讨［J］. 陕西中医学院学报，2002，25（4）：58-59.

[8] 江苏新医学院. 中药大辞典（全两册）：下册［M］. 上海：上海科技出版社，1986：2353.

[9] 王怡薇，朱传静，王彦礼，等. 不同色泽紫石英镇静催眠抗惊厥作用的研究［J］. 中国实验方剂学杂志，2011，17（15）：199-201.

滑石

Huashi

Talcum

【壮药名】码林柔（Mbarinraeuz）。

【瑶药名】朋背（pongh beix）。

【别名】画石、活石、脆石、液石。

【原矿物】为硅酸盐类滑石族矿物滑石。

【产地】主产于辽宁、山东、广西、江西、青海等15个省（自治区）。广西主产于龙胜、上林、环江等地。

【性状】本品为白色、蛋青色或黄白色致密块状、鳞片状集合体，呈扁块状或不规则块状，大小不一。表面有蜡样光泽或珍珠样光泽，半透明或不透明。质软而细致。无臭，无味，有微凉感。

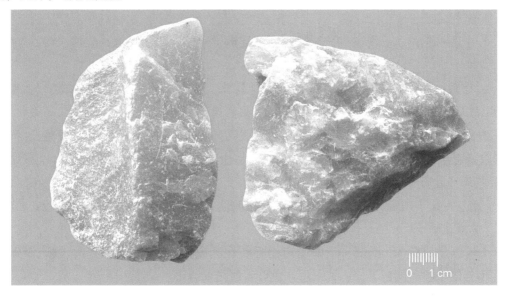

滑石

【鉴别】

1. 取本品粉末 0.2 g，置铂坩埚中，加等量氟化钙或氟化钠粉末，搅拌，加硫酸 5 mL，微热，立即将悬有 1 滴水的铂坩埚盖盖上，稍等片刻，取下铂坩埚盖，水滴出现白色浑浊。

2. 取本品粉末 0.5 g，置烧杯中，加入盐酸溶液（4→10）10 mL，盖上表面皿，加热至微沸，不时摇动烧杯，并保持微沸 40 min，取下，用快速滤纸滤过，用水洗涤残渣 4～5次。取残渣约 0.1 g，置铂坩埚中，加入硫酸（1→2）10滴和氢氟酸 5 mL，加热至冒三氧化硫白烟时，取下冷却后，加水 10 mL 使溶解，取溶液 2 滴。加镁试剂（取对硝基偶氮间苯二酚 0.01 g 溶于 1000 mL 4% 氢氧化钠溶液中）1滴，滴加氢氧化钠溶液（4→10）使成碱性，生成天蓝色沉淀。

【炮制】采得后，去净泥土、杂石。或将滑石块刮净，用粉碎机粉碎，过细筛后即成滑石粉，或以水飞过，晒干即得。

【性味】

1. 中医：甘、淡，寒。

2. 壮医：微甜、淡，寒。

3. 瑶医：甘、淡，寒。

【功效】

1. 中医：利水通淋，清热解暑，收湿敛疮。

2. 壮医：清热毒，除湿毒，利水道，调气道。

3. 瑶医：清热消暑，利水渗湿。

【主治】

1. 中医：热淋、石淋，膀胱湿热，尿淋涩痛，水肿，暑湿烦渴，湿热水泻，湿疹，湿疮，痱子。

2. 壮医：发得（发热），白冻（泄泻），阿意咪（痢疾），幽扭（淋病），笨浮（水肿），贫痧（感冒），皮肤溃疡，能啥能累（湿疹），狠幽风（痱子）。

3. 瑶医：刚赶别（暑热烦渴），泵卡西（腹泻），也改昧通（大便、小便不通），泵烈竞（尿路感染、淋浊），醒蕹（水肿），脚气，呕血，撸藏（吐血），月窖浆辣贝（尿路结石），身谢（湿疹、皮肤瘙痒），热痱。

【用法用量】内服：煎汤，10～20 g，先煎。外用：适量，研末撒，或调敷。

【本草论述】

1.《医学启源》：滑石，治前阴窍涩不利性沉重，能泄气上令下行，故曰滑则利窍，不与诸淡渗药同白者佳，捣细用。色红者服之令人淋。

2.《汤液本草》：滑石，滑能利窍，以通水道，为至燥之剂。猪苓汤用滑石与阿胶同为滑利，以利水道。葱豉生姜同煎，去渣澄清以解利，淡味渗泄为阳，解表利小便也。若小便自利，不宜以此解之。

3.《本草蒙荃》：滑石治渴，非实能治渴也，资其利窍，渗去湿热，则脾气中和，而渴自止尔。假如天令湿淫太过，人患小便不利而渴，正宜用此以渗泄之，渴自不生。若或无湿小便自利而渴者，则知内有燥热，燥宜滋润，苟误服用，是愈亡其津液，而渴反盛矣。

4.《本草纲目》：滑石利窍，不独小便也，上能利毛腠之窍，下能利精溺之窍。盖甘淡之味，先入于胃，渗走经络，游溢津气，上输于肺，下通膀胱，肺主皮毛，为水之上源，膀胱司津液，气化则能出，故滑石上能发表，下利水道，为荡热燥湿之剂，发表是荡上中之热，利水道是荡中下之热，发表是燥上中之湿，利水道是燥中下之湿。热散则三焦宁而表里和，湿去则阑门通而阴阳利。刘河间之用益元散，通治表里上下诸病，盖是此意，但未发出尔。……疗黄疸，水肿脚气，吐血衄血，金疮出血，诸疮肿毒。

5.《本草经疏》：滑石，滑以利诸窍，通壅滞，下垢腻。甘以和胃气，寒以散积热，甘寒滑利，以合其用，是为祛暑热，利水除湿，消积滞，利下窍之要药。《本经》用以主身热泄澼、女子乳难，荡胃中积聚寒热者，解足阳明胃家之热也利小便癃闭者，通膀胱利明窍也。《别录》通九窍津液，去结，止渴，令人利中者，湿热解则胃气和而津液自生，下窍则诸壅自泄也。丹溪用以燥湿，分水道，实大肠，化食毒，积滞，逐瘀血，解燥渴，补脾胃，降心火，偏主石淋，皆此耳。

6.《药品化义》：滑石体滑主利窍，味淡主渗热，能荡涤六腑而无克伐之弊。主治暑气烦渴，胃中积滞，便浊涩痛，女人乳汁不通，小儿痘疹发渴，皆利窍渗热之力也。如天令湿淫太过，小便癃闭，入益元散佐以朱砂，利小肠最捷。要以口作渴小便不利两症并见，为热在上焦肺胃气分，以此利水下行，烦渴自止。

7.《医学衷中参西录》：因热小便不利者，滑石最为要药。若寒温外感诸证，上焦燥热，下焦滑泻无度，最为危险之候，可用滑石与生山药各两许，煎汤服之，则上能清热，下能止泻，莫不随手奏效。又：外感大热已退而阴亏脉数不能自复者，可于大滋真阴药中少加滑石，则外感余热不至为滋补之药逗留，仍可从小便泻出，则其病必易愈。若与甘草为末服之，善治受暑及热痢；若与赭石为末服之，善治因热吐血衄血；若其人蕴有湿热，周身漫肿，心腹膨胀，小便不利者，可用滑石与土狗研为散服之，小便通利，肿胀自消；至内伤阴虚作热，宜用六味地黄汤以滋阴者，亦可加滑石以代苓、泽，则退热较速。盖滑石虽为石类，而其质甚软，无论汤剂丸散，皆与脾胃相宜，故可加于六味汤中以代苓、泽。其渗湿之力，原可如苓、泽行熟地之滞泥，而其性凉于苓、泽，故又善佐滋阴之品以退热也。

8.《神农本草经》：主身热泄澼，女子乳难，癃闭，利小便，荡胃中积聚寒热，益精气。

9.《名医别录》：通九窍六腑津液，去留结，止渴，令入利中。

10.《药性论》：能疗五淋，主难产，除烦热心躁，偏主石淋。

11.《日华子本草》：治乳痈，利津液。

12.《本草衍义补遗》：燥湿，分水道，实大肠，化食毒，行积滞，逐凝血，解燥渴，补脾胃，降心火之要药。

13.《本草通玄》：利窍除热，清三焦，凉六府，化暑气。

14.《本草再新》：清火化痰，利湿消暑，通经活血，止泻痢呕吐，消水肿火毒。

【传统验方】

方1　白金散　源自《证治准绳》

组成：滑石、虎杖、甘草、豌豆。

制法及用法：用桂府滑石为细末。先用虎杖、甘草、豌豆各等分约半两许，水二碗煎上药至一碗，去滓，微热淋洗疮，水冷拭干，上掺滑石末令通身。

主治：风毒攻注遍身及手足，生热疮疼痛出黄水。

方2　追毒散　源自《普济方》

组成：滑石、寒水石、黄连、大黄。

制法及用法：上药为细末，用朴硝调，敷疮上肿处。

主治：一切痈疽疮疖。

方3　滑石散　源自《圣济总录》

组成：滑石、胆矾各一两。

制法及用法：上药捣研为散，每用一钱匕，以绵裹含，吐津。

主治：口疮。

方4　宣解汤　源自《医学衷中参西录》

组成：滑石一两、甘草二钱、连翘三钱、蝉蜕（去足、土）三钱、生杭芍四钱。若滑泄者，甘草须加倍。

制法及用法：上药煎汤服。

主治：感冒久在太阳，致热蓄膀胱，小便赤涩，或因小便秘而大便滑泻。兼治湿温初得，憎寒壮热，舌苔灰色滑腻者。

方5　滑石石膏散　源自《千金要方》

组成：滑石、石膏各等分。

制法及用法：上药治下筛。以大麦粥汁饮方寸匕，日三服，小便极利则瘥。

主治：女劳疸，日晡所发热恶寒，小腹急，身体黄，额黑，大便溏黑，足下热者。

方6　源自《本草衍义》

组成：生滑石细末二钱匕。

制法及用法：上药温水服，仍急以热面半盏，押定。

主治：暴得吐逆不下食。

方 7   源自《鲟溪单方选》

组成：甘草三钱、滑石二钱、海金沙八钱。

制法及用法：上药为末，每服二钱，麦冬汤调下。

主治：膏淋如油。

方 8   六一散   源自《伤寒标本》

组成：滑石六钱、甘草一钱。

制法及用法：上药为细末，每服三钱，温水调下，日三服；欲饮冷者，新汲水调服，亦可加蜜少许调服；伤寒发汗者，煎葱白、豆豉汤调下；难产者，紫苏汤调下。

主治：感受暑湿，身热烦渴，小便不利，或呕吐泄泻，或下痢赤白。

方 9   猪苓汤   源自《伤寒论》

组成：猪苓（去皮）、茯苓、泽泻、阿胶、滑石（碎）各一两。

制法及用法：上药以水四升，先煮四味，取二升，去滓，纳阿胶烊消，温服七合，日三服。

主治：脉浮发热，渴欲饮水，小便不利。

方 10   金黄散   源自《景岳全书》

组成：滑石、粉甘草（此当半用为是）。

制法及用法：上药等分为末，搽敷。或加绿豆末，以治湿热肥疮。

主治：天泡湿热等疮。

【临床研究】

1. 带状疱疹：56 例带状疱疹病毒患者，采用滑石粉、青黛粉加乙醇局部涂敷的方法治疗。制作方法：将滑石 80 g、青黛 30 g 加入 150 mL 75% 乙醇中（先将滑石粉和青黛粉装入烧杯中，再倒入乙醇搅拌均匀），用无菌棉签涂抹在局部疱疹表面，水疱多且大者，可在清创后将水疱挑破，直接涂抹在创面上，待干后再加涂 1 层，反复多次，直至形成较厚的保护膜。结果：55 例患者用药后 4 ~ 7 天结痂，随后脱落，1 例疱疹面积较大者 25 天治愈。平均敷药 4.6 天。全部病例无不良反应发生，愈后皮肤颜色正常，无触痛。

2. 产后缺乳：68 例初产妇，予重用滑石治疗。主方为：滑石粉 60 g（包、先煎）、炒冬葵子 30 g（柞碎），每日 1 剂，水煎服。血虚者加当归、熟地黄各 20 g，气虚者加党参 30 g、黄芪 60 g。结果：68 例患者中显效者 52 例，有效者 16 例。服药 3 剂见效者 51 例，6 剂见效者 17 例。

3. 泌尿系结石：予冬葵滑石汤治疗泌尿系结石 36 例。冬葵滑石汤药物组成为冬葵子、滑石（包）、海金沙（包）、车前子（包）各 15 g，菟丝子 18 g，黄芪 18 g，枳壳 10 g，生甘草 5 g。随证加减法：排尿痛、见肉眼血尿者，加虎杖 15 g、琥珀 3 g（分 2 次吞服）；排尿有中断者，加王不留行 15 g，黄芪用量加至 30 g；恶心呕吐者，去升麻，加代赭石 20 g、制半夏 10 g；腰、腹疼痛者加炒杜仲、炒延胡索各 10 g，疼痛剧烈，见额汗面白者，即予西药解痉、镇痛。每日 1 剂，水煎服。1 个月为 1 个疗程。结果：本组病例分别经 1～6 个疗程，治愈 18 例（肾结石 6 例，输尿管结石 10 例，膀胱结石 2 例），占 50%；好转 12 例（肾结石 2 例，输尿管结石 10 例），占 33.3%；无效 6 例，占 16.7%。治愈和好转者多为单侧结石，疗程在 3 个月左右。

4. 肛门裂：100 例患者，使用滑及粉治疗肛门裂。材料与方法：医用滑石粉、白及粉各半，装入瓶内高压消毒后即可使用。患者排便后洗净肛门，做排便动作增加腹内压力，以使肛门略向外翻，显露肛裂，用棉花或纱布将滑及粉涂于肛门裂处。继而用手轻轻按摩长强穴数次，至肛门周有发热感为宜。每日 1 次。同时口服人参健脾丸及麻子仁丸早晚各 1 丸，以健脾润肠通便，防止大便干燥。结果：治愈 94 例，好转 6 例，治愈率 94%。

【化学成分】本品主要含含水硅酸镁 $[Mg_3(Si_4O_{10})(OH)_2]$、含水硅酸铝 $[Al_4(Si_4O_{10})(OH)_8]$，另外还含有氧化铝（Al_2O_3）、氧化镍（NiO）等成分。

【药理作用】

1. 消肿：将大鼠分为 3 组，正常组、弗氏完全佐剂（FCA）对照组、滑石组，采用血清分离测定血清成分，测量关节浮肿容积的变化。结果显示，滑石有明显减轻关节浮肿的作用。

2. 利尿：六一散对小鼠有明显的利尿作用，按 2 g/kg 灌胃给药，观察其 6 h 内排尿情况，结果服药后 3 h 内尿量明显增加，3 h 后恢复正常。拆方研究证实，滑石具有一定的利尿作用，但作用时间较短。六一散和滑石的利尿高峰均在服药后 1 h，以后逐渐下降。甘草无利尿作用，但能延长滑石的利尿时间。

【注意事项】脾胃虚弱、热病津伤、肾虚滑精者均禁服；孕妇慎服。

【现行质量标准】《中华人民共和国药典：一部》（2020 年版）、《广西壮族自治区壮药质量标准：第一卷》（2008 年版）。

参考文献

[1] 国家药典委员会. 中华人民共和国药典：2020 年版 一部 [M]. 北京：中国医药科技出版社，2020：364.

[2] 姚春杨，周学华. 青黛、滑石治疗带状疱疹 56 例 [J]. 山东中医杂志，2009，28（12）：861.

[3] 王乃汉. 重用滑石治疗产后缺乳 [J]. 中医杂志，2000（5）：267.

[4] 胡升华. 冬葵滑石汤治疗泌尿系结石 36 例分析 [J]. 中国初级卫生保健，2000，14（7）：61.

［5］李克箴，李成柱，薄慕平.外用滑石白及粉治疗肛门裂100例［J］.河北中医，1991（3）：17.

［6］朱禹，岳仁宋.滑石的历史沿革、化学成分及其致癌性的研究进展［J］.中药材，2021，44（5）：1278-1283.

［7］高明，黄文青.滑石浅谈［J］.中药材，1987（6）：28-30.

［8］徐富一，郑国永.滑石对关节炎效能的研究［J］.河南中医学院学报，2003，18（3）：21-22.

［9］贡岳松.六一散利尿作用的实验观察［J］.南京中医学院学报，1985（特刊）：169.

锡

Xi

Tin

【壮药名】锡（Sik）。

【别名】白锡、解锡、钘、镴、白镴。

【原矿物】为氧化物类金红石族矿物锡石。

【产地】主产于湖南、广东、广西、云南等地区。广西主产于贺州、河池，以及博白、陆川、恭城、平乐等地。

【性状】本品银白色，不透明，具强金属光泽，条痕亮银白色。呈块状、粒状或片状。体重，质软，有延性和展性，易切断。气微，味谈。

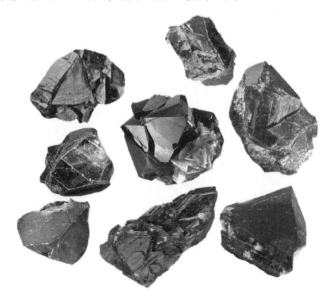

锡

【鉴别】

1. 在常温下不与稀硫酸、稀盐酸起作用。可溶于稀硝酸和热碱；易溶于浓盐酸和王水。

2. 在 13.2 ℃以下时，可发生晶形转变，成为粉状灰锡。

3. 烧之白炽，能发强光而燃成二氧化锡（SnO_2）。

4. 取本品粉末约 0.2 g，加浓盐酸 2 mL，激烈反应后，静置。取上清液供下列

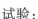

试验：

（1）取上清液加氨试液，生成白色沉淀，不溶于过量的氨试液中。

（2）取上清液，加氯化汞少许，振摇，产生白色沉淀；放置后，沉淀变为黑色。

5.取锡颗粒置锌片上，加 1 滴盐酸，2～3 min 后放出氢气，即可见锡石颗粒，表面产生 1 层锡白色的金属锡薄膜（锡镜）。

【炮制】将除去泥质及杂质的净砂，置入反应炉中用碳还原而得粗制锡，经加热重熔净化或用电解法精制而成锡。

【性味】

1.中医：甘，寒；有毒。

2.壮医：甜，寒；有毒。

【功效】

1.中医：清热解毒，祛腐生肌。

2.壮医：清热毒，除湿毒，祛风毒。

【主治】

1.中医：疔疮肿毒，杨梅毒疮，恶毒风疮。

2.壮医：呗脓（痈疮），兵花留（梅毒）。

【用法用量】外用：少许，研末调敷或磨涂。

【本草论述】

1.《新修本草》：锡，出银处皆有之。

2.《夷坚志》：女人多病瘿。地饶风沙，沙入井中，饮其水则生瘿。故金房人家，以锡为井阑，皆夹锡钱镇之，或沉锡井中，乃免此患。

3.《本草纲目》：许慎《说文》云，锡者，银、铅之间也。《土宿本草》云：今人置酒于新锡器内，浸渍日久或杀人者，以砒能化锡，岁月尚近，便被采取，其中蕴毒故也。又曰：砒乃锡根。银色而铅质，五金之中独锡易制，失其药则为五金之贼，得其药则为五金之媒。《星槎胜览》言：满剌加国，于山溪中淘沙取锡，不假煎炼成块，名曰斗锡也。苏恭不识铅锡，以锡为铅，以铅为锡。其谓黄丹、胡粉为炒锡，皆由其不识故也。今正之。

【经验方】

方 1 源自《集玄方》

组成：黑铅、广锡各二钱半，结砂，蜈蚣二条。

制法及用法：上药为末，纸卷作小捻，油浸一夜，点灯日照疮二次，七日见效。

主治：杨梅毒疮。

方 2　源自《济急仙方》

组成：锡。

制法及用法：锡器于粗石上磨水服之。

主治：解砒霜毒。

【临床研究】感染创面：先将创面以 0.1% 新洁尔灭涂擦消毒后，再用生理盐水反复冲洗，按创面形状、大小不同将浸泡在 0.1% 新洁尔灭液中 30 min 的锡纸取出剪成片状，贴附在创面之上，其边距离创缘 1.5 ～ 2.0 cm，然后以无菌纱布覆盖包扎。如果创面较大，可多贴锡纸，每条锡纸间有 3 mm 间隔，以利渗液排出。结果：应用锡纸搭桥法治疗各种感染创面 396 例（其中烧伤 136 例，烫伤 122 例，各种外伤、久治不愈的感染创面 86 例，门诊小手术切口感染 52 例），间隔 3 天更换 1 次，可见创面皮肤呈搭桥式向内生长，一般小伤口更换 3 ～ 5 次即可见创面愈合；较大伤口创面愈合时间相对延长，因此需根据创面愈合情况，随时裁剪锡纸直至全部愈合。本组病例均未见疤痕留存。

【化学成分】本品含金属元素锡（Sn）。

【药理作用】加速动物生长：促进蛋白质以及核酸反应。

【注意事项】本品有毒，不宜内服；同时避免用酒浸泡。

【现行质量标准】《湖南省中药材标准》（2009 年版）。

参考文献

[1] 高天爱，马金安，刘如良. 矿物药真伪图鉴及应用 [M]. 太原：山西科学技术出版社，2014：435-438.

[2] 张瑞旭，刘振芳，王哲华. 锡纸搭桥法治疗各种感染创面的临床体会 [J]. 岛医药卫生，1995（7）：13.

[3] 王翔朴. 卫生学大辞典 [M]. 2 版. 北京：华夏出版社，1999.

磁石

Cishi

Magnetitum

【壮药名】磁石（Swzdezgvang）。

【别名】慈石、雄磁石、瓷石、指南石、处石、吸铁石、元武石、吸针石。

【原矿物】为氧化物类尖晶石族矿物磁铁矿。

【产地】主产于江苏、辽宁、广西、广东、安徽、山东、河北等地区。广西主产于贺州，以及平乐、陆川等地。

【性状】本品铁黑色或棕黑色，条痕黑色，不透明。呈不规则块状，多具棱角，大小不一。表面粗糙，半金属光泽。体重，质坚硬，难砸碎，断面不平坦。具磁性。有土腥气，味淡。

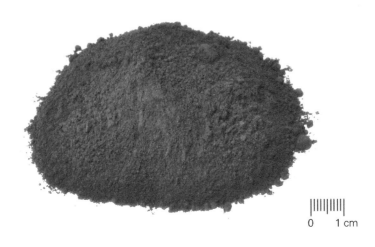

磁石

【鉴别】取本品粉末约 0.1 g，加盐酸 2 mL，振摇，静置。上清液显铁盐的鉴别反应。

【炮制】采挖后选择小块状或球形者，除去杂质，洗净入药。

【性味】

1. 中医：辛、咸，寒。

2. 壮医：辣、咸，寒。

【功效】

1. 中医：平肝潜阳，安神镇惊，聪耳明目，纳气平喘。

2. 壮医：调龙路、火路，补肾虚，养神。

【主治】

1. 中医：惊悸失眠，头晕目眩，视物昏花，耳鸣耳聋，肾虚气喘。

2. 壮医：兰奔（眩晕），惹茸惹怒（耳鸣耳聋），心跳（心悸），年闹诺（失眠），墨病（哮喘）。

【用法用量】内服：煎汤，15 ～ 30 g，打碎先煎；或入丸散。外用：适量，研末搽或调敷。

【本草论述】

1.《本草纲目》：慈石治肾家诸病，而通耳明目。一士子频病目，渐觉昏暗生翳，时珍用东垣羌活胜风汤加减法与服，而以磁朱丸佐之，两月遂如故。盖磁石入肾，镇养其精，使神水不外移，朱砂入心，镇养心血，使邪火不上侵，而佐以神曲消化滞气，生熟并用，温养脾胃发生之气。方见孙真人《千金》神曲丸。……明目聪耳，止金疮血。

2.《本草经疏》：磁石，《本经》曰味辛气寒无毒，《别录》之甄权曰咸有小毒，大明甘涩平，藏器咸温，今详其用，应是辛咸微温之药，而甘寒非也。其主周痹风湿，肢节中痛，不可持物，洗洗酸者，皆风寒湿三气所致，而风气尤胜也。风淫末疾，发于四肢，故肢节痛，不能持物。风湿相搏，久则从火化，而骨节皮肤中洗洗酸也。辛能散风寒，温能通关节，故主之也。咸为水化，能润下软坚，辛能散毒，微温能通行除热，故主大热烦满，及消痈肿。鼠瘘颈核、喉痛者，足少阳、少阴虚火上攻所致，咸以入肾，其性镇坠而下吸，则火归元而痛自止也。磁石能入肾，养肾脏。肾主骨，故能强骨。肾藏精，故能益精。肾开窍于耳，故能疗耳聋。肾主施泄，久秘固而精气盈益，故能令人有子。小儿惊痫，心气怯，痰热盛也，咸能润下，重可去怯，是以主之。诸药石皆有毒，且不宜久服，独磁石性禀冲和，无猛悍之气，更有补肾益精之功，大都渍酒，优于丸、散，石性体重故尔。

3.《神农本草经》：主周痹风湿，肢节中痛，不可持物，除大热烦满及耳聋。

4.《名医别录》：养肾藏，强骨气，益精除烦，通关节，消痈肿鼠瘘，颈核喉痛，小儿惊痫。

5.《药性论》：补男子肾虚风虚，身强、腰中不利，加而用。

6.《日华子本草》：治眼昏，筋骨羸弱，补五劳七伤，除烦躁，消肿毒。

7.《本草衍义》：肾虚耳聋目昏者皆用之。……磁石，色轻紫，石上轹涩，可吸连针铁，俗谓之熁铁石……其玄石，即磁石之黑色者也，多滑净。其治体大同小异，不可不分而为二也。磨针锋则能指南，然常偏东，不全南也。其法取新矿中独缕，以半芥子许蜡缀于针腰，无风处垂之，则针常指南。以针横贯灯心，浮水上，亦指南，然常偏丙位。盖丙为大火，庚辛金受其制，故如是，物理相感尔。

8.《玉楸药解》：治阳痿，脱肛，金疮，肿毒，敛汗止血。

9.《本草从新》：治恐怯怔忡。

10.《本草求原》：治瞳神散大及内障。

11.《本草便读》：纳气平喘。

12.《本草图经》：按磁石一名玄石，而此下自有玄石条，云生泰山之阳，山阴有铜，铜者雌，铁者雄，主疗颇亦相近，而寒温铜铁畏恶乃别。苏恭以为铁液也。是磁石中无孔，光泽纯黑者，其功劣于磁石，又不能悬针。今北番以磁石作礼物，其块多光泽，又吸针无力，疑是此石，医方罕用。

13.《本草新编》：磁石能治喉痛者，以喉乃足少阳、少阴二经之虚火上冲也，磁石咸以入肾，其性重坠而下吸，则火归原，以归于下，而上痛自失。

14.《本草汇言》：论磁石补肾平肝之功，薛宜生，肾为水藏，磁石色黑而法水，故能养肾而强骨益髓，镇重以象金，故能平肝而主风湿痹痛，善通肢节者也，如古方之治耳聋，明目昏，安惊痫，消鼠瘘痈肿，亦莫非肝肾虚火之为胜耳，此药色黑味咸，体重而降，有润下以制阳光之意。

15.《药性切用》：引肺金之气入肾而补肾益精，镇坠虚热；为阴虚火炎镇坠之专药。

【经验方】

方1　源自《古今录验方》

组成：磁石、碱、醋。

制法及用法：磁石捣为粉，碱、醋和封之，拔根出。

主治：疔肿。

方2　源自《千金要方》

组成：磁石。

制法及用法：上药为末敷之。

功效：止痛，断血。

主治：金疮。

方3　源自《乾坤生意秘韫》

组成：吸铁石三钱、金银藤四两、黄丹八两、香油一斤。

制法及用法：上药如常熬膏贴之。

主治：诸般肿毒。

方4　磁石丸　源自《太平圣惠方》

组成：磁石十两（大火烧令赤，投于醋中淬之七度，细研，水飞过，以好酒一升，煎如饧）、肉苁蓉（酒浸一宿，刮去皱皮，炙干）二两、木香二两、补骨脂（微炒）二两、槟榔二两、肉豆蔻（去壳）二两、蛇床子二两。

制法及用法：上药捣罗为末，与磁石煎相和，丸如梧桐子大。每日空心以温酒下二十丸。

主治：头晕目眩，视物昏花。

方5　磁石丸　源自《卫生家宝方》

组成：磁石（煅，醋炙）一两、石菖蒲、川乌（焙，去皮、尖）、巴戟、黄芪、苁蓉、玄参各等分。

制法及用法：上药为细末，炼蜜和丸，如梧桐子大。每服二十丸，盐酒汤下，空心服。

主治：肝肾虚，止冷泪，散黑花。

方6　磁石酒　源自《圣济总录》

组成：磁石（捣碎，绵裹）半两，木通、石菖蒲（米泔浸一二日，切，焙）各半斤。

制法及用法：上药以绢囊盛，用酒一斗浸，寒七日，暑三日，每饮三合，日再。

主治：耳聋耳鸣，常如风水声。

方7　磁石肾羹　源自《太平圣惠方》

组成：磁石（捣研，水淘去赤汁，绵裹）一斤、猪肾（去脂膜，细切）一对。

制法及用法：上药以水五升，煮磁石取二升，去磁石，投肾，调和以葱、豉、姜、椒作羹，空腹食之，作粥及入酒并得。

功效：养肾脏，强骨气。

主治：久患耳聋。

方8　源自《刘涓子鬼遗方》

组成：磁石、滑石各三两。

制法及用法：上药为末，以白米饮调方寸匕服，日再服。

主治：金疮肠出，欲入之。

方9　源自《千金要方》

组成：磁石（研）五斤。

制法及用法：上药以清酒三斗，渍二七日，每服三合，日夜一。

主治：阳不起。

方10 源自《太平圣惠方》

组成：干蜗牛子百枚（微炒，捣罗为末）、磁石五钱（取二两捣碎，淘去赤汁）。

制法及用法：上药以水一大盏，煎磁石五钱，至五分，去滓，调蜗牛末一钱服之，日三服。

主治：大肠虚冷脱肛。

方11 磁石丸 源自《本草纲目》

组成：磁石。

制法及用法：上药以酒浸，煅、研末，米糊丸梧桐子大。每卧时滑石汤下四十丸，次早用磁石散［散用磁石（酒浸）半两，铁粉二钱半，当归五钱，为末］，米汤服二钱。

主治：子宫不收，痛不可忍。

【临床研究】

1. 慢性胆囊炎、胆石症：煅磁石60 g煎煮1 h，煎取500 mL或500 mL以上当茶喝，并吞服清宁丸6 g，每日2次，1个月为1个疗程，无效再进行第2个疗程。腹泻患者暂停用清宁丸（浙江省兰溪制药厂生产，由大黄、绿豆、车前草、白术、厚朴、黑豆、大麦等14味中药组成）。无论何种证型均适用此法。结果：43例病例中服药最长的3个疗程，最短的15天即见效。治愈12例，好转27例，无效4例，总有效率90.7%。其中，12例临床症状和体征消失，炎性和结石病灶去除，B超检查或胆囊造影无胆囊炎、胆石症存在。

2. 系统性红斑狼疮：磁石60 g，牛膝、川芎、赤芍、海桐皮、全蝎、秦艽、地龙、天麻、木瓜、白芷、白花蛇、白僵蚕、白附子、石南叶、白蒺藜、苦参各30 g。上药共研细末，过100目筛，制成蜜丸，每丸10 g，每次2丸，2次/天，连服60天。36例患者有31例获得缓解疗效。其中，优者7例，占19.44%；良者18例，占50%；中者6例，占16.67%；差者5例，占13.89%。

3. 血管性头痛：将磁石破碎为1 cm×1 cm大小的块状，于太阳穴、风池穴、合谷穴、足三里穴以胶布固定，头痛偏左者取右侧穴位，右侧取左。以5天为1个疗程，5天内头痛消失者可停止治疗；5天内头痛未彻底消失者间隔2天后再治疗；5天内无效者则终止治疗。结果：共治疗100例患者，治愈（头痛消失者）59例，其中1个疗程治愈者21例，2个疗程治愈者34例，3个疗程治愈者4例；好转（头痛明显减轻者）29例；无效（头痛无明显减轻者）12例；总有效率88%。

4. 浆液性耳软骨膜炎：当浆液性耳软骨膜炎囊肿2 cm×2 cm大时先穿刺抽液再用磁疗。选用48 cm×4 cm大小饰永磁体2片，强度为1200～1600 Gs贴敷于耳郭的病变部位，磁片与皮肤接触面衬一薄层脱脂棉，然后用胶布固定，每周复查1次，治疗最短时间为1周，最长达2个月，平均0.8个月。结果：临床观察病例120例，囊肿完全消失并不复发有 110 例，占 91.7%；囊肿明显缩小有 6 例，占 5%；无效 4 例，占 3.3%。

5.顽固性幻听：观察组 218 例枕用磁石枕，磁石枕放置在床头侧，供患者卧床休息及睡眠时枕用。枕芯侧朝上，不可将枕头倒置，以免影响磁感应强度。每日枕用时间无特殊规定，同时日服入组前服用的原抗精神病药，其剂量按常规经验用法，不做特殊限制，以免影响盲法实施。对照组 218 例枕用荞麦皮的枕头，同时日服抗精神病药物，其药物种类及剂量可由医生按病情选药及按常规递增剂量，以免影响药物的疗效，使抗精神病药物发挥出最佳疗效。两组疗程均为 3 个月。结果：磁石枕治疗组的显效率高达 75.23%，而抗精神病药物对照组的显效率只有 15.14%，两组间经统计学处理有显著性差异（$P < 0.01$），说明磁石枕治疗顽固性幻听的疗效是肯定的，并明显优于抗精神病药物的疗效。

【化学成分】本品主要成分为磁铁矿（Fe_3O_4），其次为赤铁矿（Fe_2O_3）、石英（$\alpha-SiO_2$）及少量氧化镁（MgO）。

【药理作用】

1.镇静、抗惊厥作用：20％磁石混悬液灌胃 0.2 mL/10 g，能显著缩短戊巴比妥钠所致的入睡潜伏期时间及降低戊巴比妥钠所引起的睡眠阈剂量。50 g/kg、25 g/kg 磁石水煎剂能明显抑制小鼠的自主活动，增加阈下剂量戊巴比妥钠小鼠的入睡率，可显著缩短戊巴比妥钠小鼠的入睡时间并能延长其睡眠时间。20 g/kg（生药量）磁石水煎剂能延长自由活动大鼠总的睡眠时间，使觉醒时间减少，主要表现为延长 SWS2（慢波睡眠 II 期），对 REMS（快动眼睡眠）和 SWS1（慢波睡眠 I 期）没有明显影响。20％磁石混悬液灌胃 0.2 mL/10 g，对回苏灵诱发的惊厥动物数无明显影响，但能显著延长其惊厥发作潜伏期时间；磁石能显著对抗戊四氮诱发小鼠的惊厥作用。对生、煅磁石药理作用进行比较，对戊巴比妥钠的协同作用，煅磁石优于生磁石；对拮抗戊四氮致小鼠惊厥作用，生磁石优于煅磁石。

2.抗炎、镇痛作用：20％磁石混悬液灌胃 0.2 mL/10 g，能显著抑制醋酸引起的小鼠扭体反应，降低角叉莱胶引起的小鼠足肿胀度。对生、煅磁石药理作用进行比较，对抑制醋酸诱发的小鼠扭体反应及对戊巴比妥钠的协同作用，煅磁石优于生磁石；对拮抗戊四氮致小鼠惊厥作用，降低角叉莱胶引发的小鼠足肿胀度及止凝血作用，生磁石优于煅磁石。亦即在催眠、镇痛方面，煅磁石优于生磁石，在镇惊、抗炎方面，生磁石优于煅磁石。

3.对血液系统的作用：用超分散磁铁微粒（大小为 0.2 ～ 1.0 μm）以 50 mg/kg 给大鼠静脉注射后，可使动物血液中血红蛋白水平、红细胞数和白细胞数增加，血液凝固时间延长及血浆纤维蛋白分解活性增加，同时中性粒细胞吞噬反应增加。但是，同样大小的磁石微粒以 50 mg/kg 静脉注射，不出现上述变化，仅能增加中性粒细胞吞噬功能活性。20％磁石混悬液灌胃 0.2 mL/10 g，能明显缩短小鼠凝血时间和出血时间。

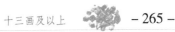

4.毒性：200%磁石煎液小鼠静脉注射半数致死量（LD_{50}）为14.70 g/kg，用钒钛磁铁矿粉尘给大鼠进行气管内给药，肺容积、肺胶原蛋白量均明显高于对照组。组织病理学检查，发现肺泡内、支气管和血管周围有尘细胞灶和尘细胞纤维灶，灶内有少量网状纤维和胶原纤维，同时可见支气管炎、肺气肿、肺膨胀不全等病理改变。

【注意事项】孕妇慎用；脾胃虚者不宜多服、久服。

【现行质量标准】《中华人民共和国药典：一部》（2020年版）。

参考文献

[1] 曾元儿.中国药典2010年版（一部）化学成分分析简明手册 [M].广州：中山大学出版社，2010：344-345.

[2] 颜永潮.磁石为主治疗慢性胆囊炎、胆石症 [J].中国中药杂志，1995（5）：309.

[3] 郭朋，刘士敬，徐琦.磁石丸加减治疗系统性红斑狼疮36例 [J].北京：北京中医药大学学报，1998，21（2）：59.

[4] 冯则一.磁石穴位敷贴法治疗血管性头痛100例 [J].陕西中医，1994，15（3）：127.

[5] 李车英.磁石治疗浆液性耳软骨膜炎120例 [J].江西医学院学报，1997（1）：45.

[6] 刘敏，刘英江，王欢，等.磁石枕治疗顽固性幻听疗效与脑电地形图变化的关系 [J].中国临床康复，2002，6（13）：1918-1920.

[7] 李钢，何凤磷，邓文，等.中药磁石的测定与分析 [J].中国药科大学学报，1998，29（3）：205-209.

[8] 王汝娟，黄寅墨，朱武成，等.磁石的药理作用研究 [J].中国中药杂志，1997，22（5）：305.

[9] 李光华，周旭，贺弋.龙骨、磁石对小鼠镇静催眠作用的研究 [J].宁夏医学院学报，2001（2）：82-83.

[10] 郭冷秋，霍荣，李廷利.磁石水煎液对自由活动大鼠睡眠时相的影响 [J].时珍国医国药，2008，19（3）：609-610.

[11] 朱武成，黄寅墨，王汝娟，等.磁石抗炎、止血、凝血的实验研究 [J].山东中医杂志，1996，15（10）：460.

[12] 王汝娟，黄寅墨，朱武成，等.生、煅磁石药理作用比较 [J].中草药，1997，28（4）：223.

[13] 杜景喜，师青春，高凤兰，等.磁石炮制前后的实验研究 [J].黑龙江中医药，1990（1）：48-49.

[14] 岳旺，刘文虎，王兰芬，等.中国矿物药的急性毒性（LD_{50}）测定 [J].中国中药杂志，1989（2）：42-45.

[15] 宋永康，陈启升，官跃东，等.钒钛磁铁矿尘对家兔肺泡巨噬细胞毒作用的体外研究 [J].中华预防医学杂志，1998，32（6）：343-345.

雌黄

Cihuang

Orpimentum

【壮药名】廪蔺给（Rinlinzgaeq）。

【别名】砒黄、鸡冠石、黄石、石黄、天阳石、黄金石、熏黄、黄食石。

【原矿物】为硫化物类雌黄族矿物雌黄。

【产地】主产于甘肃、湖北、湖南、四川、贵州、云南等地区。广西主产于凤山县。

【性状】本品呈不规则的块状、薄片状或粒状，大小不一。表面呈黄色，并常覆有一层黄色粉末，微有光泽。断面不平坦，半透明，具树脂样光泽。有时含杂质呈灰绿色，不透明，无光泽。体较重，质脆易碎。手触之易染指。有蒜样臭气，味淡。

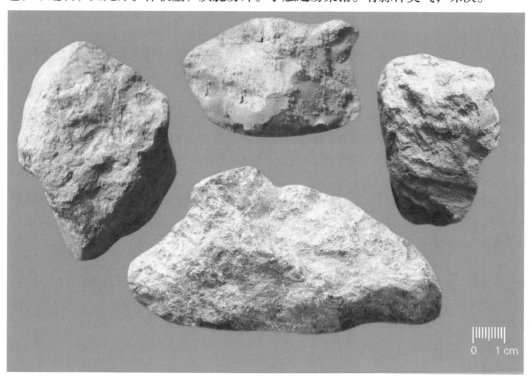

雌黄

【鉴别】

1.取本品粉末，加水润湿后，不溶于水及盐酸，可溶于硝酸，溶液呈黄色；溶于氢氧化钠，溶液呈棕色。燃之易熔融成红黑色液体，生黄白色烟，有强烈的蒜臭气，冷却后熔融物凝结成红黑色固体。

2. 取本品粉末 1 g，加氢氧化钠试液 5 mL，浸渍 20 min，取上清液照下法试验：

（1）加亚硝基铁氰化钠试液 2 滴，溶液立即显紫红色。

（2）加硝酸银试液，溶液立即产生棕黑色沉淀。

【炮制】采挖后，除去泥土和杂石。取净雌黄加适量清水共研细，加多量清水搅拌，倾取混悬液，下沉部分再如上法反复操作多次，除去杂质，合并混悬液，静置后分取沉淀，晾干，研细。

【性味】

1. 中医：辛，平；有毒。

2. 壮医：辣，平。

【功效】

1. 中医：除燥湿，杀虫，解毒。

2. 壮医：除湿毒，通气道，解毒，杀虫。

【主治】

1. 中医：疥癣，恶疮，蛇虫咬伤，寒痰咳喘，癫痫，虫积腹痛。

2. 壮医：唪冉（疥疮），恶疮，痂（癣），东堵哈（蛇虫咬伤），比耐来（咯痰），墨病（哮喘），发北谋（癫痫），胴西咪暖（肠道寄生虫）。

【用法用量】内服：入丸、散，每次 0.15 ～ 0.30 g。外用：适量，研末调敷；或制膏涂。

【本草论述】

1.《神农本草经》：主恶疮头秃痂疥，杀毒虫虱、身痒、邪气诸毒。

2.《名医别录》：蚀鼻中息肉，下部䘌疮，身面白驳，散皮肤死肌及恍惚邪气，杀蜂蛇毒。

3.《医学入门》：治乌癫，肺劳久嗽，妇人血气久冷，心痛不止。

4.《本草纲目》：治冷痰劳嗽，血气虫积，心腹痛，癫痫，解毒。

【传统验方】

方1 源自《仁斋直指方》

组成：雌黄、轻粉。

制法及用法：雌黄末，入轻粉，和猪膏敷之。

主治：牛皮顽癣。

方2 杀虫方 源自《太平圣惠方》

组成：雌黄。

制法及用法：上药不限多少，细研如粉，以醋并鸡子黄和令匀，涂于疮上，干即更涂。

主治：乌癞疮。

方3　雌黄膏　*源自《太平圣惠方》*

组成：雌黄（细研）一两，黄连（去须）一两半，苦参一两，礜石、藺茹各一两，莽草半两，朱砂（细研）二分。

制法及用法：上药先细锉四味（草药），以腊月猪脂一斤，慢火同煎，三上三下，去滓，下研了药，不住手搅令成膏，入瓷盒中盛，每用少许，涂于疮上。

主治：头上生疮及一切恶疮。

方4　*源自《仁斋直指方》*

组成：雌黄、黄丹（炒）各一两，麝香。

制法及用法：雌黄、黄丹为末，入麝香少许，以牛乳汁半升熬成膏，和杵千下，丸如麻子大，每温水服三五丸。

主治：癫痫瘈疭，眼暗嚼舌。

方5　雌黄丸　*源自《太平圣惠方》*

组成：雌黄（叶子者）一两、铁粉二两、黄丹（与雌黄同略炒过）二两。

制法及用法：上药都细研为末，以粳米饭和丸，如绿豆大，每服不计时候，以牛乳下五丸；如无牛乳，温水下亦得。

主治：风痫，欲发即精神不定，眼目不明，瘈疭恶声，嚼舌吐沫。

方6　*源自《太平圣惠方》*

组成：雌黄一分、雄黄二分、杏仁（汤浸，去皮、尖、双仁，麸炒微黄）七枚。

制法及用法：上药细研为末，以蟾酥和丸，如粟米大。不计时候，以灯心煎汤下三丸。

主治：咳嗽喘急。

方7　*源自《济生方》*

组成：雌黄一两、雄黄一钱。

制法及用法：上药为末，化蜡丸弹子大。每服一丸，半夜时投热糯米粥中食之。

主治：停痰在胃，喘息不通，呼吸欲绝。

方8　雌黄丸　*源自《圣济总录》*

组成：雌黄（研）一分、甘草（生）半分。

制法及用法：上药为末，烂饭和丸，如梧桐子大。用五叶草，糯米同煎汤下四丸。

主治：胃反呕吐不止，饮食不下。

方9　*源自《太平圣惠方》*

组成：雌黄（细研）二两。

制法及用法：以醋二升，下雌黄末，慢火煎成膏，入干蒸饼末，和丸如梧桐子大，每服，以生姜醋汤下七丸。

主治：久心痛，时发不定，多吐清水，不下饮食。

方10　雌黄丸《圣济总录》

组成：雌黄一两（研如粉），干姜（锉，入盐四钱匕，同炒黄色）半两。

制法及用法：上药捣研为末，用干蒸饼为末，入水内拌和捣熟，丸如绿豆大。每服十丸，加至二十丸，空心盐汤下。

主治：小便滑数。

【临床研究】暂无。

【化学成分】本品主要含三硫化二砷（As_2S_3），另含少量硅（Si）、铁（Fe）、锑（Sb）、铝（Al）、铅（Pb）、钡（Ba）、锰（Mn）、钛（Ti）、铜（Cu）、铍（Be）、钙（Ca）、镁（Mg）。

【药理作用】抗肿瘤作用：（1）诱导细胞凋亡。雌黄对急性早幼粒细胞白血病（APL）细胞系、乳腺癌及卵巢癌细胞系等具有明显的生长抑制和凋亡诱导作用，临床用于治疗APL患者已取得血液学、遗传学和分子生物学意义上的完全缓解（CR）。雌黄诱导NB4细胞凋亡及其分子机制研究表明，雌黄通过激活Caspase3酶诱导NB4细胞凋亡，并将细胞周期阻滞于G2/M期，且PML–RARa融合蛋白和野生型RARa蛋白的降解在雌黄诱导NB4细胞凋亡过程中可能起了重要作用。cDNA微矩阵技术分析表明Apaf1的表达升高也是雌黄对NB4细胞凋亡效应的启动因素之一。

（2）抑制SCID小鼠体内NB4细胞增殖：实验以荷APL腹水瘤SCID小鼠为模型，观察三硫化二砷对动物生存的影响，与阴性对照组比较，各治疗组小鼠的体质量增加相对缓慢，但差异无统计学意义（$P > 0.05$），可能与实验动物数目较少有关。以上结果提示，各治疗组小鼠体内APL细胞株NB4细胞增殖被抑制，产生的腹水相应减少。研究结果还显示，一定剂量的三氧化二砷治疗的动物的生存期较阴性对照组显著延长（$P < 0.05$）。结果表明，三硫化二砷治疗能够通过抑制APL细胞株NB4细胞增殖，进而延长动物生存期。

【注意事项】阴亏血虚者及孕妇禁服。

【现行质量标准】《山东省中药材标准》（2012 年版）、《天津市中药饮片炮制规范》（2018 年版）、《上海市中药饮片炮制规范》（2018 年版）、《江西省中药炮制规范》（1991年版）、《山东省中药炮制规范》（2002 年版）。

参考文献

［1］山东省食品药品监督管理局.山东省中药材标准［M］.济南：山东科学技术出版社，2012.

［2］江苏新医学.中药大辞典：下［M］.上海：上海人民出版社，1977.

［3］何志洁，朱杏民，蔡伟波，等.三硫化二砷诱导 HL-60 细胞凋亡与坏死的实验研究［J］.癌症，2001，20（8）：820-822.

［4］陆道培，江滨，邱镜滢.三硫化二砷治疗急性早幼粒细胞白血病首例报告［J］.北京医科大学学报，2000，32（3）：256-257.

［5］郝红缨，滕智平，陆道培.PML-RARa 及 RARa 融合蛋白在二硫化二砷诱导的 NB4 细胞凋亡中的作用［J］.中国实验血液学杂志，2002，10（2）：108-111.

［6］郝红缨，滕智平，陆道培.用 cDNA 微矩阵技术分析三硫化二砷作用于 NB4 细胞后的基因改变［J］.北京大学学报（医学版），2002（4）：95-396.

［7］陈胜梅，刘延方，陆道培，等.三硫化二砷对荷急性早幼粒细胞白血病腹水瘤小鼠生存的影响［J］.肿瘤基础与临床，2015，28（5）：383-385.

礞石

Mengshi

mica colorata

【壮药名】廪甬（Rinyungz）。

【别名】烂石。

【原矿物】为硅酸盐类矿石，分青礞石和金礞石两种。青礞石为变质岩类黑云母片岩或绿泥石化云母碳酸盐片岩；金礞石为变质岩类蛭石片岩或水黑云母片岩。

【产地】青礞石主产于四川、江苏、湖南、湖北、广西、浙江、河南等地区。金礞石主产于河南、河北等地区。

【性状】青礞石：源自黑云母片岩的主要为鳞片状或片状集合体。呈不规则扁块状或长斜块状，无明显棱角。褐黑色或绿黑色，具玻璃样光泽。质软，易碎，断面呈较明显的层片状。碎粉主要为绿黑色鳞片（黑云母），有似星点样的闪光。气微，味淡。

源自绿泥石化云母碳酸盐片岩的为鳞片状或粒状集合体。呈灰色或绿灰色，夹有银色或淡黄色鳞片，具光泽。质松，易碎，粉末为灰绿色鳞片（绿泥石化云母片）和颗粒（主要为碳酸盐），片状者具星点样闪光。气微，味淡。

金礞石：本品为鳞片状集合体。呈不规则块状或碎片，碎片直径 0.1 ~ 0.8 cm，块状者直径 2 ~ 10 cm，厚 0.6 ~ 1.5 cm，无明显棱角。棕黄色或黄褐色，带有金黄色或银白色光泽。质脆，用手捻之，易碎成金黄色闪光小片。具滑腻感。气微，味淡。

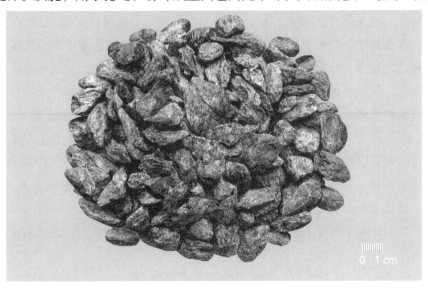

礞石

【鉴别】

1.金礞石：取本品碎片少量，置铁片上加热，即层裂或散裂，膨胀 2～5 倍，有的鳞片变成弯曲的蛭虫状；色泽变浅，重量减轻，可浮于水面。

2.青礞石：遇稀盐酸产生气泡，加热后泡沸激烈。气微，味淡。

【炮制】采得后去除泥土和杂石即可。

【性味】

1.中医：甘、咸，平。

2.壮医：甜、咸，平。

【功效】

1.中医：坠痰下气，平肝镇惊，涤痰消食，软坚消痞。

2.壮医：通气道，调谷道，化痰毒，软坚散结，镇惊。

【主治】

1.中医：实热顽痰胶结，咳逆喘急，痰蒙清窍的癫狂、惊风，痰食积聚，症积痞块，脘腹疼痛。

2.壮医：埃病（咳嗽），比耐来（咯痰），墨病（哮喘），发北（癫狂），勒爷狠风（小儿惊风），嗞北（症积痞块），腊胴尹（腹痛）。

【用法用量】内服：多入丸、散服，3～6 g；煎汤，10～15 g，布包先煎。

【本草论述】

1.《嘉祐本草》：治食积不消，留滞在脏腑，食积症块久不差。

2.《本草纲目》：治积痰惊痫，咳嗽喘急。……治惊利痰……然止可用之救急，气弱脾虚者不宜久服。青礞石气味平咸，其性下行，阴也沉也，乃厥阴之药。肝经风木太过，来制脾土，气不运化，积滞生痰，壅塞上中二焦，变生风热诸病，故宜此药重坠，制以硝石，其性疏快，使木平气下，而痰积通利，诸证自除。汤衡《婴孩宝鉴》言：礞石乃治惊利痰之圣药，吐痰在水上，以石末糁之，痰即随水而下，其沉降之性可知。然只可用之救急，气弱脾虚者不宜久服。杨士瀛谓其功能利痰，而性非胃家所好，如慢惊之类，皆宜佐以木香。而王隐君则谓痰为百病，不论虚实寒热，概用滚痰丸通治百病，岂理也哉！朱丹溪言一老人忽病目盲，乃大虚证，一医与礞石药服，至夜即死，此乃盲医虚虚之过，礞石岂杀人者乎！……礞石江北诸山往往有之，以盱山出者为佳，有青白二种，以青者为佳，坚细而青黑，打开中有白星点，煅后则星黄如麸金，其无星点者，不入药用。通城县一山产之，工人为器物，其修治用大坩埚一个，以礞石四两，打碎入硝石四两，拌匀，炭十五斤，簇定，煅至硝尽，其石色如金为度，取出研末，水飞去硝毒，晒干用。

3.《本草经疏》：礞石禀石中刚猛之性，体重而降，能消一切积聚痰结。其味辛咸气平无毒，辛主散结，咸主软坚，重主坠下，故《本经》所主诸证，皆出一贯也。今世又以之治小儿惊痰喘急，入滚痰丸治诸痰怪证。

4.《本草求真》：礞石禀石中刚猛之性，沉坠下降，味辛而咸，色青气平，功专入肝，平木下气，为治惊利痰要药。盖风木太过，脾土受制，气不运化，积气生痰，壅塞膈上，变生风热，治宜用此重坠下泄，则风木气平而痰积自除。今人以王隐君滚痰丸内用礞石，通治诸般痰怪证，殊为未是。不知痰因热盛，风木挟热而脾不运，故尔痰积如胶如漆，用此诚为合剂，如其脾胃虚弱，食少便溏，服此泄利不止；小儿服之，多成慢证，以致束手待毙，可不慎与！

5.《药物生产辨》：金礞石各省有出，但以四川、湖北两处来者为好。银礞石各省有出，安南会安等亦有出。

6.《冉雪峰本草讲义》：礞石为坠降性祛痰药，征之古人用药义例，如《局方》青礞石丸、王隐君滚痰丸、《婴孩宝鉴》夺命散，均重心在痰。而《嘉祐》本段条文无一字及痰，系果何说。盖药物功用，不止一端，食滞既久，顽钝坚结，涤荡不能除，滑利不能去，惟此坠降下攻，庶可扫积宿而破症瘕。儿科用轻粉以消食通便，义亦缘此。此是可于涤荡滑利之外，别开一消食通大便之法。《嘉祐补注》系掌禹锡编，《嘉祐图经》系苏颂编，在宋代本草中，均首屈一指，用笔超越，颇得《本经》遗意。惟本条重复杂凑，不无可疑，曰食积不消，曰宿食症块，曰小儿食积，曰妇人食症，叠连出四食字，如许费词。妇人食症下，尚有攻刺心腹四字，……乃因痰而生之。

【传统验方】

方 1　礞石化痰丸　源自《惠直堂经验方》

组成：礞石（煅，乳淬）二两、大黄（九蒸）二两、沉香一两、半夏（姜、矾制）二两、陈皮二两、黄芩（酒制）二两。

制法及用法：上药为末，陈米糊为丸，绿豆大。每服三钱。

主治：中痰并一切痰证。

方 2　滚痰丸　源自《养生主论》

组成：礞石、焰硝（煅，研，水飞）各一两，大黄（酒蒸）八两，黄芩（酒洗）八两，沉香五钱。

制法及用法：上药为末，水丸梧桐子大。常服一二十丸，欲利大便则服一二百丸，温水下。

主治：诸痰怪证。

方 3　源自《方脉正宗》

组成：青礞石七钱，火硝（同研炒，以火硝过性为度）七钱，枳实、木香、白术各二两。

制法及用法：上药共为末，红曲二两为末打糊，丸梧桐子大。每早服三钱，白汤下。

主治：大人小儿食积成痰，胃实多眩晕者。

方4 夺命散 源自《婴孩宝书》

组成：青礞石、焰硝各一两。

制法及用法：青礞石，入白窝内，同焰硝，用白炭木煅令通红，须硝尽为度，候药冷如金色，取出，研为细末。急惊风痰发热者，薄荷自然汁入蜜调服；慢惊脾虚者，有以青州白丸子再研，煎稀糊入熟蜜调下。

主治：急慢惊风，痰潮壅滞，塞于咽喉。

方5 源自《河南省秘验单方集锦》

组成：青礞石27 g、白矾9 g、芒硝18 g。

制法及用法：上药共为细末，分30份，每次1份，每日3次。

主治：百日咳。

方6 礞石散 源自《普济方》

组成：青礞石（研）二两、滑石（研）一两、青黛半两、轻粉三钱。

制法及用法：上药同研匀。每服一钱，面汤调下，急以水漱口。未服药前一日，先吃淡粥，至晚服药，候次日晚未动，再服半钱，取下恶物，更以汤粥将息三二日，如是无积，药随大便下，并无所损忌，次日将息。

主治：一切积，不问虚实冷热酒食，远年日久。

方7 礞石丸 源自《太平圣惠方》

组成：青礞石（末）二分、木香（末）一分、硇砂（不夹石者，细研）半两、朱砂（细研）一分、粉霜（研入）二分、巴豆（去皮、心，研，纸裹压去油）三分。

制法及用法：上药均研令匀，以糯米饭和丸，如绿豆大。每服空心以温酒下二丸，取下恶物为效。

主治：妇人食症，块久不消，攻刺心腹疼痛。

【临床研究】

1.消化性溃疡：40例患者皆为门诊患者，其中胃溃疡10例，十二指肠球部溃疡30例。药物组成及服用方法：煅青礞石20 g、大黄9 g、条黄芩12 g、乌贼骨9 g、沉香（冲服）4 g，水煎，早晚2次口服，每日1剂。治疗效果：治愈17例，显效11例，好转10例，无效2例；总有效率为95%。

2. 脑外伤并发躁狂型精神障碍：患者 229 例随机分为 2 组，治疗组 117 例，对照组 112 例。所有患者均予以西医常规治疗，包括脱水、抗感染、扩血管、钙通道阻滞剂、神经营养和脑保护剂及高压氧等。对照组予氯丙嗪治疗，100 mg/ 次，2 次 / 天，口服或鼻饲。不能配合口服或鼻饲者，可先肌注或静注氯丙嗪 50 ～ 100 mg/ 次，后可改为口服，疗程为 1 周。治疗组在对照组治疗基础上加用礞石滚痰丸，药物组成及服用方法：青礞石（火硝，煅）20 g、大黄（后下）10 g、黄芩 15 g，沉香 6 g，每日 1 剂，水煎分 2 次服，疗程为 1 周。结果：治疗组痊愈率为 76.1%，对照组为 59.8%。

3. 精神分裂症：青礞石、夜交藤、磁石各 30 g，柴胡、枳实各 15 g，白芍、云苓、石菖蒲、郁金各 20 g，陈皮、白矾、甘草各 10 g，半夏、胆南星各 12 g。每日 1 剂，水煎服，30 天为 1 个疗程，一般治疗 3 ～ 5 个疗程。结果：67 例患者中，痊愈 54 例，占 80.6%；显效 8 例，占 11.9%；进步 5 例，占 7.5%；总有效率为 100%。

4. 癫痫：将 364 例癫痫患者随机分为两组，治疗组 196 例，对照组 168 例，治疗组服用礞石愈痫丸（方药组成：青礞石、代赭石、石菖蒲、天南星、天竺黄、路路通、半夏、远志、橘皮、茯苓、厚朴、苏子、槟榔、大黄、琥珀、郁金、生蒲黄、竹茹、猪胆汁。药物配制方法：先将青礞石和代赭石加水煎煮 2 h，滤取药液，与猪胆汁混合。其余药物共为极细粉末，用上述药液做成绿豆大水丸，晾干，密封备用）。成人每次口服 6 g，每日 3 次；未成年人及年老体弱者酌减。对照组服用鲁米那，成人每次口服 30 mg，每日 3 次；12 ～ 16 岁患者每次服 25 mg，每日 3 次；17 岁以上患者按成人量给药。两组患者均服药 3 个疗程（每个疗程 3 个月，共 9 个月）后进行疗效观察比较。两组均在服药满 9 个月时进行疗效评判。结果：治疗组 196 例，近愈 38 例，显效 66 例，好转 72 例，无效 20 例，总有效率为 89.8%；对照组 168 例，近愈 32 例，显效 50 例，好转 61 例，无效 25 例，总有效率为 85.1%。两组疗效无显著差异。1 年后对两组近愈病例进行随访，治疗组 38 例中有 1 例（2.6%）复发，但程度较轻；对照组 32 例中有 22 例（68.8%）复发，程度较重，两组比较有显著差异。说明治疗组疗效较持久巩固。同时，治疗组未发现明显副作用，而对照组则有嗜睡、头晕等不良反应。

【化学成分】本品主要成分为镁（Mg）、铝（Al）、铁（Fe）、硅酸（H_2SiO_3）及结晶水。青礞石含无机元素有硅（Si）、铁（Fe）、钠（Na）、钾（K）、铝（Al）、镁（Mg）、钙（Ca）等 25 种，还有含水镁、铁、钾、铅、钠、钙的硅酸盐及钙、镁的碳酸盐。金礞石含大量的 Fe^{3+}、Fe^{2+}、Al^{3+}、Mn^{2+}，并含有少量的 Mg^{2+} 等金属离子，以及铅（Pb）、铬（Cr）、钡（Be）、锶（Sr）和锰（Mn）等。

【药理作用】抗惊厥、癫痫：礞石滚痰汤能有效抑制戊四氮致痫小鼠惊厥行为发作和额叶皮层的异常放电。通过提高对大鼠脑组织的抗氧化能力，清除氧自由基，保护膜功能，维持脑内离子浓度动态平衡，抑制脑部异常放电，最终达到治疗癫痫的效果。

【注意事项】本品重坠性猛，宜用于痰热内结实证；脾胃虚寒、气血不足、小儿慢惊风者及孕妇忌用。

【现行质量标准】《中华人民共和国药典：一部》（2020 年版）。

参考文献

［1］国家药典委员会.《中国药典》2020 年版四部通则（草案）［M］.北京：中国医药科技出版社，2019：207.

［2］国家药典委员会.《中国药典》2020 年版四部通则（草案）［M］.北京：中国医药科技出版社：2019：232.

［3］樊遂明，马冬梅.礞石滚痰汤治疗消化性溃疡 40 例［J］.河南中医药学刊，1997，12（5）：42-43.

［4］彭璠，陈泽奇，罗杰坤.礞石滚痰丸治疗脑外伤并发躁狂型精神障碍疗效观察［J］.中国中医药信息杂志，2010，17（6）：79-80.

［5］杨晓，江宏革，陶晓燕.礞石汤治疗精神分裂症 67 例［J］.实用中医药杂志，2001，17（8）：9.

［6］刘道清，王树谦.礞石愈痫丸治疗癫痫 196 例［J］.中国中西医结合杂志，1996，16（12）：750-751.

［7］巩江，权凯丽，冯小敏，等.礞石药学研究概况［J］.吉林中医药，2013，33（2）：182-184.

［8］刘圣金，吴德康，林瑞超，等.矿物药青礞石、煅青礞石无机元素的 ICP-MS 分析［J］.中国药房，2011，22（19）：1777-1780.

［9］刘圣金，吴德康，刘训红，等.青礞石的本草考证及现代研究［J］.中国实验方剂学杂志，2011，17（12）：260-263.

［10］吕珊珊.礞石滚痰汤对戊四氮致痫小鼠的影响［D］.南京：南京中医药大学，2017.

［11］吴露婷，刘圣金，吴德康，等.矿物药青礞石对戊四氮点燃癫痫大鼠干预作用研究［J］.中药材，2016，39（1）：155-159.

礜石

Yushi

Arsenopyritum

【壮药名】凛拉夕（Rinlaebceih）。

【别名】青分石、立制石、礜、固羊石、白礜石。

【原矿物】为复硫化物类毒砂族矿物毒砂。

【产地】主产于湖南、河南、江苏、山西、陕西、湖北、山东、江西、广东、广西、吉林、青海、西藏、内蒙古、新疆等地区。广西主产于河池市。

【性状】本品多为锡白色，常带黄锖色，条痕灰黑色。呈不规则的致密块状，不透明。体重，质硬而脆，可砸碎，断面不平坦，具金属光泽。

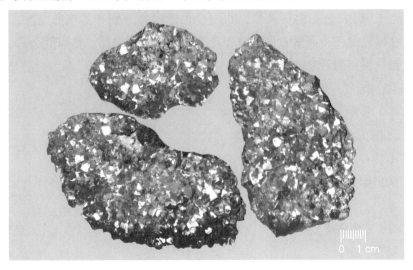

礜石

【鉴别】

1. 性脆，以铁锤击之，发生蒜臭的气味。

2. 在木炭上烧之，生成三氧化二砷而升华，伴有蒜臭味，煎熔成磁性小球。主产于高温热液矿床中。

【炮制】挖出打碎，使捍石和连生矿物分开，去杂石。

【性味】

1. 中医：辛、甘，热；有大毒。

2. 壮医：微辣、甜，热。

【功效】

1.中医：消冷积，祛寒湿，蚀恶肉，杀虫。

2.壮医：祛寒毒，除湿毒，杀虫。

【主治】

1.中医：痼冷腹痛，积聚坚癖，风寒湿痹，寒湿脚气，赘瘤息肉，瘰疬，顽癣恶疮。

2.壮医：腊胴尹（腹痛），发旺（痹病），呗脓（痈疮），呗奴（瘰疬）。

【用法用量】内服：研末，0.3～0.9 g；或入丸、散；或制备成溶液。外用：适量，研末调敷。

【本草论述】

1.《本草纲目》：礜石，性气与砒石相近，盖亦其类也。古方礜石、矾石，常相浑书，盖二字相似故误耳。然矾石性寒无毒，礜石性热有毒，不可不审。陆农师云：礜石之力，十倍钟乳。按今洛水不冰，下亦有礜石，人谓之温洛是也。取此石安瓮中，水亦不冰，其性如此，岂可服。

2.《本经逢原》：砒石略带黄晕，礜石全白，稍有分别。其热毒之性，不减砒石。今药肆中往往以充砒石，而礜石仅可破积攻痹，不能开痰散结，是以胜金丹、截疟丹摄之不效者，良由误用礜石之故。

【传统验方】

方1　源自《千金要方》

组成：礜石、水银、蛇床子、黄连。

制法及用法：上药为末，以猪脂七合和搅，不见水银为熟。敷之。

主治：久疥癣。

方2　源自《矿物药与丹药》

组成：礜石、白矾。

制法及用法：上药共研为末。用少许涂敷患处。

主治：瘰疬，赘瘤。

方3　源自《普济方》

组成：礜石、石决明、甘菊花、甘泉水、夜明砂（微炙）、黄连（去须）。

制法及用法：上药为细末。每服二钱，以米泔同煮猪肝一具，令烂熟，量儿大小，加减服之。

主治：小儿眼疳，生翳膜遮睛，欲失明。

方 4　源自《矿物药与丹药》

组成：礜石。

制法及用法：上药研末，制为丸，如绿豆大。每服 1 粒，开水送下，未效者量可稍增。

主治：疟疾寒热，脾脏肿大。

方 5　源自《补缺肘后方》

组成：白礜石。

制法及用法：上药以酒三斗，渍四五日，稍饮之。

主治：脚气。

【临床研究】暂无。

【化学成分】本品含铁（Fe）、砷（As）、硫（S）等化学成分。

【药理作用】暂无。

【注意事项】本品有剧毒，无论内服和外用，均应严格控制剂量，防止中毒。忌羊血。

【现行质量标准】暂无。

参考文献

[1] 郭艺娟，杨叔禹，闫冰，等.单纯型糖尿病视网膜病变用药特点的古今对照研究 [J].中医杂志，2013，54（5）：427-429.

[2] 赵匡华，张惠珍.汉代疡科“五毒方”的源流与实验研究 [J].自然科学史研究，1985（3）：199-211.

索引

汉语拼音索引

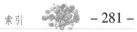

英文索引